# anatomie *kit*
ein Manual für Studium und Präparierkurs

Teil III

Stephanie Schilling

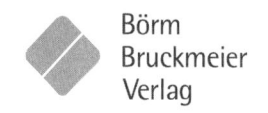

Börm Bruckmeier Verlag

# anatomie *kit*
ein Manual für Studium und Präparierkurs

Teil III

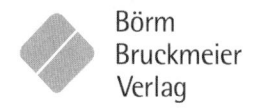

Börm
Bruckmeier
Verlag

**Die Deutsche Bibliothek–CIP–Einheitsaufnahme**
Antje Sander, Stefan Schwarz:
anatomie kit, ein Manual für Studium und Präparierkurs, Teil 3
Antje Sander, Stefan Schwarz – 1. Aufl. – Grünwald: Börm Bruckmeier, 1998
ISBN 3-929785-48-X

**anatomie kit**
ein Manual für Studium und Präparierkurs, Teil 3

**Autoren**
Antje Sander, München
Stefan Schwarz, München

**Abbildungen**
Antje Sander, Stefan Schwarz

**Wichtiger Hinweis**
Der Stand der medizinischen Wissenschaft ist durch Forschung und
klinische Erfahrung ständig im Wandel. Autor und Verlag haben größte
Mühe darauf verwandt, daß die Angaben in diesem Werk korrekt sind
und dem derzeitigen Wissensstand entsprechen. Für die Angaben
kann von Autor und Verlag jedoch keine Gewähr übernommen werden.
Jeder Benutzer ist dazu aufgefordert, Angaben dieses Werkes
gegebenenfalls zu überprüfen und in eigener Verantwortung am
Patienten zu handeln.
Alle Rechte vorbehalten. Das Werk ist einschließlich aller seiner Teile
urheberrechtlich geschützt. Ohne ausdrückliche, schriftliche Genehmigung
des Verlages ist es nicht gestattet, das Buch oder Teile dieses Buches
in irgendeiner Form durch Fotokopie, Mikroverfilmung, Übertragung auf
elektronische Datenträger, Übersetzung oder sonstige Weise zu
vervielfältigen, zu verbreiten oder anderweitig zu verwerten.

©1998 **Börm Bruckmeier Verlag GmbH**
Nördliche Münchener Str. 28, 82031 Grünwald
www.media4u.com
1. Auflage, Dezember 1998
Druck: Druckerei Laub GmbH, 74834 Elztal-Dallau
ISBN 3-929785-48-X

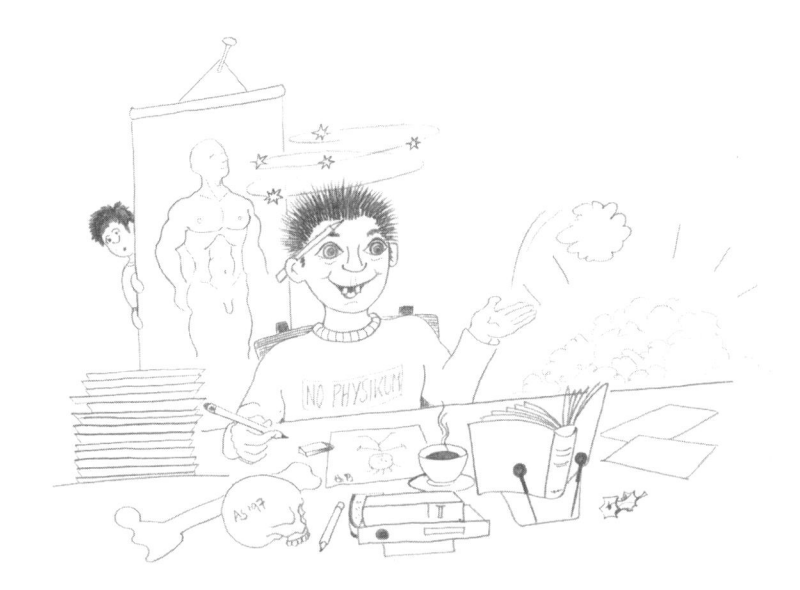

## Liebe Leserinnen und Leser

Die Anatomie des menschlichen Gehirns scheint ein geradezu unüberblickbares Gebiet zu sein. Genau dies empfanden wir auch während der Arbeiten am **anatomie kit III** (siehe obenstehende Karikatur). Wir hoffen nun, Euch mit dem vorliegenden Manual eine Hilfestellung geben zu können.

Die folgenden Seiten beschäftigen sich relativ ausführlich mit dem Thema „Schädel und Gehirn". Wir haben diesen Teil aus mehreren Gründen bewußt nicht ganz straff gestaltet. Zum einen gibt es Universitäten, an denen Teilnehmer am Präparierkurs noch keine Vorlesungen zur Neuroanatomie und -physiologie gehört haben und sich deshalb etwas hilflos einer immensen Stoffmenge gegenüberstehen sehen. Zum anderen gehört dieses Kapitel auch nicht zu den leichtesten und es war und ist unser Anliegen, das Verständnis für die Materie zu erleichtern. Nicht zuletzt gilt außerdem, wie bezüglich aller anderer Präpariergebiete auch: Man sieht nur, was man weiß.

Auch wir gehörten zu den Kursteilnehmern, die vor dem Präparieren noch nie mit der Neuroanatomie konfrontiert waren. Rückblickend können wir sagen, daß es uns damals geholfen hat, uns zunächst nur grob zu orientieren, um überhaupt zu wissen, wovon gerade gesprochen wird. Deswegen ermutigen wir Euch, diesen Band unseres **anatomie kit** erst einmal zu überfliegen, ohne zunächst exakt lernen zu wollen, und erst dann mit den Einzelheiten zu beginnen.

Eure Antje Sander und Stefan Schwarz               München, im Dezember 1998

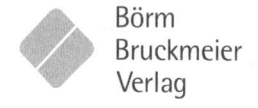

Börm
Bruckmeier
Verlag

# Inhalt anatomie kit I–IV

## anatomie kit I

**1. Einführung**

**2. Hals I**
Allgemeines
Muskeln
Gefäße, Nerven

**3. Ventrale Rumpfwand**
Allgemeines
Muskeln
Gefäße
Leistenkanal

**4. Regio axillaris**

**5. Regio femoris anterior**
Oberflächliche Gefäße, Nerven
Muskeln
Nerven, Gefäße
Kniegelenk
Muskeln
Lymphknoten

**6. Bauch- und Beckensitus I**
Allgemeines
Organe
Vordere Bauchwand

## anatomie kit II

**1. Hals II**
Kehlkopf (Larynx)
Schlund (Pharynx)

**2. Brustsitus II**
Mediastinum
Nerven, Gefäße
Atmungsorgane, Diaphragma
Herz, Kreislauf

**3. Bauchsitus II**
Allgemeines, Entwicklung
Magen-Darmtrakt
Weitere Organe
Nerven, Gefäße

**4. Beckensitus I**
Muskeln, Foramina
Nerven, Gefäße

**5. Retroperitonealsitus**
Überblick
Urogenitalsystem
Nerven, Gefäße

## anatomie kit III

**1. Kopf I**
Schädel, Hirnhäute, Hirnanteile
Großhirn
Kleinhirn
Thalamus, Hypothalamus, Hypophyse
Hirnstamm
Gefäße
Hirnnerven
Liquorsystem
Hirnschnitte
Funktionelle Aspekte
Auge, Orbita
Ohr

**2. Rückenmark**

**3. Regio glutaea**

**4. Regio femoris posterior I**

**5. Dorsale Rumpfwand**
Regionen
Muskeln
Nerven, Gefäße

## anatomie kit IV

**1. Kopf II**
Knochen
Muskeln
Nerven, Gefäße

**2. Obere Extremität**
Knochen, Bänder
Muskeln
Nerven, Gefäße

**3. Beckensitus II**
Gefäße
Muskeln
Schnitte
Nerven
Knochen, Bänder

**4. Untere Extremität**
Knochen, Bänder
Muskeln I
Übersichten
Muskeln II
Nerven, Gefäße

# Inhalt

# anatomie kit III

## 1. Kopf I

### 1.1 Schädel, Hirnhäute, Hirnanteile
Schädeldach und Schädelbasis von oben ............ 1
Öffnungen der Schädelbasis I ...................... 2
Öffnungen der Schädelbasis II ..................... 3
Falx cerebri und Tentorium cerebelli ............... 4
Schichtung der Hirnhäute ......................... 5
Gliederung des Hirns I ............................ 6
Gliederung des Hirns II........................... 7

### 1.2 Großhirn
Lappen des Hirnmantels ......................... 8
Wichtige Gyri und Sulci des Palliums ............... 9
Gehirn von oben ............................... 10
Gehirn von basal ............................... 11
Insel von lateral und Gehirn von medial ........... 12

### 1.3 Kleinhirn
Kleinhirn I .................................... 13
Kleinhirn II ................................... 14
Kleinhirnkerne ................................ 15

### 1.4 Thalamus, Hypothalamus, Hypophyse
Hypothalamus und Hypophyse ................... 16
Thalamus ..................................... 17

### 1.5 Hirnstamm
Hirnstamm von rechts lateral, Medulla oblongata ..... 18
Hirnstamm von dorsal .......................... 19

### 1.6 Gefäße
Arterienring des Gehirns (Circulus arteriosus) ....... 20
Arteriae cerebri ................................ 21
Venöser Abfluß des Gehirns ..................... 22
Sinus cavernosi ................................ 23

### 1.7 Hirnnerven
Hirnnerven I .................................. 24
Hirnnerven II (Austrittsstellen aus dem Hirn) ........ 25
Hirnnerven III ................................. 26
Hirnnerven IV ................................. 27
Hirnnerven V ................................. 28
Hirnnerven VI ................................. 29
Hirnnerven VII ................................ 30
Hirnnervenkerne in der Medianebene ............. 31

### 1.8 Liquorsystem
Überblick über die Liquorräume .................. 32
Ventrikelsystem des Gehirns ..................... 33
Zisternen des äußeren Liquorraums ............... 34

### 1.9 Hirnschnitte
Frontalschnitt durch das Gehirn von kaudal ........ 35
Transversalschnitt durch das Gehirn von oben ..... 36
Transversalschnitt durch das Mesenzephalon ....... 37

### 1.10 Funktionelle Aspekte
Faserarten des Gehirns, Corpus callosum .......... 38
Limbisches System ............................. 39
Funktionsschleifen ............................. 40
Funktionelle Rindenfelder ....................... 41

### 1.11 Auge, Orbita
Orbita ........................................42
Nerven der Orbita (Frontalschnitt von vorn) ........43
Augenmuskeln I ...............................44
Augenmuskeln II ...............................45
Nerven in der Orbita, Ganglion ciliare .............46
Arterien der Orbita, Arteria ophthalmica superior ......47
Sehbahn und ihre Stationen ....................48

### 1.12 Ohr
Ohr ..........................................49
Hörbahn (Ansicht von kaudal) ...................50

## 2. Rückenmark

### 2.1
Rückenmark (Medulla spinalis) von dorsal ..........51
Rückenmarksnerven ............................52
Meningen im Spinalkanal .......................53
Arterien des Rückenmarks ......................54
Rückenmarksquerschnitte verschiedener Ebenen .....55
Aufsteigende Bahnen des Rückenmarks ...........56

## 3. Regio glutaea
Regio glutaealis von Mann und Frau ..............57
Musculi glutaei von dorsal ......................58
Muskeln der Regio glutaealis von dorsal ...........59
Trendelenburgsches Zeichen ....................60
Intramuskuläre Injektion (i.m.) ...................61

## 4. Regio femoris posterior I
Alcockscher Kanal ..............................62
Muskeln der Regio femoris posterior ..............63
Topographie der Regio femoris posterior ..........64
Hautnerven ...................................65

## 5. Dorsale Rumpfwand

### 5.1 Regionen
Regionen der dorsalen Rumpfwand ................66

### 5.2 Muskeln
Oberflächliche Rückenmuskulatur .................67
Tiefere Rückenmuskulatur I ......................68
Tiefere Rückenmuskulatur II .....................69
Autochthone Rückenmuskulatur .................70
Osteofibröse Röhre .............................71
Medialer Trakt - Geradsystem ...................72
Medialer Trakt - Schrägsystem ..................73
Lateraler Trakt - Geradsystem ...................74
Lateraler Trakt - Schrägsystem ..................75
Nackenmuskulatur I ............................76
Nackenmuskulatur II ...........................77

### 5.3 Nerven, Gefäße
Nackenmuskulatur III / Nerven des Nackens ........78
Arteria vertebralis ..............................79

**Testatfragen**

**Index**

Börm Bruckmeier Verlag

# anatomie kit III

# 1. Kopf I

## Schädeldach und Schädelbasis von oben

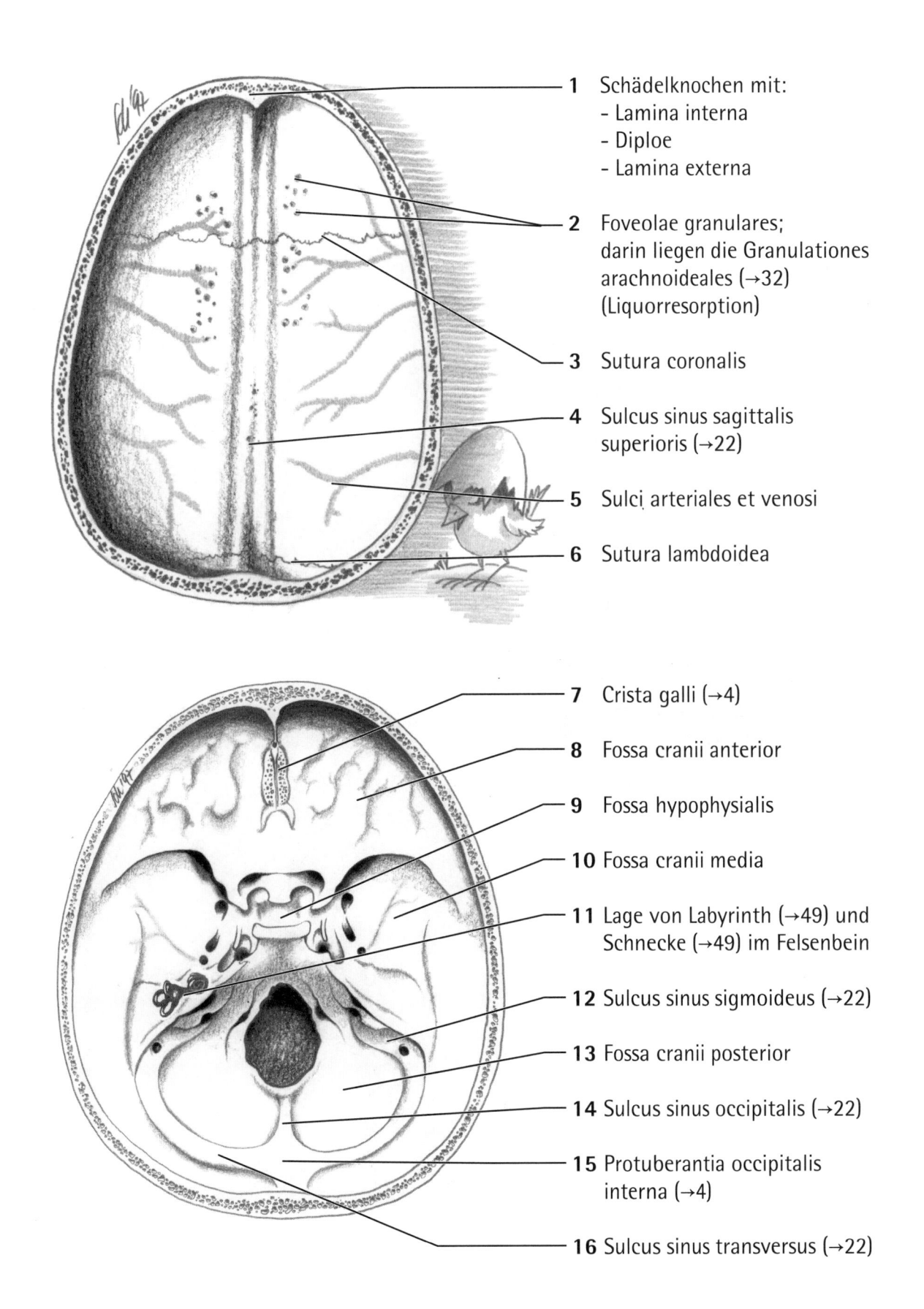

1 Schädelknochen mit:
   - Lamina interna
   - Diploe
   - Lamina externa

2 Foveolae granulares; darin liegen die Granulationes arachnoideales (→32) (Liquorresorption)

3 Sutura coronalis

4 Sulcus sinus sagittalis superioris (→22)

5 Sulci arteriales et venosi

6 Sutura lambdoidea

7 Crista galli (→4)

8 Fossa cranii anterior

9 Fossa hypophysialis

10 Fossa cranii media

11 Lage von Labyrinth (→49) und Schnecke (→49) im Felsenbein

12 Sulcus sinus sigmoideus (→22)

13 Fossa cranii posterior

14 Sulcus sinus occipitalis (→22)

15 Protuberantia occipitalis interna (→4)

16 Sulcus sinus transversus (→22)

# anatomie kit III

## Wiederholung zu: Schädeldach und Schädelbasis von oben

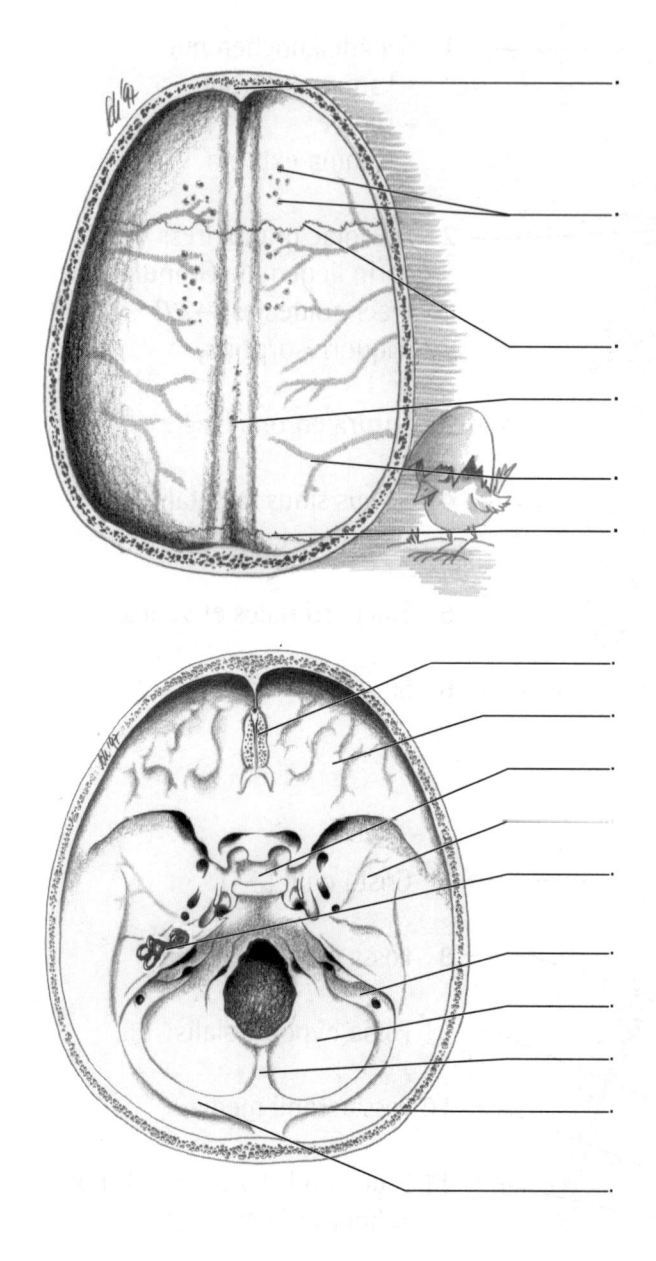

# 1. Kopf I

## Öffnungen der Schädelbasis I

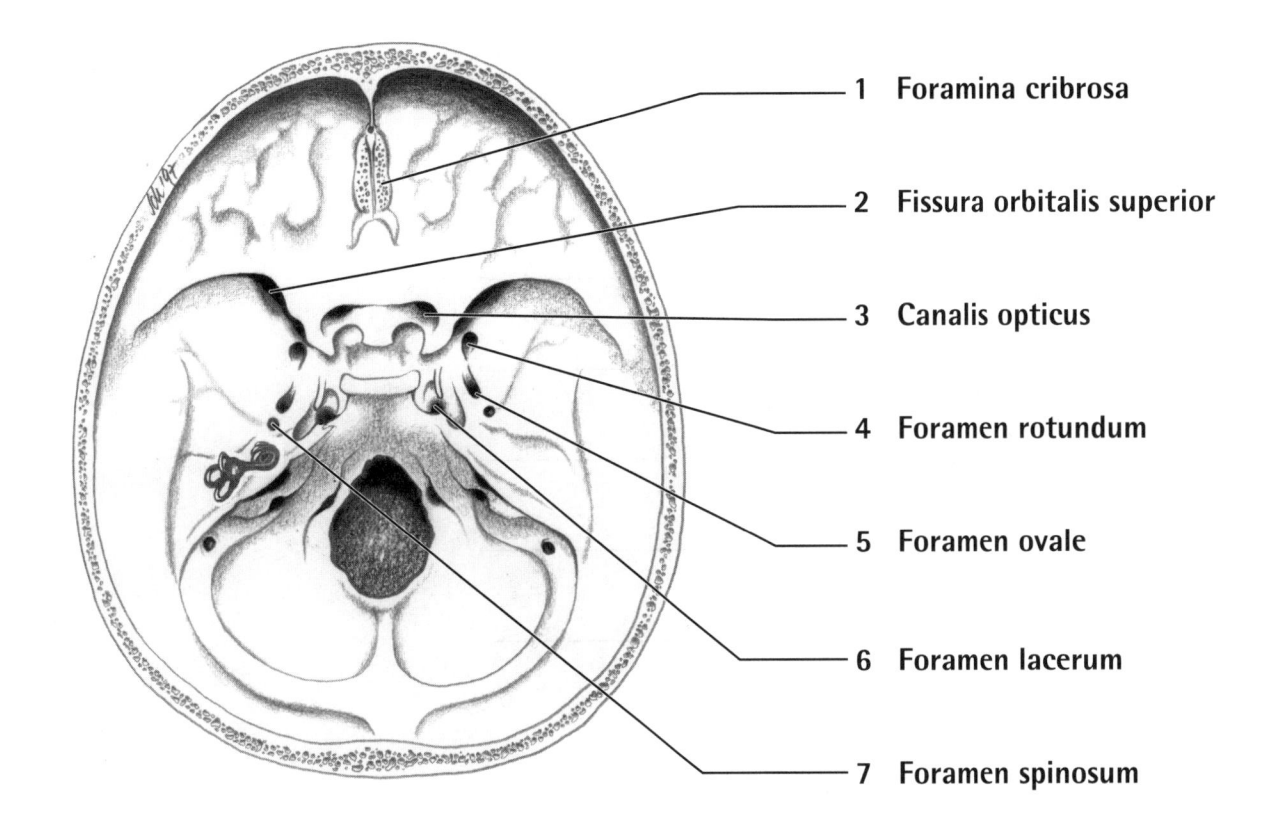

1 Foramina cribrosa
2 Fissura orbitalis superior
3 Canalis opticus
4 Foramen rotundum
5 Foramen ovale
6 Foramen lacerum
7 Foramen spinosum

|   | Öffnungen der Schädelbasis | Durchtretende Strukturen | |
|---|---|---|---|
| 1 | Foramina cribrosa | Nn. olfactorii (I) | (→26) |
|   |   | A. ethmoidalis anterior | (→47) |
| 2 | Fissura orbitalis superior | N. oculomotorius (III) | (→26) |
|   |   | N. trochlearis (IV) | (→27) |
|   |   | N. nasociliaris, N. frontalis und | (→27) |
|   |   | N. lacrimalis aus dem N. ophthalmicus (V1) | (→IV/11) |
|   |   | N. abducens (VI) | (→28) |
|   |   | R. orbitalis der A. meningea media | (→I/13) |
|   |   | V. ophthalmica superior | (→22) |
| 3 | Canalis opticus | N. opticus (II) | (→26) |
|   |   | A. ophthalmica superior | (→47) |
| 4 | Foramen rotundum | N. maxillaris (V2) | (→27) |
| 5 | Foramen ovale | N. mandibularis (V3) | (→27) |
| 6 | Foramen lacerum | N. petrosus minor aus dem | (→29) |
|   |   | N. glosso pharyngeus (IX) |   |
| 7 | Foramen spinosum | A. meningea media | (→I/13) |
|   |   | R. meningeus des N. mandibularis (V3) | (→27) |

# anatomie kit III

## Wiederholung zu: Öffnungen der Schädelbasis I

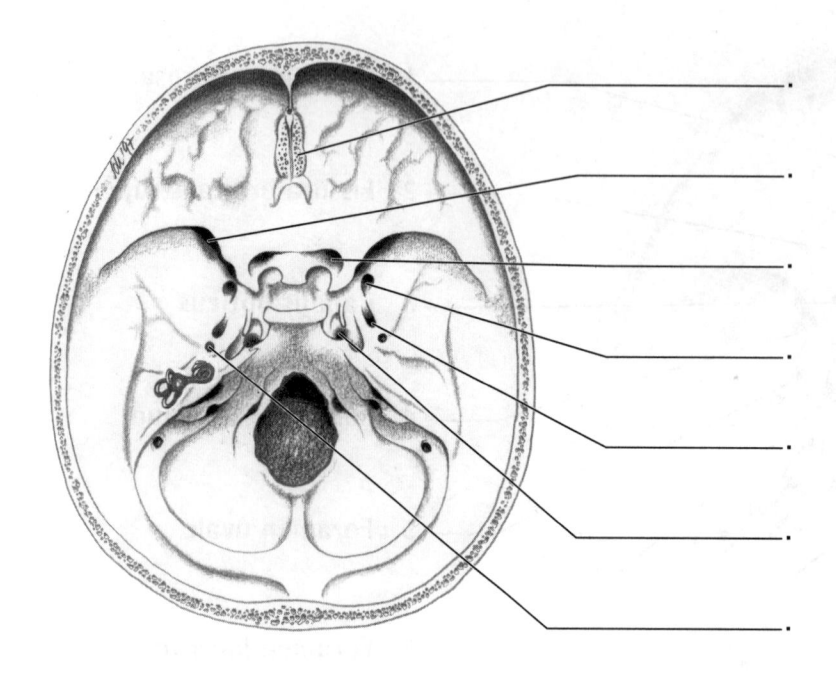

# 1. Kopf I

## Öffnungen der Schädelbasis II

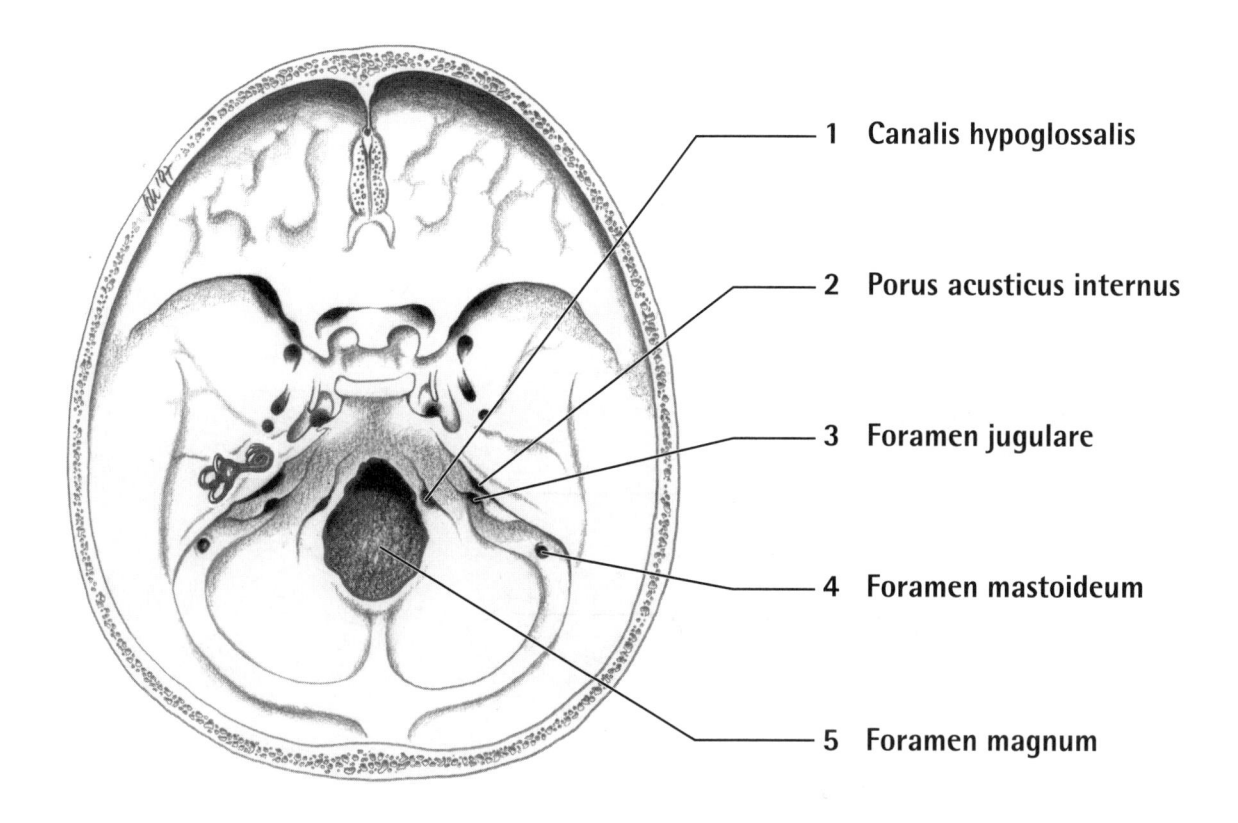

1 Canalis hypoglossalis
2 Porus acusticus internus
3 Foramen jugulare
4 Foramen mastoideum
5 Foramen magnum

|   | Öffnungen der Schädelbasis | Durchtretende Strukturen |   |
|---|---|---|---|
| 1 | Canalis hypoglossalis | N. hypoglossus (XII) | (→30) |
| 2 | Porus acusticus internus | N. facialis (VII)<br>N. vestibulocochlearis (VIII)<br>A. labyrinthi mit Vv. labyrinthi | (→28)<br>(→29) |
| 3 | Foramen jugulare | N. glossopharyngeus (IX)<br>N. vagus (X)<br>N. accessorius (XI)<br>Sinus petrosus inferior<br>Sinus sigmoideus<br>A. meningea posterior aus der A. pharyngea ascendens | (→29)<br>(→30)<br>(→30)<br>(→22)<br>(→22)<br>(→I/13) |
| 4 | Foramen mastoideum | V. emmisaria mastoidea |   |
| 5 | Foramen magnum | Medulla spinalis mit Meningen<br>Radices spinales nervi accessorii (XI)<br>A. vertebralis<br>A. spinalis anterior | (→53)<br>(→30)<br>(→54)<br>(→20) |
| 6 | Canalis caroticus<br>(hier nicht abgebildet) | Plexus caroticus internus (sympathisch)<br>A. carotis interna | (→46)<br>(→20) |

# anatomie kit III

## Wiederholung zu: Öffnungen der Schädelbasis II

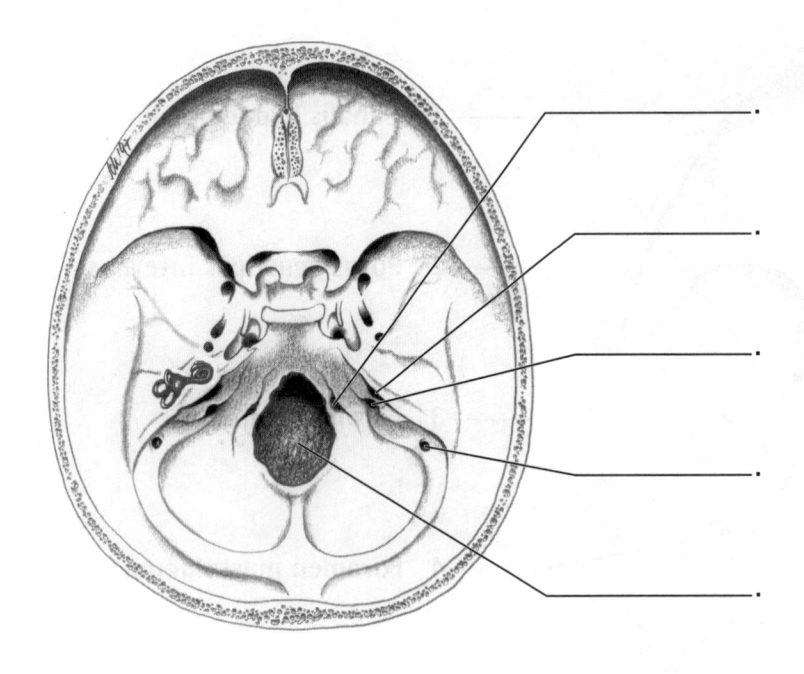

# 1. Kopf I

## Falx cerebri und Tentorium cerebelli

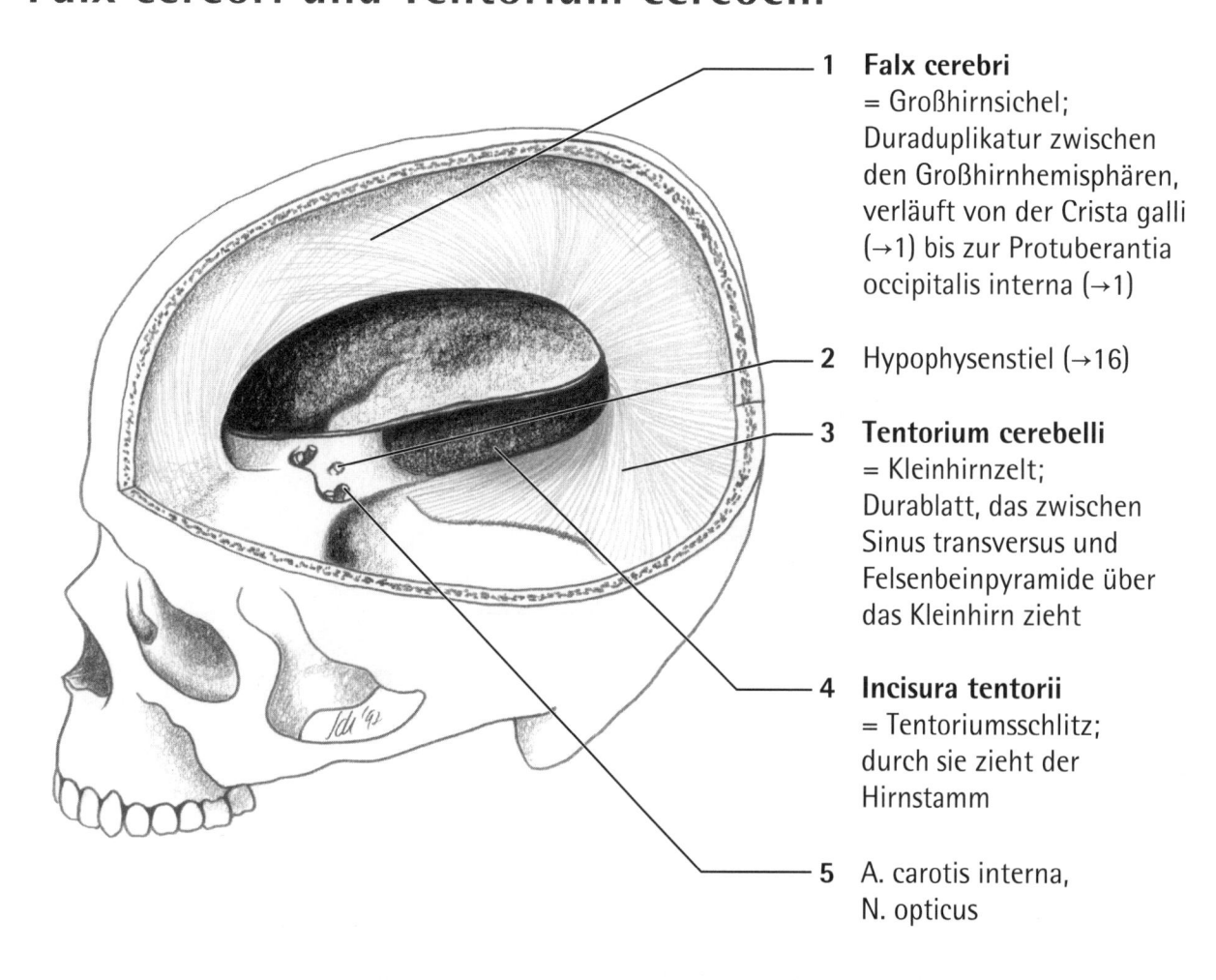

**1 Falx cerebri**
= Großhirnsichel; Duraduplikatur zwischen den Großhirnhemisphären, verläuft von der Crista galli (→1) bis zur Protuberantia occipitalis interna (→1)

**2** Hypophysenstiel (→16)

**3 Tentorium cerebelli**
= Kleinhirnzelt; Durablatt, das zwischen Sinus transversus und Felsenbeinpyramide über das Kleinhirn zieht

**4 Incisura tentorii**
= Tentoriumsschlitz; durch sie zieht der Hirnstamm

**5** A. carotis interna, N. opticus

Die **Dura mater cranialis** (→5) stellt eine schützende Hülle für das Gehirn dar. Sie bildet die Falx cerebri und das Tentorium cerebelli und **verhindert** damit die **Verlagerung** von Hirnanteilen. Die Fasern der Falx cerebri verspannen außerdem die Schädelknochen.

Die Falx bzw. das Tentorium unterteilt das Schädelinnere in ein **supratentorielles** und ein **infratentorielles Kompartiment**.

| Beim Erwachsenen ist die Dura v.a. an folgenden Strukturen fixiert: ||
|---|---|
| a) Foramina | d) Alae minores ossis sphenoidalis |
| b) Suturae | e) Oberkante des Felsenbeins |
| c) Crista galli | f) an den Sinuskanten |

### Klinischer Hinweis

Kommt es zu einem raumfordernden Prozeß im supratentoriellen Kompartiment, werden Hirnteile in die Incisura tentorii eingepreßt und es kann sich eine Enthirnungsstarre entwickeln. Raumforderungen im infratentoriellen Kompartiment können eine Verlagerung von Hirnanteilen in das Foramen magnum bedingen. Gefürchtet ist die Einklemmung der Medulla oblongata, da lebensnotwendige Zentren (für Atmung und Kreislauf) ausfallen können.

# anatomie kit III

## Wiederholung zu: Falx cerebri und Tentorium cerebelli

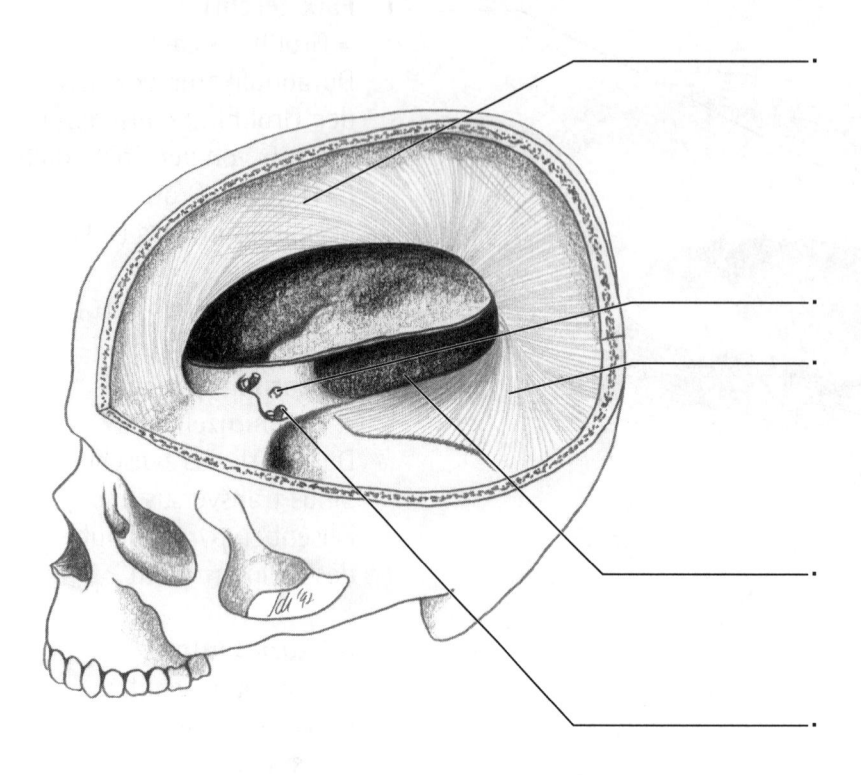

# 1. Kopf I

## Schichtung der Hirnhäute

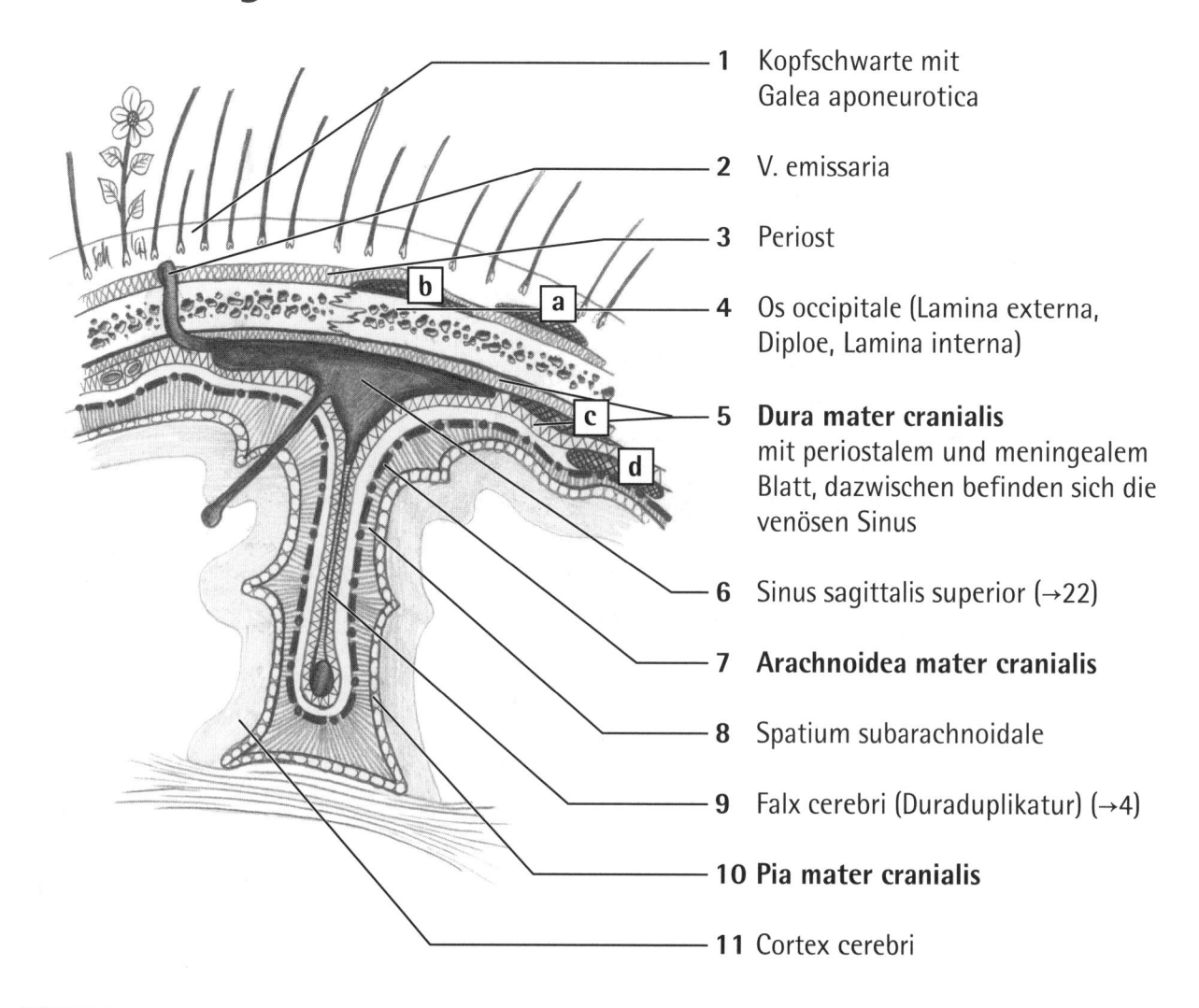

1 Kopfschwarte mit Galea aponeurotica

2 V. emissaria

3 Periost

4 Os occipitale (Lamina externa, Diploe, Lamina interna)

5 **Dura mater cranialis** mit periostalem und meningealem Blatt, dazwischen befinden sich die venösen Sinus

6 Sinus sagittalis superior (→22)

7 **Arachnoidea mater cranialis**

8 Spatium subarachnoidale

9 Falx cerebri (Duraduplikatur) (→4)

10 **Pia mater cranialis**

11 Cortex cerebri

Das meningeale Blatt der Dura mater (harte Hirnhaut) und das periostale Blatt werden auch **Pachymeninx** genannt. Die beiden anderen Hirnhäute, die Arachnoidea (Spinngewebshaut) und die Pia mater (weiche Hirnhaut), kann man zur **Leptomeninx** zusammenfassen. Zu den Meningen im Spinalkanal (→53).

### Klinischer Hinweis

| Blutungen im Bereich der Kopfschwarte und der Hirnhäute: | |
|---|---|
| a | **Subgalische Blutung** (z.B. Geburtsgeschwulst) |
| b | **Subperiostale Blutung** (Zephalhämatom), Ausdehnung nur bis zu den Knochengrenzen möglich |
| c | **Epidurale Blutung**; arteriell, zwischen den beiden Durablättern, scharf begrenzt; meist durch Verletzung der A. meningea media |
| d | **Subdurale Blutung**; venös, zwischen Dura und Arachnoidea, unscharf begrenzt; meist durch Verletzung der Brückenvenen |
| (e) | **Subarachnoidale Blutung**; arteriell, im Spatium subarachnoidale, meist durch Platzen eines Hirnbasisarterienaneurysmas) |

# anatomie kit III

## Wiederholung zu: Schichtung der Hirnhäute

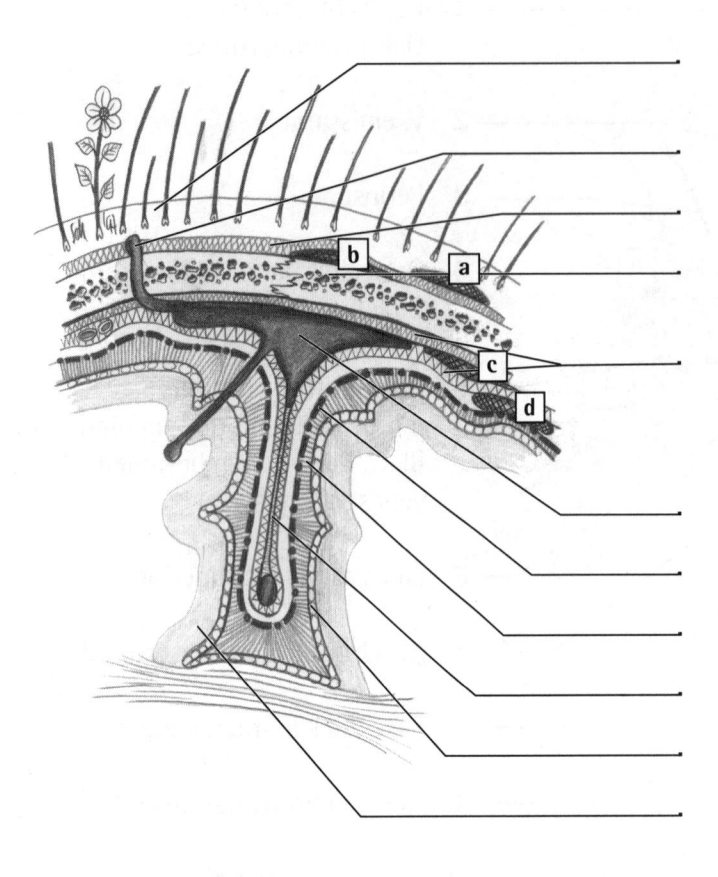

# 1. Kopf I

## Gliederung des Hirns I

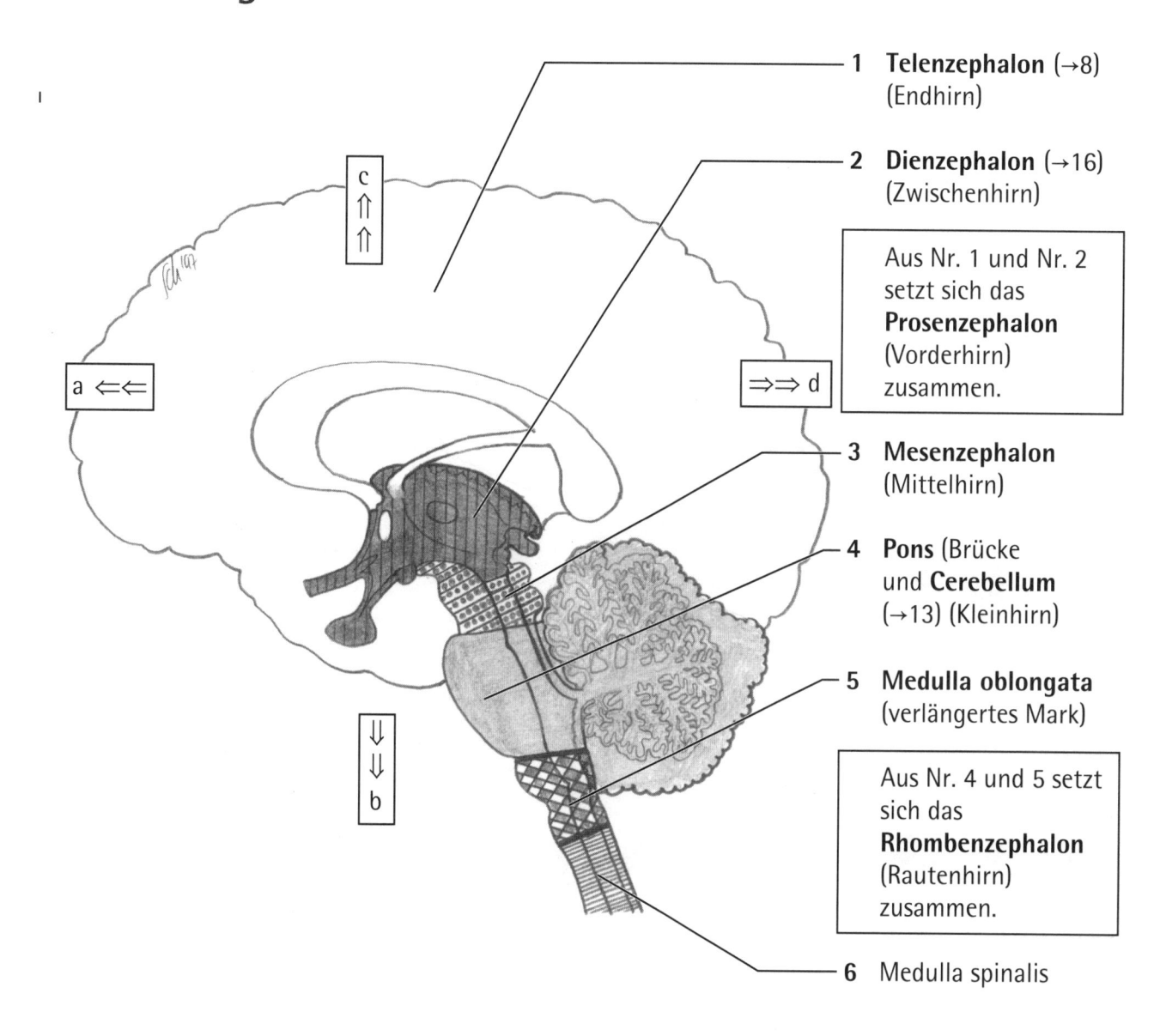

1 **Telenzephalon** (→8) (Endhirn)

2 **Dienzephalon** (→16) (Zwischenhirn)

Aus Nr. 1 und Nr. 2 setzt sich das **Prosenzephalon** (Vorderhirn) zusammen.

3 **Mesenzephalon** (Mittelhirn)

4 **Pons** (Brücke und **Cerebellum** (→13) (Kleinhirn)

5 **Medulla oblongata** (verlängertes Mark)

Aus Nr. 4 und 5 setzt sich das **Rhombenzephalon** (Rautenhirn) zusammen.

6 Medulla spinalis

Das **Gehirn** gliedert sich in **Prosenzephalon, Mesenzephalon** und **Rhombenzephalon**. Pons und Cerebellum werden zum **Metenzephalon** (Hinterhirn) zusammengefaßt. Die Medulla oblongata wird auch als **Myelenzephalon** (Nachhirn) bezeichnet.

| Lagebeschreibungen am Gehirn | |
|---|---|
| a | oral oder rostral |
| b | ventral oder basal |
| c | dorsal |
| d | kaudal |

Die oben aufgeführten Hirnteile unterteilen sich jeweils in etliche Strukturen, die auf der nachfolgenden Seite zur Übersicht aufgelistet sind, zunächst ohne weitere Erklärung. Später wird genauer auf sie eingegangen.

# anatomie kit III

## Wiederholung zu: Gliederung des Hirns I

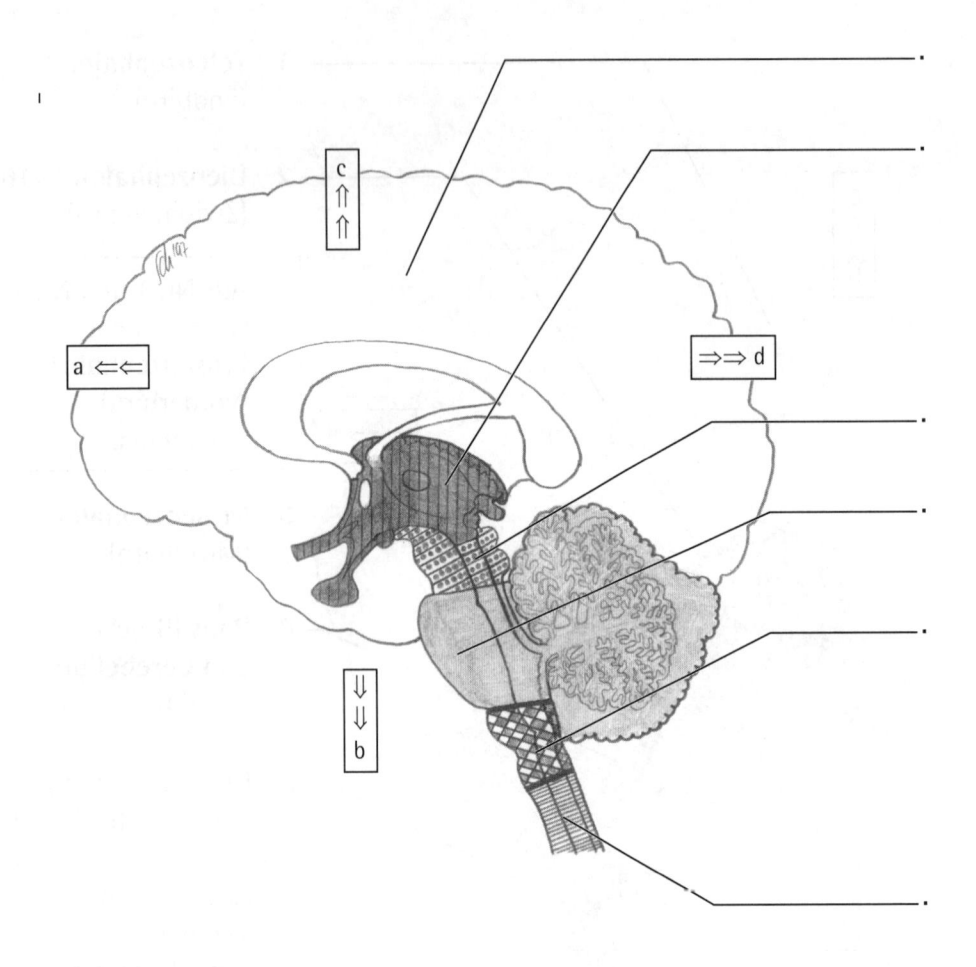

# 1. Kopf I

## Gliederung des Hirns II

| Das **Gehirn** des Menschen wird in **Prosenzephalon, Mesenzephalon** und **Rhombenzephalon** gegliedert: | | | |
|---|---|---|---|
| **Prosenzephalon** | **Dienzephalon** | - Thalamus | (→17) |
| | | - Hypothalamus | (→16) |
| | | - Neurohypophyse | (→16) |
| | | - Epiphyse = Corpus pineale | (→19) |
| | | - Globus pallidus | (→35) |
| | **Telenzephalon** | - Großhirnhemisphären | (→10) |
| | | - Balken | (→38) |
| | | - Kommissurenbahnen | (→38) |
| | | - Seitenventrikel | (→33) |
| | | - Rhinencephalon (Riechhirn) | |
| | | - Stammganglien | (→35) |
| **Mesenzephalon** | | - Pedunculi cerebri (Hirnstiele) | (→18) |
| | | - Tectum mesencephali (Mittelhirndach mit Vierhügelplatte) | (→37) |
| | | - Tegmentum mesencephali (Haube) | (→37) |
| | | - Aquaeductus mesencephali | (→32) |
| **Rhombenzephalon** | **Metenzephalon** | - Pons (Brücke) | (→18) |
| | | - Cerebellum (Kleinhirn) mit den 3 Pedunculi cerebellares (Kleinhirnstiele) | (→13) |
| | **Myelenzephalon** | - Medulla oblongata (der Übergang Pons - Medulla oblongata ist fließend) | (→18) |

Als **Hirnstamm** werden **Mesenzephalon, Pons** und **Medulla oblongata** bezeichnet.

Die im Prosenzephalon gelegenen **Stamm- oder Basalganglien** sind Nervenzellansammlungen, deren Aufgabe es ist, in Zusammenarbeit mit anderen Zentren die Motorik des Menschen zu regulieren.

| Zu diesen Hirnkernen zählen | |
|---|---|
| **Nucleus caudatus** | (→35) |
| **Putamen** (zusammen mit Ncl. caudatus als Corpus striatum bezeichnet) | (→36) |
| **Globus pallidus** (zusammen mit dem Putamen als Ncl. lentiformis bezeichnet) | (→35) |
| Im weiteren Sinne zählen zu den Bsalganglien auch **Claustrum** und **Corpus amygdaloideum** (Mandelkern) | (→35) (→39) |

**anatomie kit III**

# Wiederholung zu: Gliederung des Hirns II

# 1. Kopf I

## Lappen des Hirnmantels

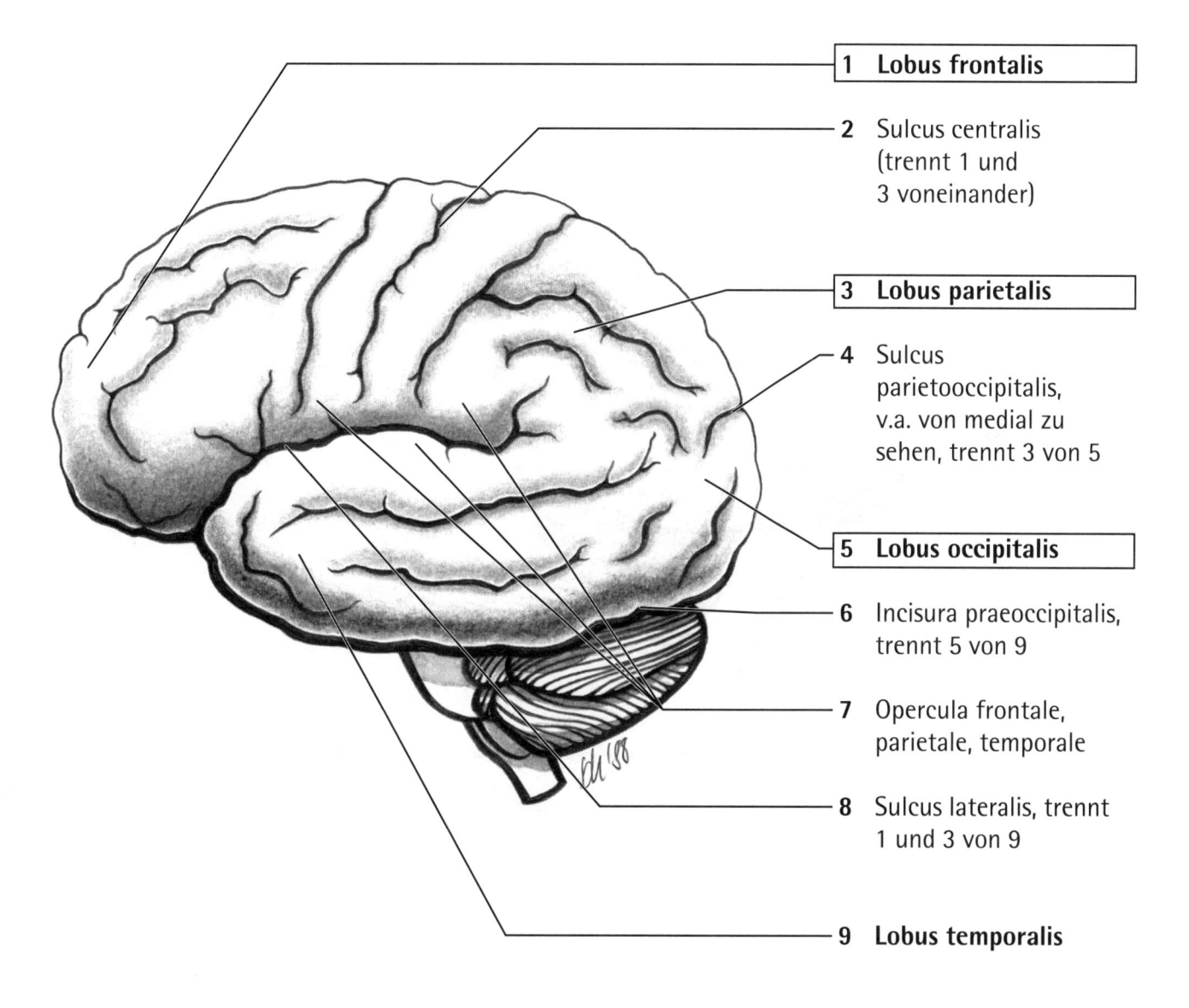

1. **Lobus frontalis**
2. Sulcus centralis (trennt 1 und 3 voneinander)
3. **Lobus parietalis**
4. Sulcus parietooccipitalis, v.a. von medial zu sehen, trennt 3 von 5
5. **Lobus occipitalis**
6. Incisura praeoccipitalis, trennt 5 von 9
7. Opercula frontale, parietale, temporale
8. Sulcus lateralis, trennt 1 und 3 von 9
9. **Lobus temporalis**

Der **Hirnmantel (Pallium = Großhirnrinde)** wird in die oben aufgelisteten Lappen unterteilt. Ein fünfter, von außen nicht sichtbarer Hirnlappen ist die sog. **Insula (Lobus insularis)**. Sie liegt in der Tiefe des Sulcus lateralis und wird von Teilen der angrenzenden Lappen, den **Opercula** (= Deckel), bedeckt.

| Es gibt 3 Opercula |
| --- |
| Operculum frontale |
| Operculum parietale |
| Operculum temporale |

# anatomie kit III

## Wiederholung zu: Lappen des Hirnmantels

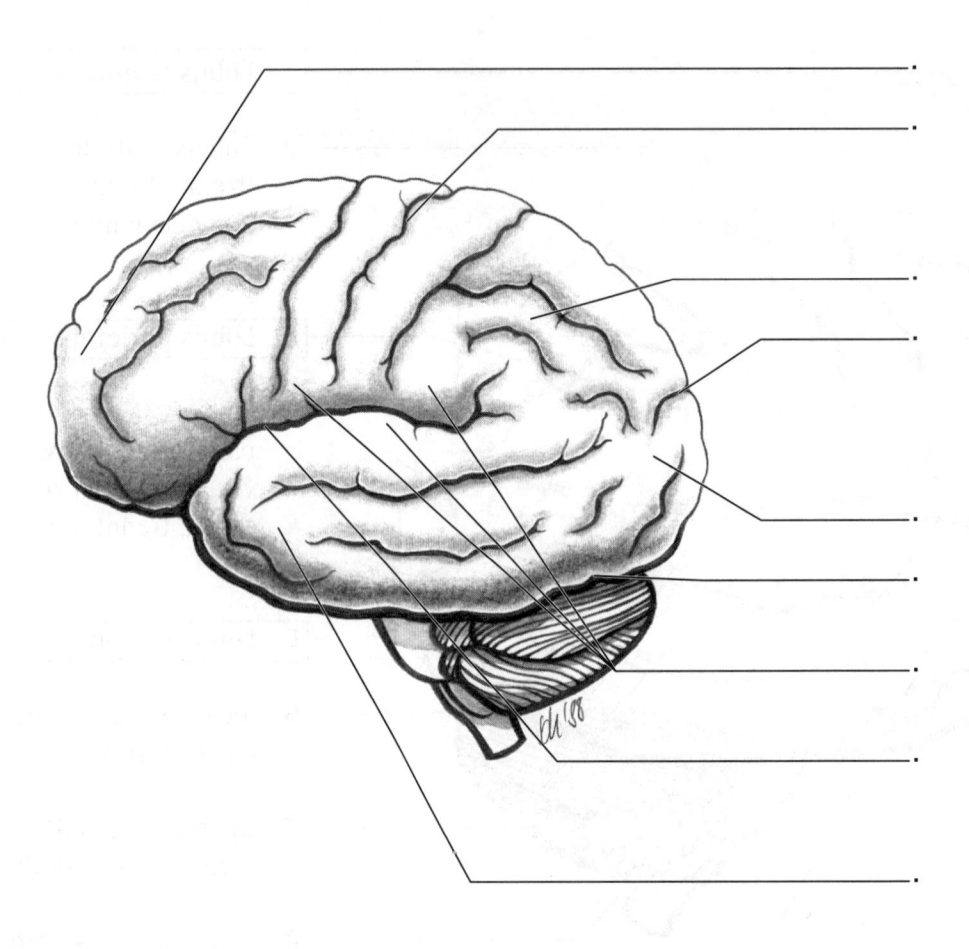

# 1. Kopf I

## Wichtige Gyri und Sulci des Palliums

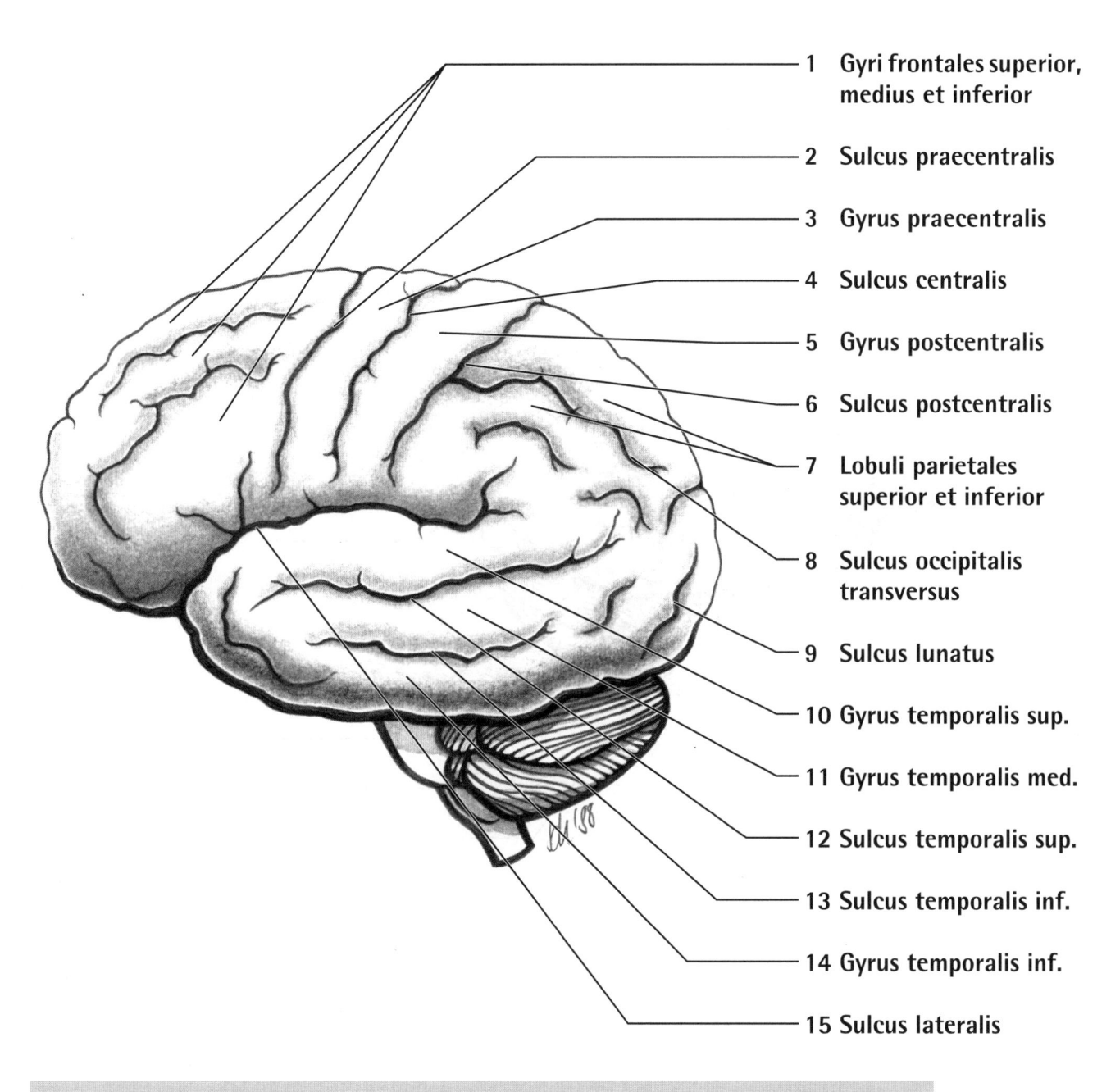

1 Gyri frontales superior, medius et inferior
2 Sulcus praecentralis
3 Gyrus praecentralis
4 Sulcus centralis
5 Gyrus postcentralis
6 Sulcus postcentralis
7 Lobuli parietales superior et inferior
8 Sulcus occipitalis transversus
9 Sulcus lunatus
10 Gyrus temporalis sup.
11 Gyrus temporalis med.
12 Sulcus temporalis sup.
13 Sulcus temporalis inf.
14 Gyrus temporalis inf.
15 Sulcus lateralis

Die charakteristischen Strukturen des **Hirnmantels (**

**Pallium)** sind die **Furchen („Sulci")** und die **Windungen („Gyri")**, die relativ konstant zu finden sind.
Auf dieser Abbildung sind nur die wichtigsten Gyri und Sulci aufgeführt.

Obwohl wir auf die Lokalisation der funktionellen Rindenfelder der Großhirnhemisphären noch genauer eingehen werden, wollen wir an dieser Stelle auf die Gyri prae- und postcentrales hinweisen. Grob gesagt ist der **Gyrus praecentralis als Ursprung der Pyramidenbahn** für die **Motorik** (Efferenz) und der **Gyrus postcentralis** für die **Sensibilität** (Afferenz) zuständig. Allerdings gibt es zahlreiche Verbindungsbahnen zueinander und eine eindeutige Trennung ist nicht möglich.

# anatomie kit III

## Wiederholung zu: Wichtige Gyri und Sulci des Palliums

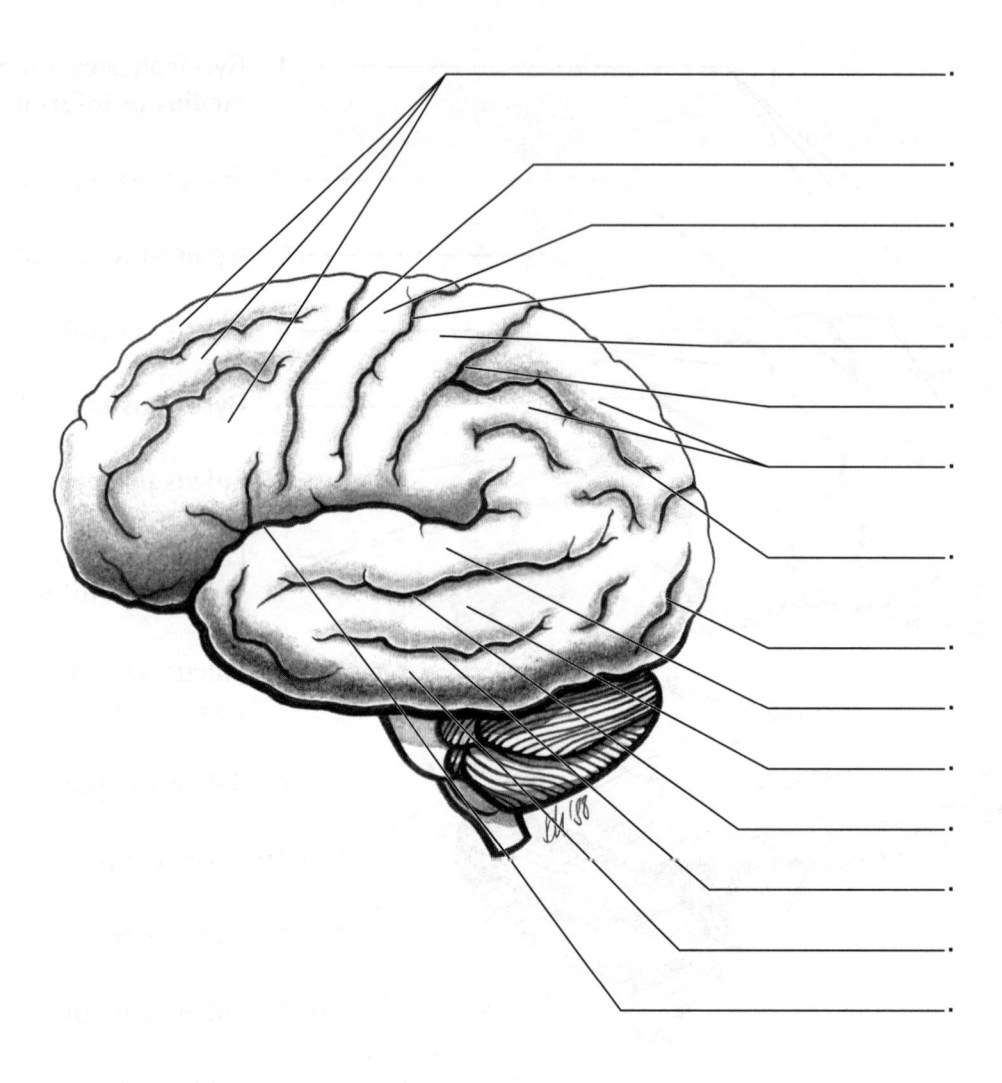

# 1. Kopf I

## Gehirn von oben

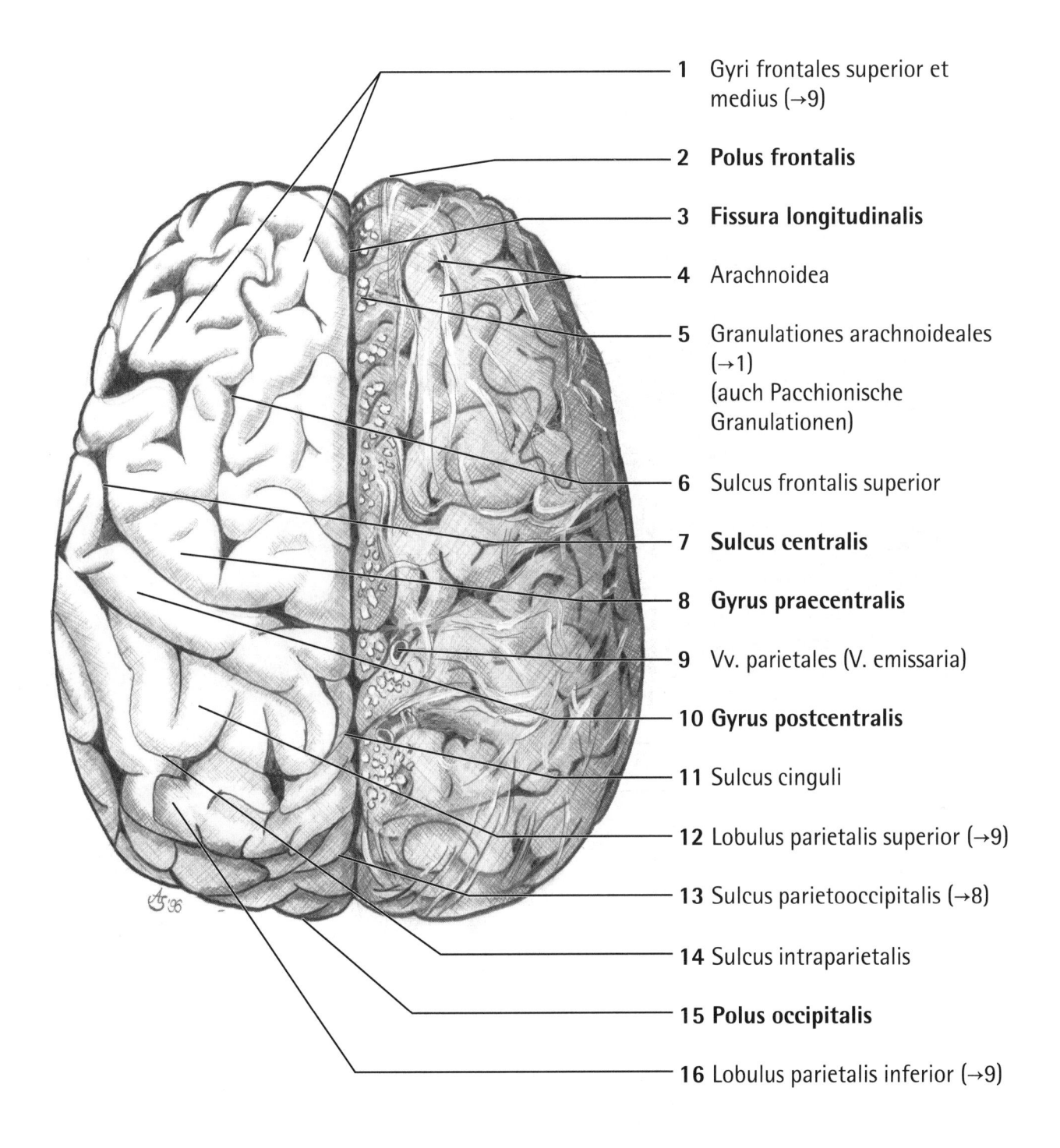

1 Gyri frontales superior et medius (→9)

2 **Polus frontalis**

3 **Fissura longitudinalis**

4 Arachnoidea

5 Granulationes arachnoideales (→1) (auch Pacchionische Granulationen)

6 Sulcus frontalis superior

7 **Sulcus centralis**

8 **Gyrus praecentralis**

9 Vv. parietales (V. emissaria)

10 **Gyrus postcentralis**

11 Sulcus cinguli

12 Lobulus parietalis superior (→9)

13 Sulcus parietooccipitalis (→8)

14 Sulcus intraparietalis

15 **Polus occipitalis**

16 Lobulus parietalis inferior (→9)

# anatomie kit III

## Wiederholung zu: Gehirn von oben

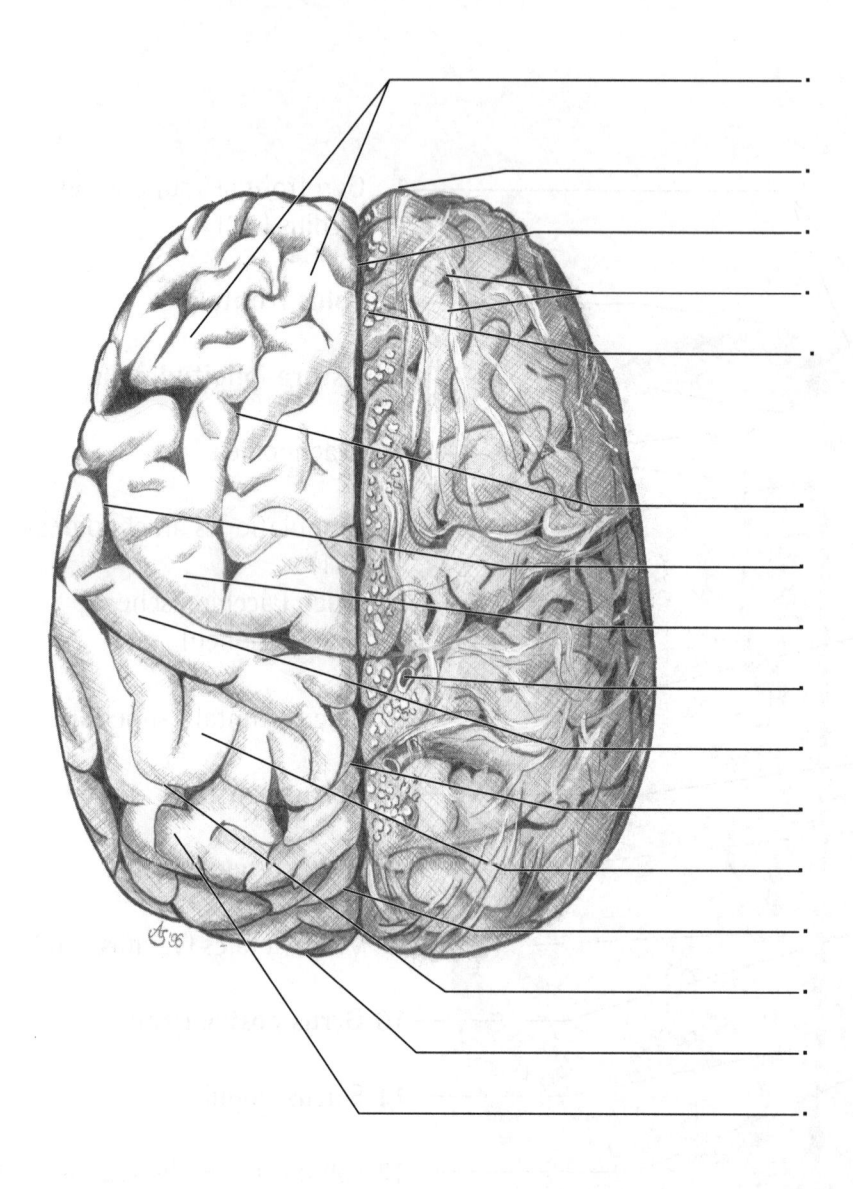

# 1. Kopf I

## Gehirn von basal

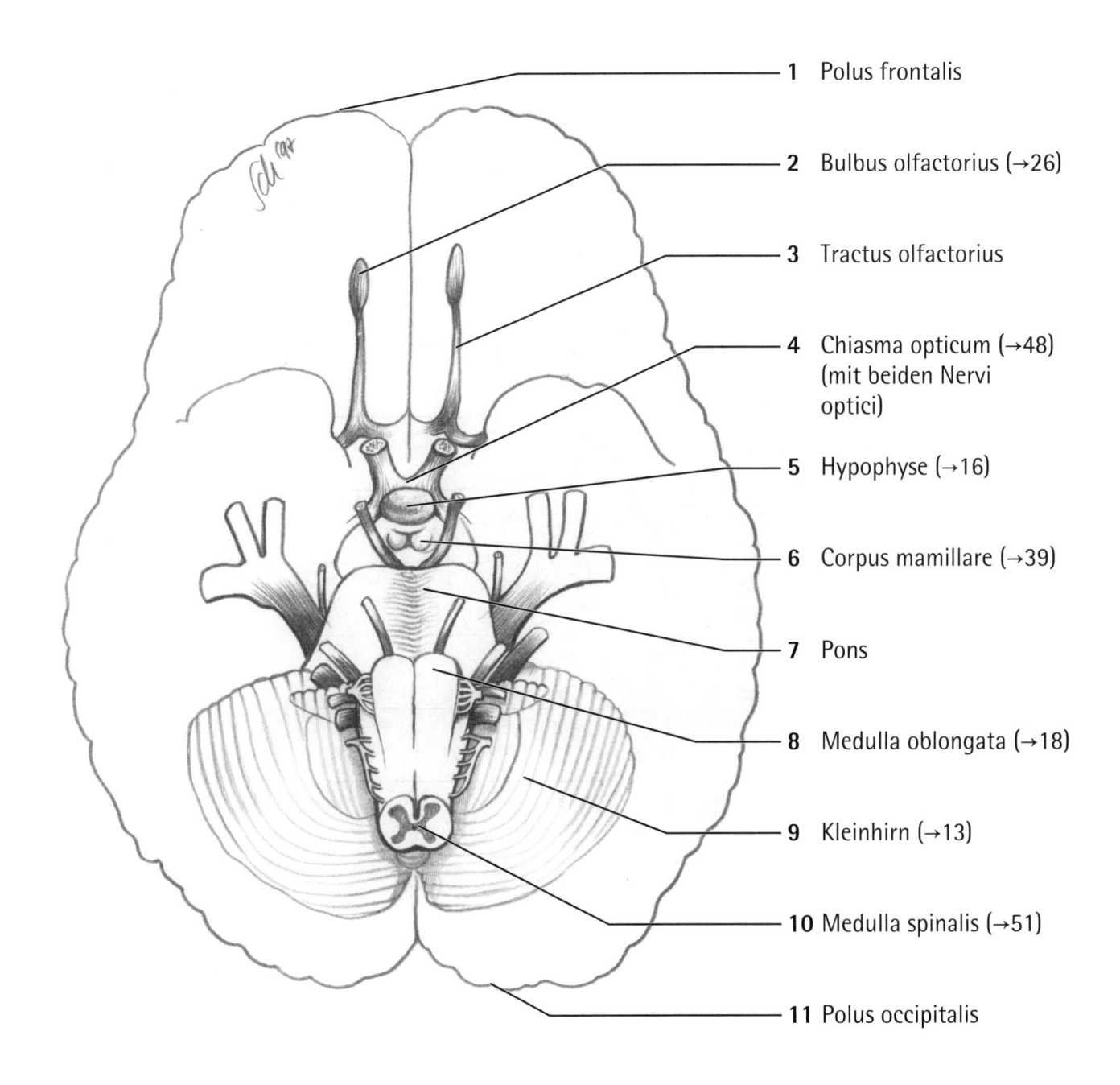

1 Polus frontalis
2 Bulbus olfactorius (→26)
3 Tractus olfactorius
4 Chiasma opticum (→48) (mit beiden Nervi optici)
5 Hypophyse (→16)
6 Corpus mamillare (→39)
7 Pons
8 Medulla oblongata (→18)
9 Kleinhirn (→13)
10 Medulla spinalis (→51)
11 Polus occipitalis

# anatomie kit III

## Wiederholung zu: Gehirn von basal

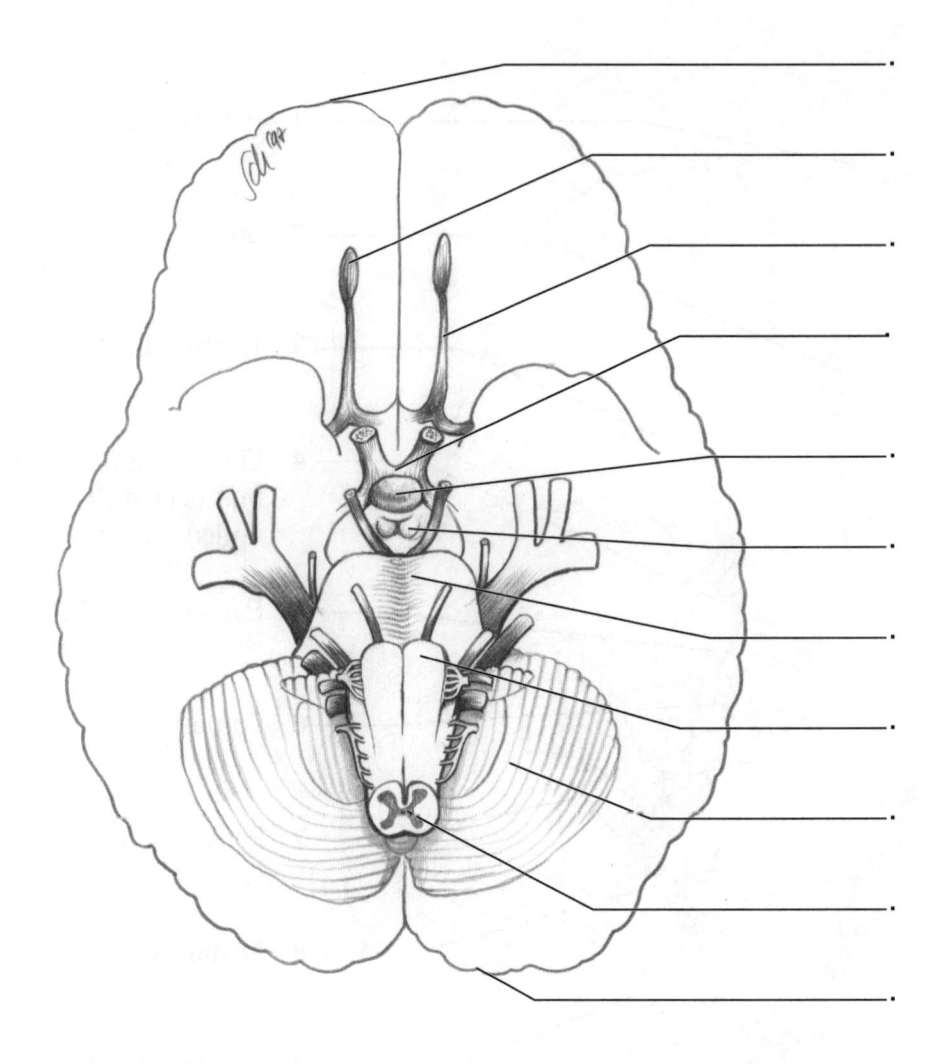

# 1. Kopf I

## Insel von lateral und Gehirn von medial

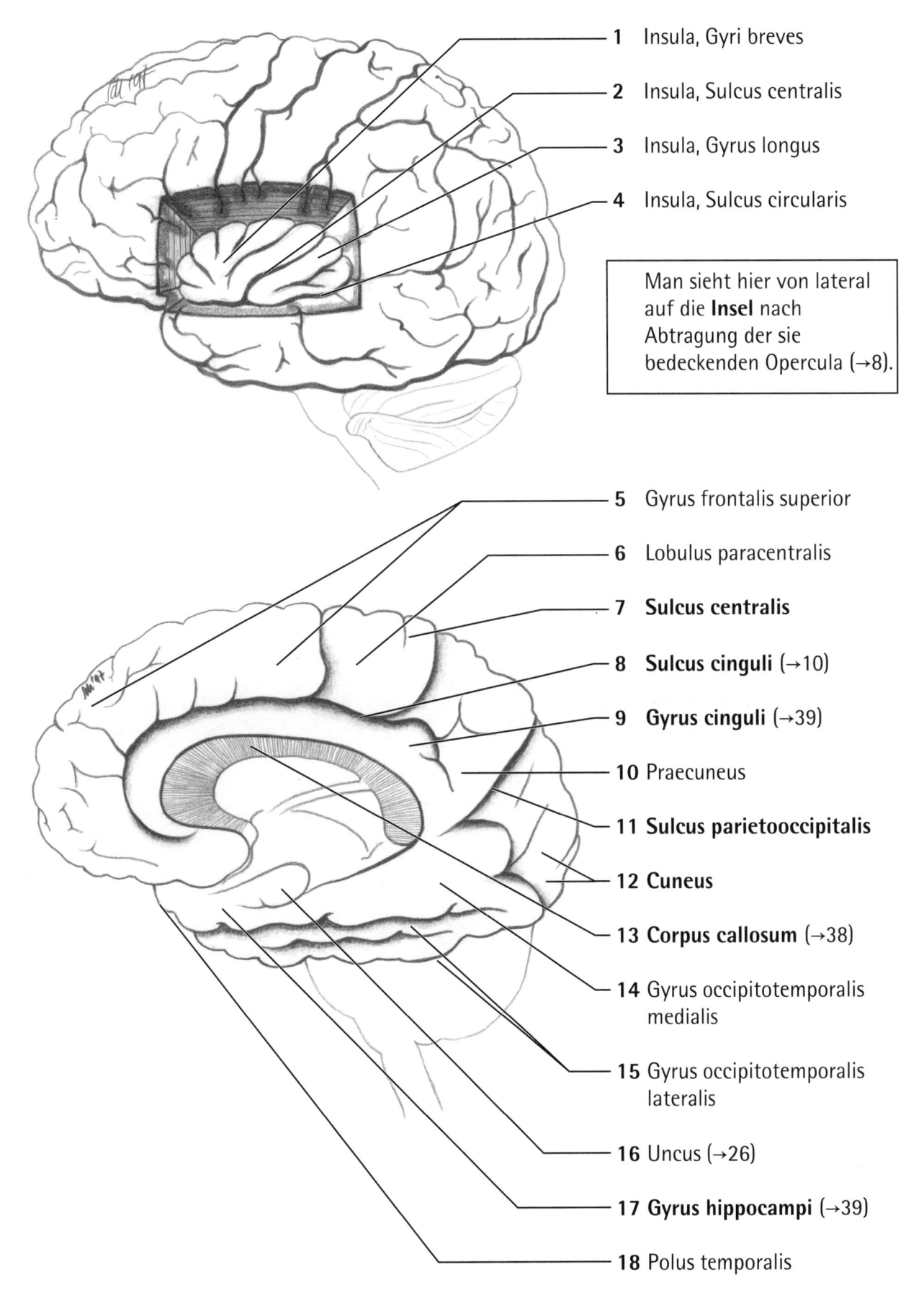

1 Insula, Gyri breves
2 Insula, Sulcus centralis
3 Insula, Gyrus longus
4 Insula, Sulcus circularis

Man sieht hier von lateral auf die **Insel** nach Abtragung der sie bedeckenden Opercula (→8).

5 Gyrus frontalis superior
6 Lobulus paracentralis
7 **Sulcus centralis**
8 **Sulcus cinguli** (→10)
9 **Gyrus cinguli** (→39)
10 Praecuneus
11 **Sulcus parietooccipitalis**
12 **Cuneus**
13 **Corpus callosum** (→38)
14 Gyrus occipitotemporalis medialis
15 Gyrus occipitotemporalis lateralis
16 Uncus (→26)
17 **Gyrus hippocampi** (→39)
18 Polus temporalis

# anatomie kit III

## Wiederholung zu: Insel von lateral und Gehirn von medial

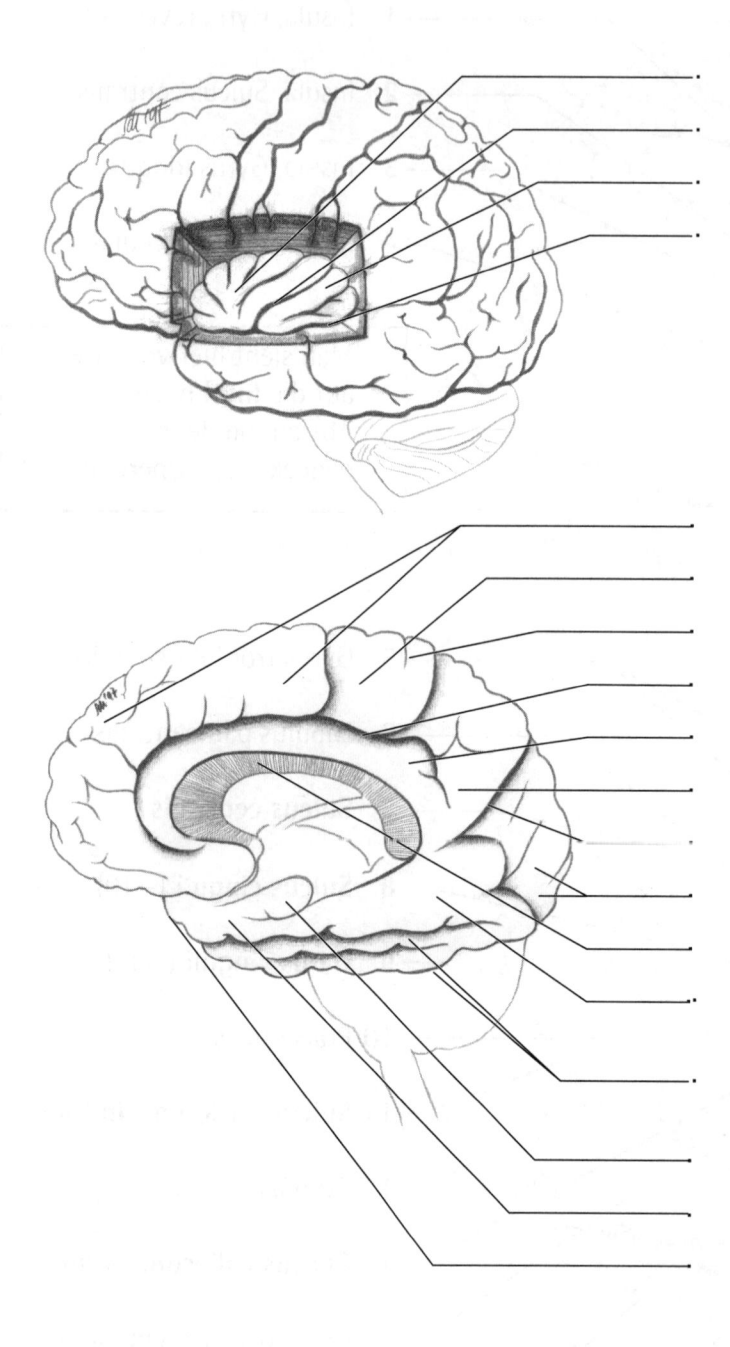

# 1. Kopf I

## Kleinhirn I

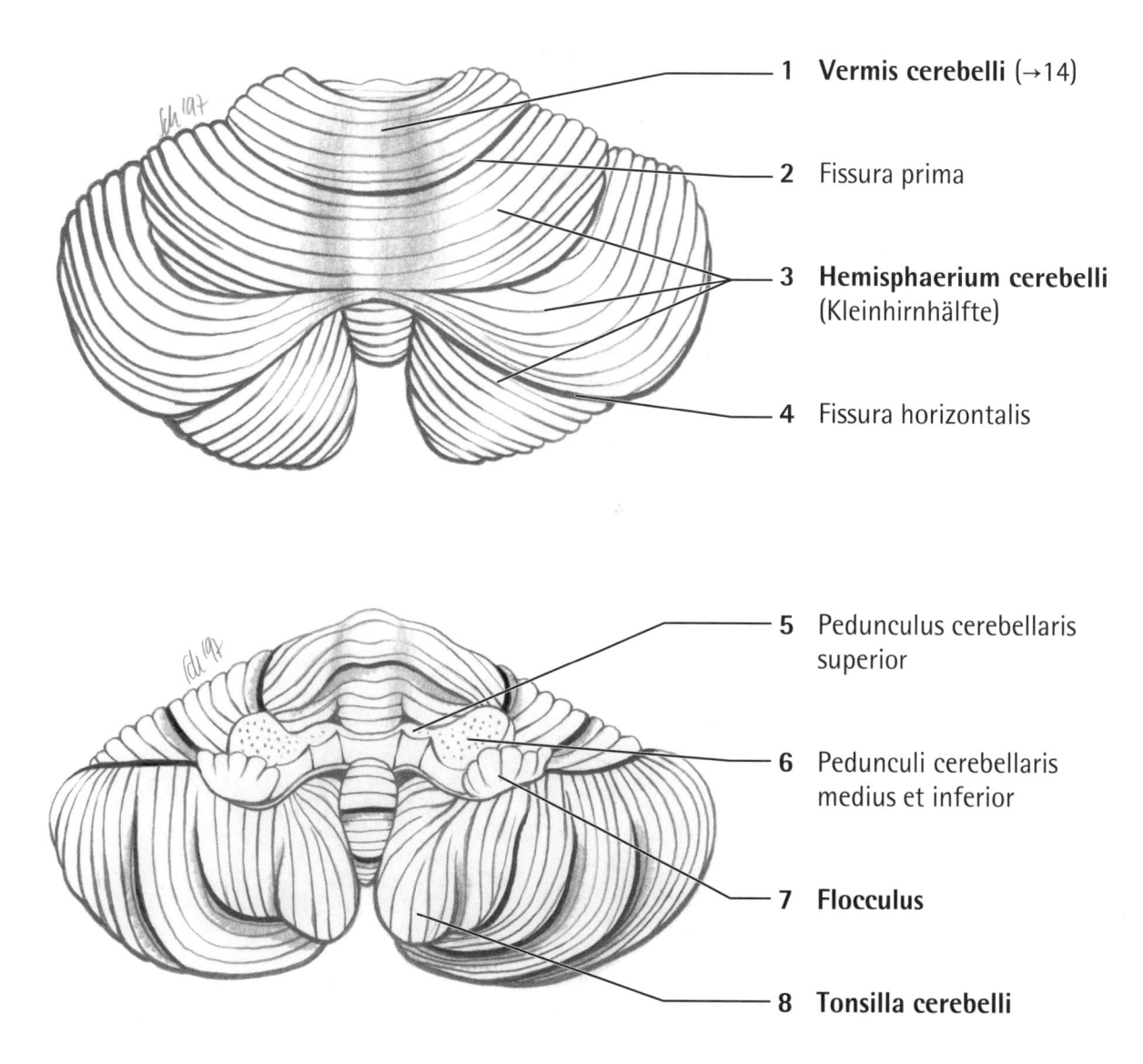

1 **Vermis cerebelli** (→14)

2 Fissura prima

3 **Hemisphaerium cerebelli** (Kleinhirnhälfte)

4 Fissura horizontalis

5 Pedunculus cerebellaris superior

6 Pedunculi cerebellaris medius et inferior

7 **Flocculus**

8 **Tonsilla cerebelli**

Die untere Abbildung zeigt das **Kleinhirn von kaudo-rostral**. Es legt sich gewissermaßen um den Hirnstamm von kaudal her herum.

Das **Kleinhirn (Cerebellum)** hat die **Koordination der Motorik** zur Aufgabe. Es vergleicht den Bewegungsentwurf, der ihm aus übergeordneten Hirnanteilen zugeleitet wird, mit der tatsächlich erfolgenden Bewegung (Rückmeldung aus Bewegungsapparat und Gleichgewichtsorgan) und greift dann regulierend, korrigierend und koordinierend mit efferenten Erregungen über das extrapyramidal-motorische System ein. Das Kleinhirn wirkt auf den zeitlichen Ablauf von Bewegungen, den Muskeltonus und die Gleichgewichtserhaltung.

Das Kleinhirn liegt in der **Fossa cranii posterior** und ist mit dem Hirnstamm über die **drei Kleinhirnstiele** (Pedunculi cerebellares) verbunden. Zur Erinnerung:
Als **Hirnstamm** faßt man Mesenzephalon, Pons und Medulla oblongata zusammen.

# anatomie kit III

## Wiederholung zu: Kleinhirn I

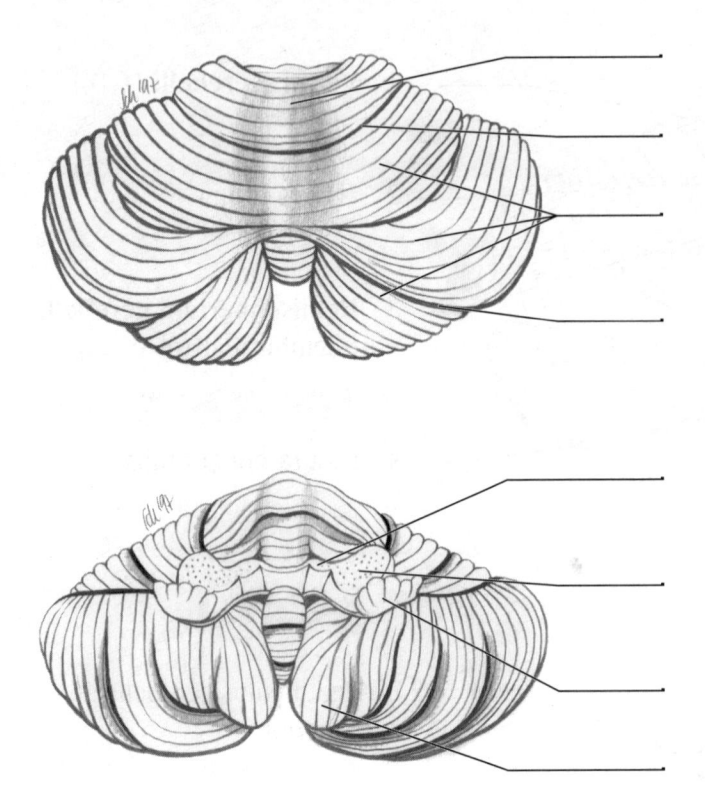

# 1. Kopf I

## Kleinhirn II

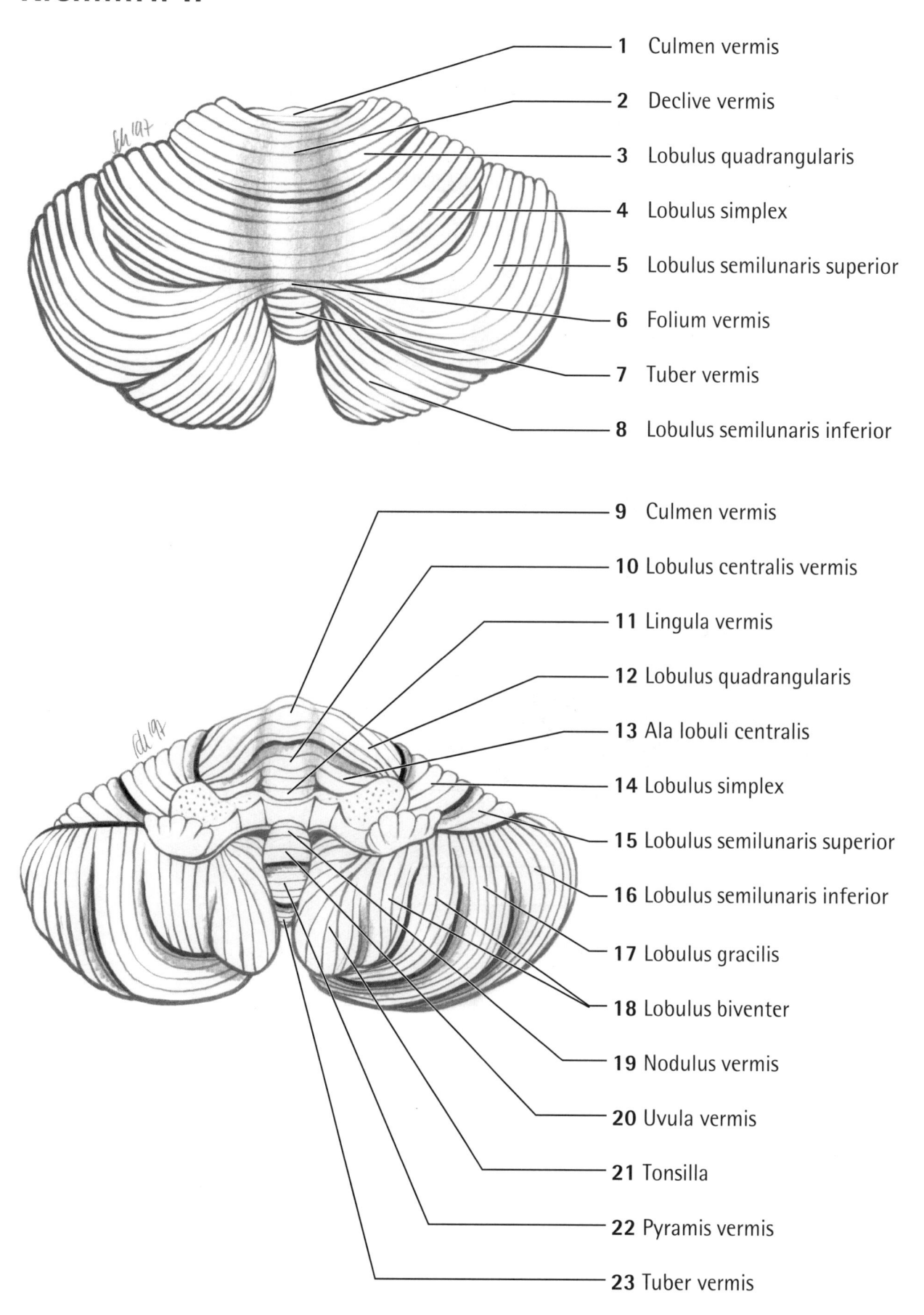

1 Culmen vermis
2 Declive vermis
3 Lobulus quadrangularis
4 Lobulus simplex
5 Lobulus semilunaris superior
6 Folium vermis
7 Tuber vermis
8 Lobulus semilunaris inferior

9 Culmen vermis
10 Lobulus centralis vermis
11 Lingula vermis
12 Lobulus quadrangularis
13 Ala lobuli centralis
14 Lobulus simplex
15 Lobulus semilunaris superior
16 Lobulus semilunaris inferior
17 Lobulus gracilis
18 Lobulus biventer
19 Nodulus vermis
20 Uvula vermis
21 Tonsilla
22 Pyramis vermis
23 Tuber vermis

# anatomie kit III

## Wiederholung zu: Kleinhirn II

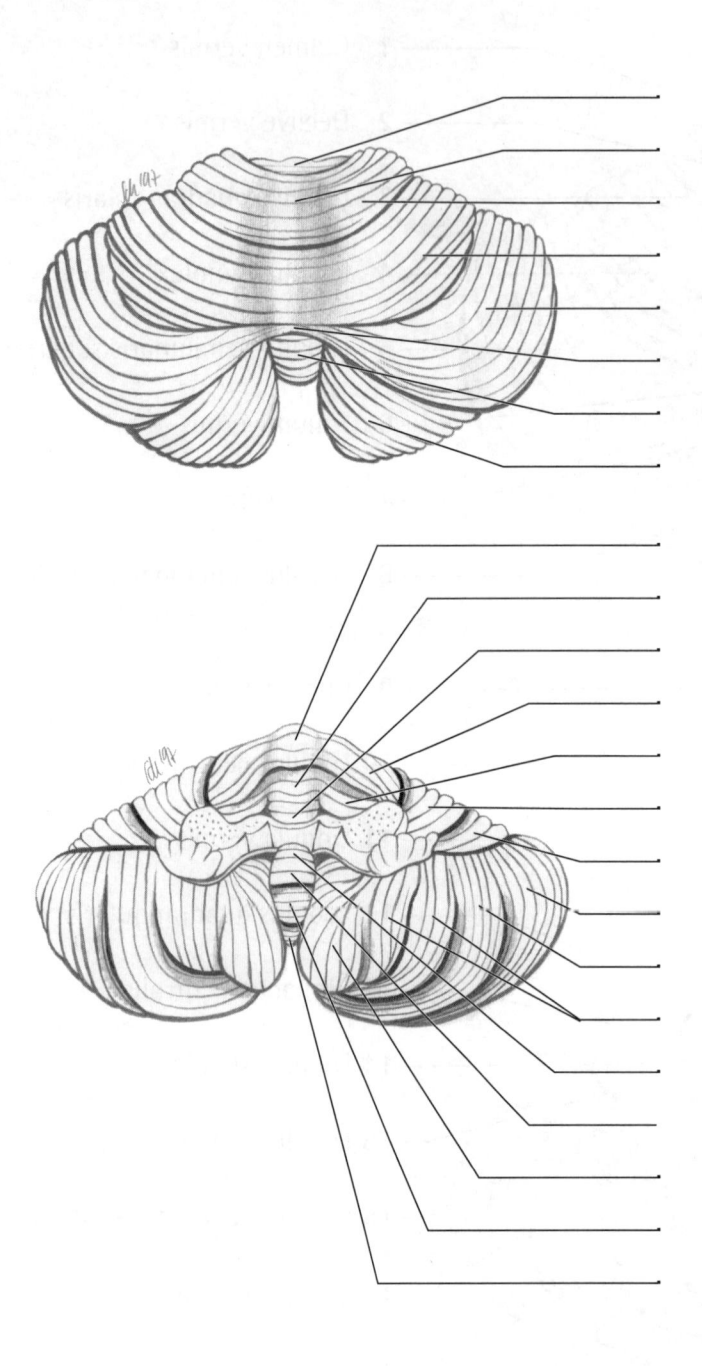

# 1. Kopf I

## Kleinhirnkerne

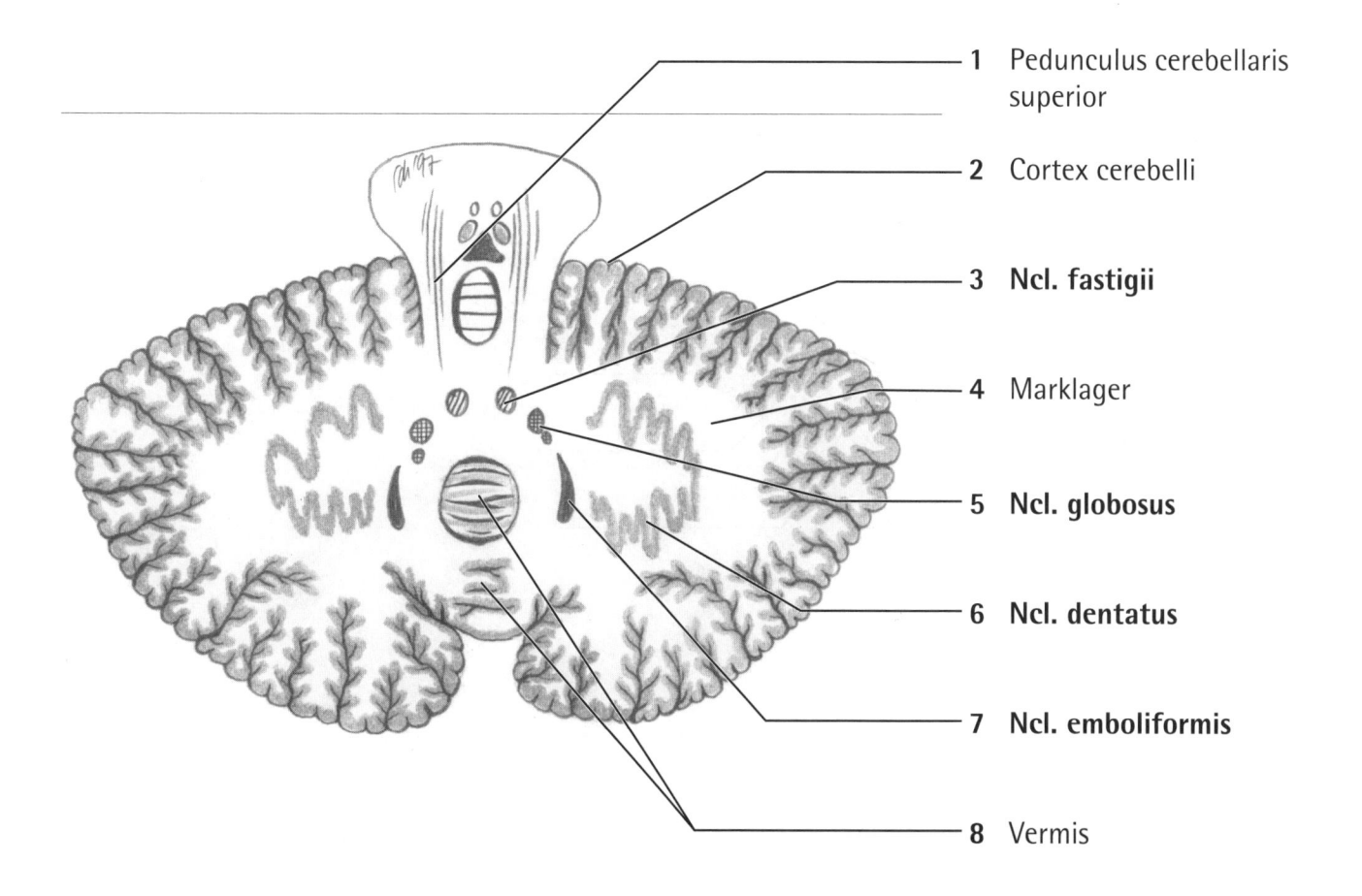

1 Pedunculus cerebellaris superior
2 Cortex cerebelli
3 **Ncl. fastigii**
4 Marklager
5 **Ncl. globosus**
6 **Ncl. dentatus**
7 **Ncl. emboliformis**
8 Vermis

Auf dieser Zeichnung ist sichtbar, daß die Kleinhirnrinde durch viele, sehr schmale Windungen, die **Folia cerebelli** genannt werden, im Transversalschnitt eine ausgesprochen feine Verästelung aufweist.

Die Ähnlichkeit zu der Verästelung eines Baums hat zur Ausbildung des Begriffs **Arbor vitae cerebelli** geführt.

Das Kleinhirn besteht aus der **Kleinhirnrinde** (= graue Substanz = Nervenzellkörper) und dem zentralen **Marklager** (= weiße Substanz = Nervenzellfortsätze), in dem die Kleinhirnkerne, kleine Nervenzellhaufen, liegen.

Die **Nuclei cerebellares** (Kleinhirnkerne) umfassen die (fett markierten) Ncl. fastigii, Ncl. globosus, Ncl. dentatus und den Ncl. emboliformis.

# anatomie kit III

## Wiederholung zu: Kleinhirnkerne

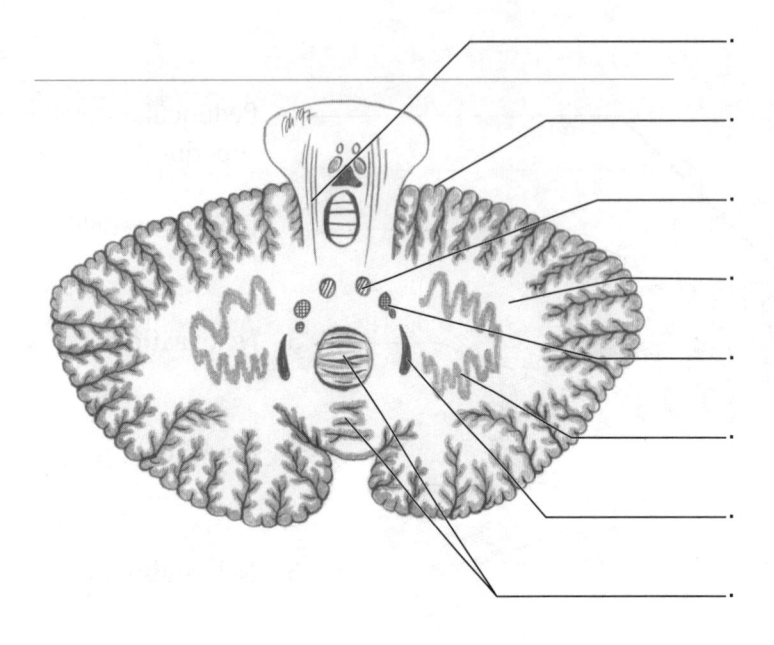

# 1. Kopf I

## Hypothalamus und Hypophyse

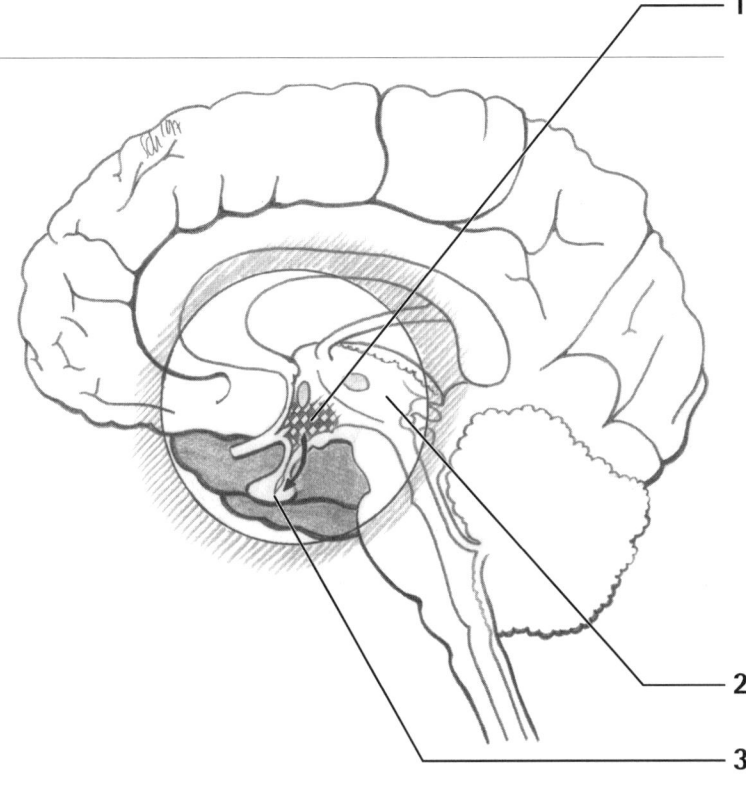

**1 Hypothalamus**
Diesem unteren Zwischenhirnanteil ist die **Steuerung der endokrinen Drüsen** unterstellt. Er produziert Releasing- bzw. Inhibiting-Faktoren, die die Freisetzung der glandotropen Hormone der Adenohypophyse regeln. Er wirkt auch über vegetative Nerven direkt auf endokrine Drüsen. Zudem produziert er in den Ncll. supraopticus et paraventricularis Oxytocin und Vasopressin, die beide in der Neurohypophyse gespeichert werden. Zwischen Hypothalamus und Hypophyse existiert ein portaler Kreislauf. Der Hypothalamus enthält Zentren für Schlaf, Hunger und Sexualität.

2 Thalamus (→17)

3 Hypophyse (→18)

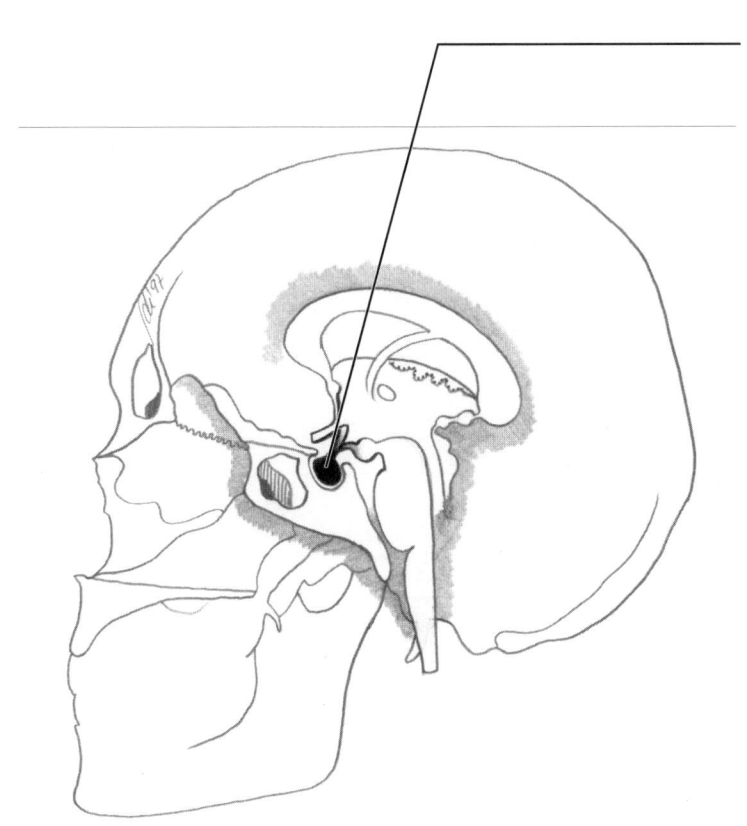

**4 Hypophyse**
Die Hypophyse liegt in der Fossa hypophysialis der Schädelbasis (→1). Sie wird unterteilt in die ventral gelegene **Adenohypophyse** und die dorsal gelegene **Neurohypophyse**. Die Adenohypophyse entwickelt sich während der Embryonalzeit aus der Rathkeschen Tasche des Rachendachs. Der Hypophysenvorderlappen (HVL) produziert (durch die Releasing-Faktoren des Hypothalamus angeregt, die auf dem Blutweg zum HVL gelangen) glandotrope Hormone (ACTH, LH, FSH, TH, STH und Prolactin). Die Neurohypophyse (= Hypophysenhinterlappen, HHL) ist ein Speicherorgan für die Hypothalamushormone Oxytocin und Vasopressin, die über Axone in diese Struktur gelangen und von dort aus in den Kreislauf sezerniert werden.
Der chirurgische Zugang zur Hypophyse erfolgt über die Nasen- und Keilbeinhöhle.

# anatomie kit III

## Wiederholung zu: Hypothalamus und Hypophyse

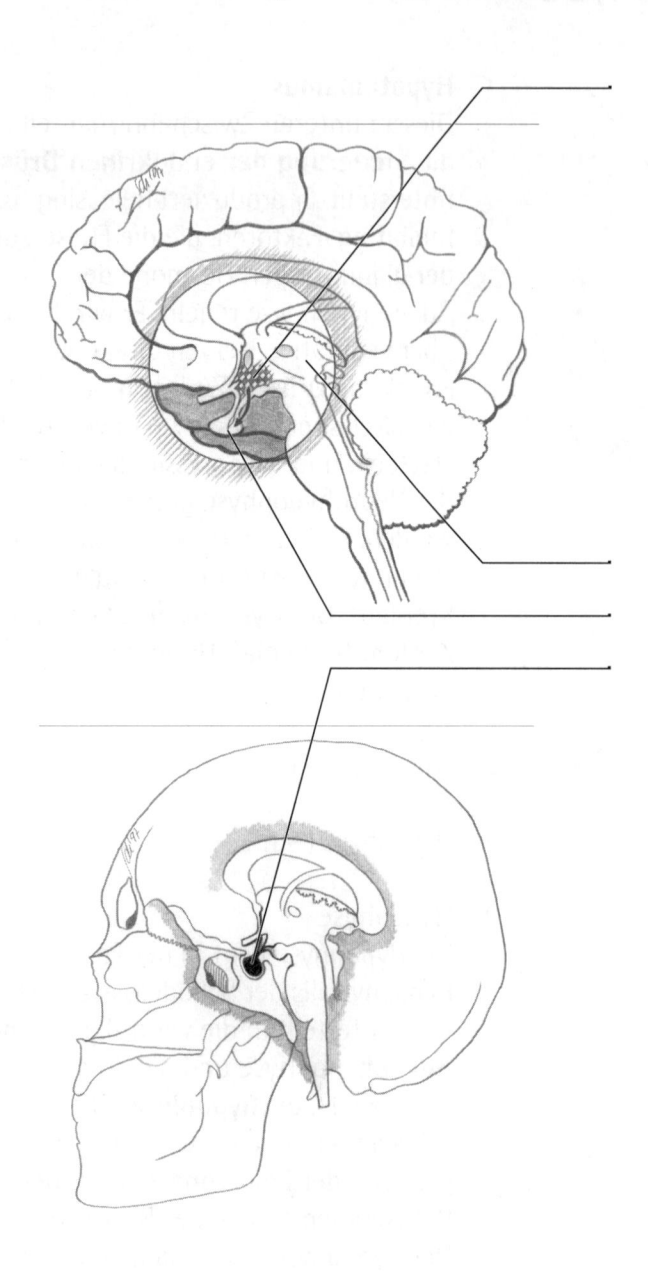

# 1. Kopf I

## Thalamus

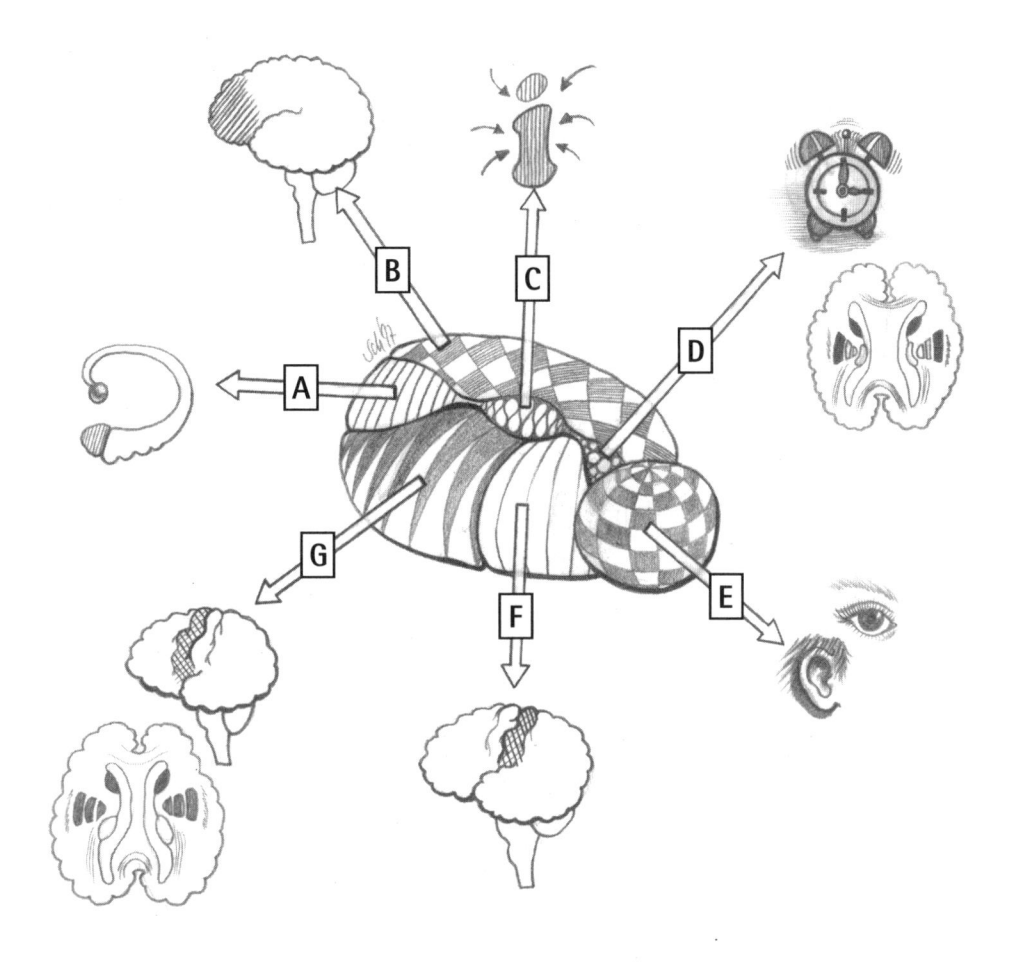

Der **Thalamus** liegt im Zwischenhirn. Er steht in Verbindung mit anderen ZNS-Anteilen, wie Großhirnrinde, Kleinhirn, extrapyramidales System und Rückenmark. Er gilt als das **Tor zum Bewußtsein**, da er die Sammel- und Umschaltstelle für alle sensorischen Reize aus Umwelt und eigenem Körper ist. Außerdem ist er ein Koordinationszentrum. Durch seine Verbindung zum extrapyramidalmotorischen System ist er beteiligt an motorischen Reaktionen, die durch auf ihn einwirkende Reize ausgelöst werden. Der Thalamus wird in verschiedene Kerne gegliedert, die unterschiedliche Verbindungen und Aufgaben aufweisen. Diese sind im einzelnen:

| Nucleus | Nr. | Verbindung | Aufgabe |
|---|---|---|---|
| anterior | A | zum limbischen System über den Fasciculus mamillothalamicus | selektive Aufmerksamkeit (Unterdrückung gerade nicht relevanter Sinneseindrücke) |
| medialis | B | zur prämotorischen Region | Einfluß auf die Persönlichkeit |
| dorsalis | C | | Integrationszentrum |
| centro-medialis | D | zu Ncl. caudatus, Putamen, Pallidum | Wecksystem, Konzentrationsvermögen |
| posterior | E | zu Pulvinar, Corpora geniculata mediale et laterale | Teil der Seh- und Hörbahn |
| lateralis posterior | F | zu Gyrus postcentralis, Tractus spinothalamicus | |
| lateralis anterior | G | zu Gyrus praecentralis, Basalganglien | |

# anatomie kit III

## Wiederholung zu: Thalamus

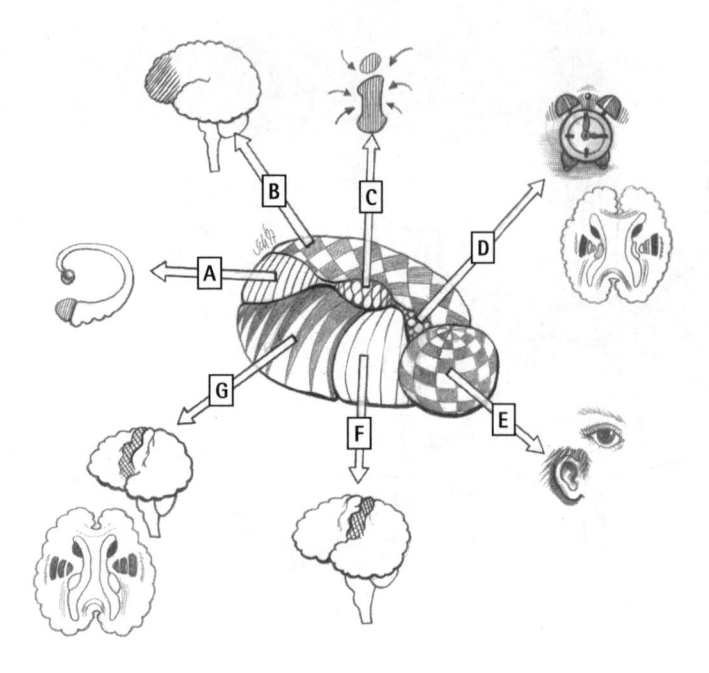

# 1. Kopf I

## Hirnstamm von rechts lateral, Medulla oblongata

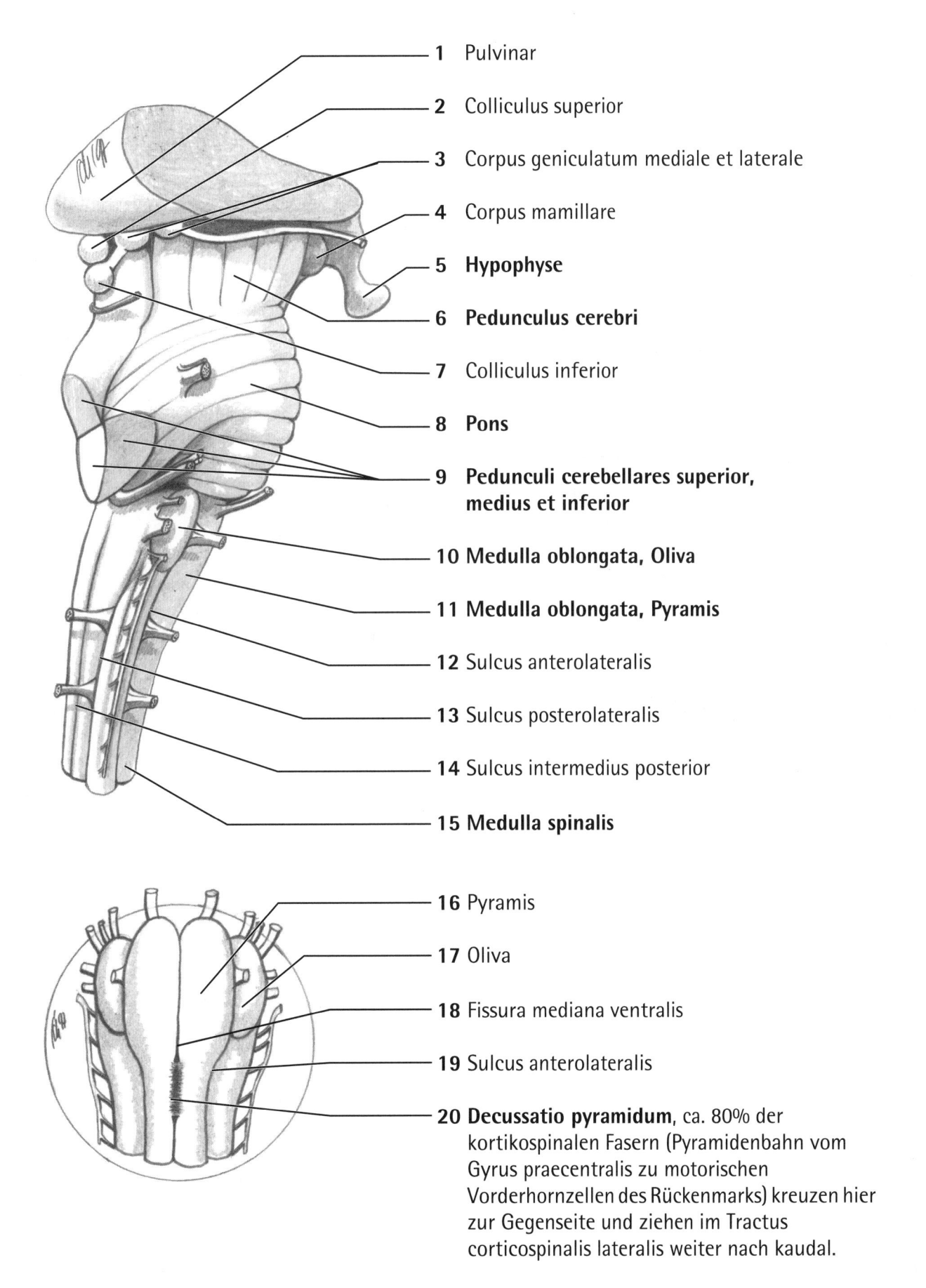

1 Pulvinar
2 Colliculus superior
3 Corpus geniculatum mediale et laterale
4 Corpus mamillare
5 **Hypophyse**
6 **Pedunculus cerebri**
7 Colliculus inferior
8 **Pons**
9 **Pedunculi cerebellares superior, medius et inferior**
10 Medulla oblongata, Oliva
11 Medulla oblongata, Pyramis
12 Sulcus anterolateralis
13 Sulcus posterolateralis
14 Sulcus intermedius posterior
15 **Medulla spinalis**

16 Pyramis
17 Oliva
18 Fissura mediana ventralis
19 Sulcus anterolateralis
20 **Decussatio pyramidum**, ca. 80% der kortikospinalen Fasern (Pyramidenbahn vom Gyrus praecentralis zu motorischen Vorderhornzellen des Rückenmarks) kreuzen hier zur Gegenseite und ziehen im Tractus corticospinalis lateralis weiter nach kaudal.

Börm Bruckmeier Verlag

# anatomie kit III

## Wiederholung zu: Hirnstamm von rechts lateral, Medulla oblongata

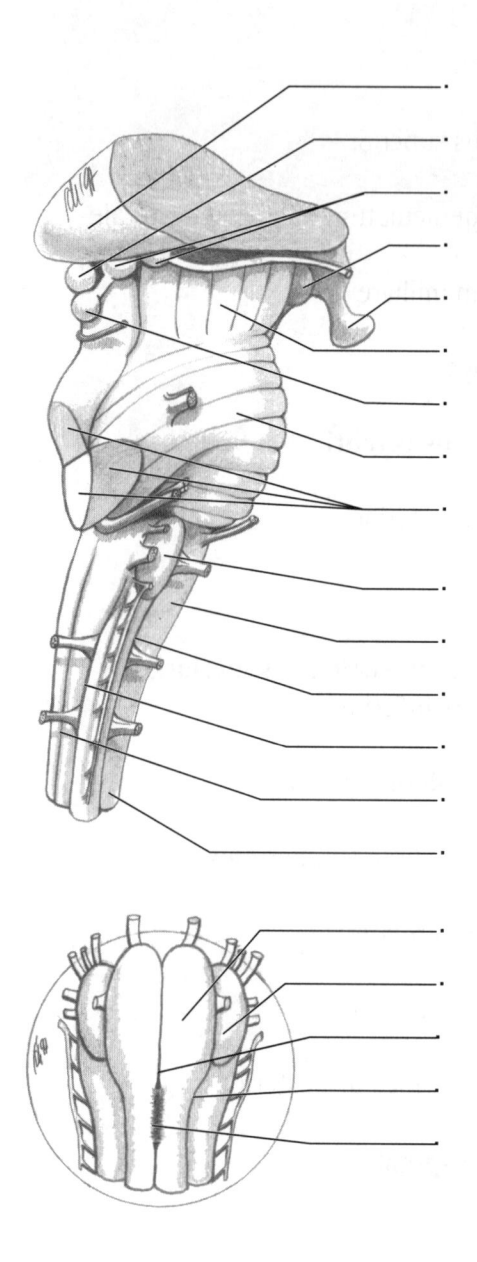

# 1. Kopf I

## Hirnstamm von dorsal

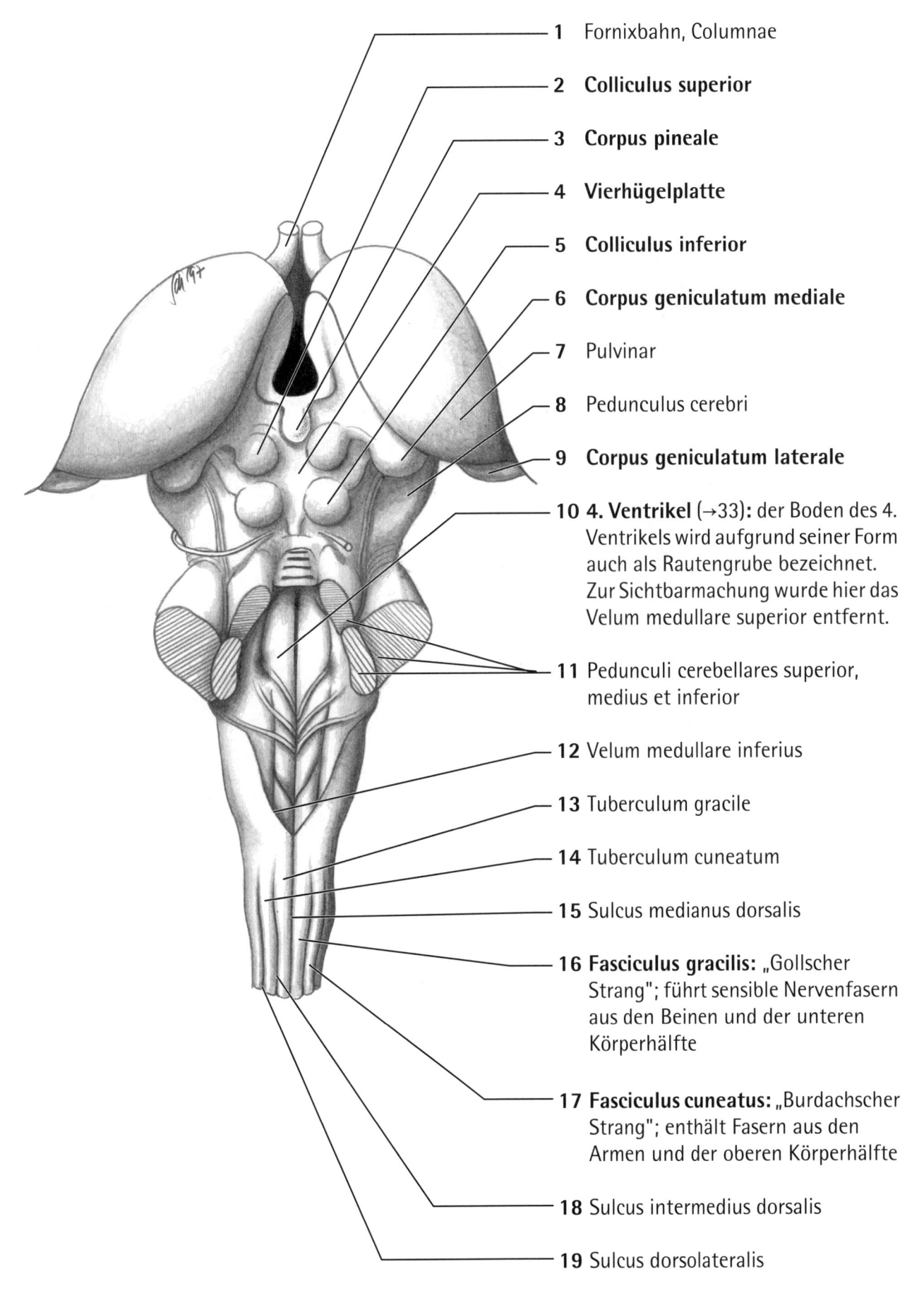

1 Fornixbahn, Columnae

2 **Colliculus superior**

3 **Corpus pineale**

4 **Vierhügelplatte**

5 **Colliculus inferior**

6 **Corpus geniculatum mediale**

7 Pulvinar

8 Pedunculus cerebri

9 **Corpus geniculatum laterale**

10 **4. Ventrikel** (→33): der Boden des 4. Ventrikels wird aufgrund seiner Form auch als Rautengrube bezeichnet. Zur Sichtbarmachung wurde hier das Velum medullare superior entfernt.

11 Pedunculi cerebellares superior, medius et inferior

12 Velum medullare inferius

13 Tuberculum gracile

14 Tuberculum cuneatum

15 Sulcus medianus dorsalis

16 **Fasciculus gracilis:** „Gollscher Strang"; führt sensible Nervenfasern aus den Beinen und der unteren Körperhälfte

17 **Fasciculus cuneatus:** „Burdachscher Strang"; enthält Fasern aus den Armen und der oberen Körperhälfte

18 Sulcus intermedius dorsalis

19 Sulcus dorsolateralis

# anatomie kit III

## Wiederholung zu: Hirnstamm von dorsal

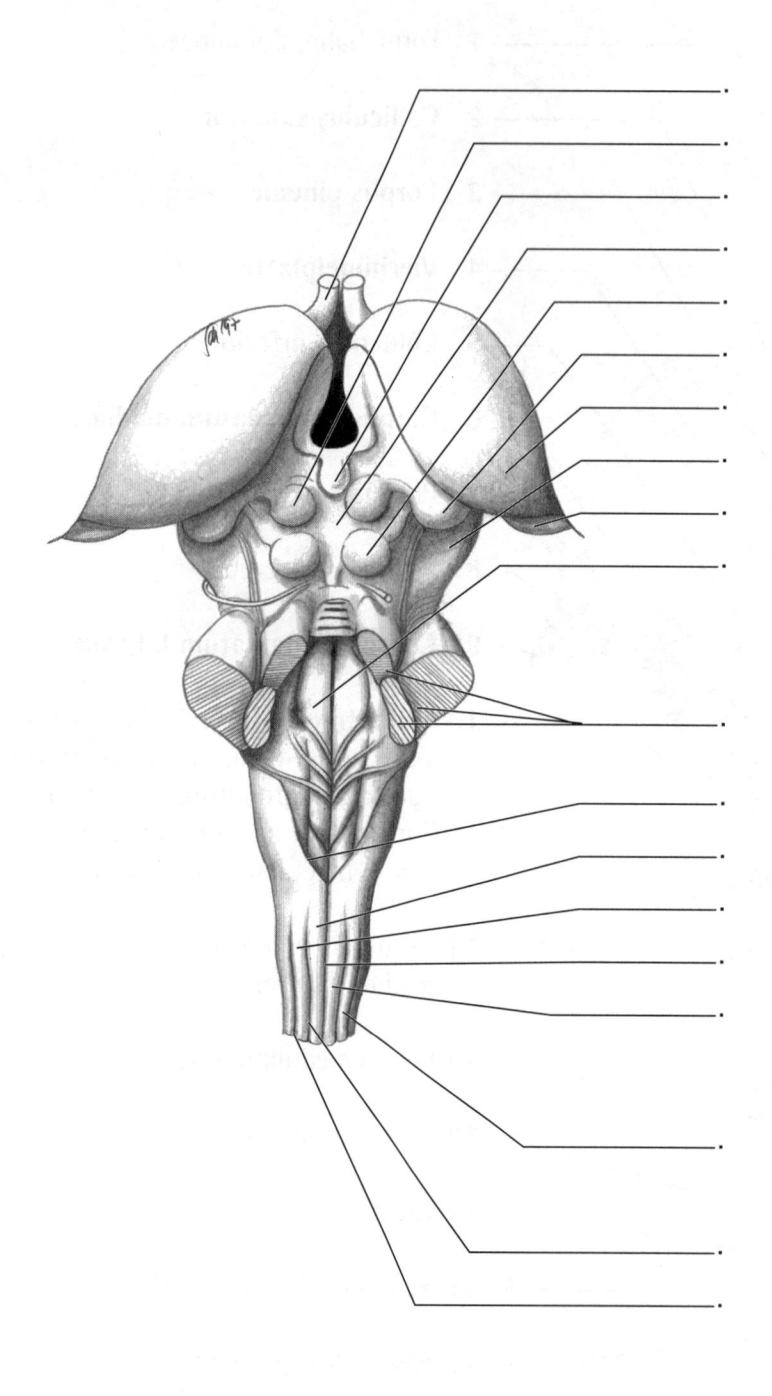

# 1. Kopf I

## Arterienring des Gehirns (Circulus arteriosus)

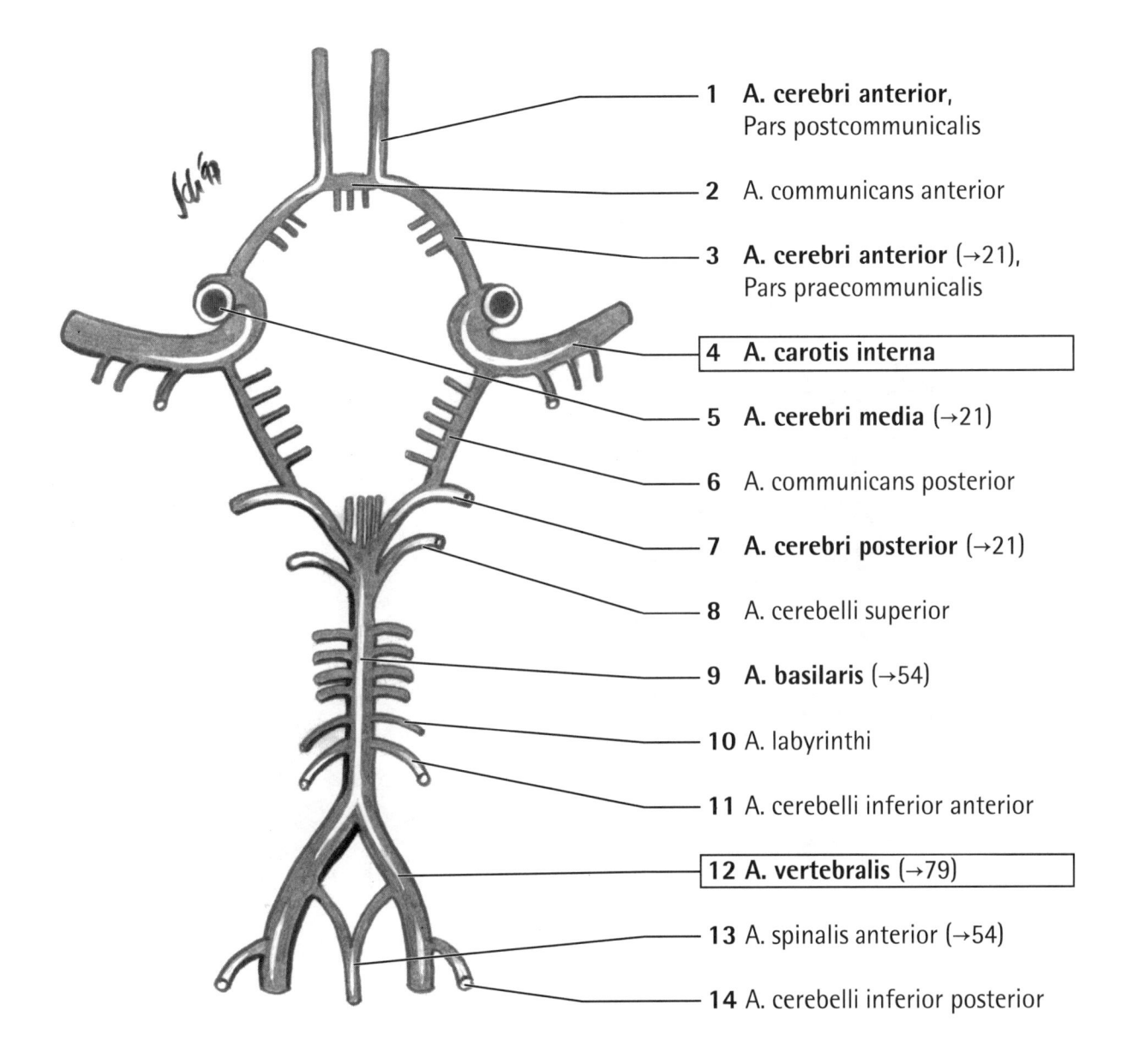

1 **A. cerebri anterior**, Pars postcommunicalis

2 A. communicans anterior

3 **A. cerebri anterior** (→21), Pars praecommunicalis

4 A. carotis interna

5 **A. cerebri media** (→21)

6 A. communicans posterior

7 **A. cerebri posterior** (→21)

8 A. cerebelli superior

9 **A. basilaris** (→54)

10 A. labyrinthi

11 A. cerebelli inferior anterior

12 **A. vertebralis** (→79)

13 A. spinalis anterior (→54)

14 A. cerebelli inferior posterior

Der **Circulus arteriosus cerebri (Willisii)** wird von den **Aa. carotis interna et vertebralis** gespeist. Die **Arterien des Gehirns** verlaufen im **Subarachnoidalraum**, im Gegensatz zu den Meningealgefäßen, die im Epiduralraum (→5) verlaufen!.

### Klinischer Hinweis

Die Aa. communicantes sind, anders als man erwarten würde, meist nicht in der Lage, den Verschluß eines großen Zuflußgefäßes zu kompensieren. So führt ein Hirninfarkt (= ischämischer oder apoplektischer Insult) oft zum Untergang von Hirngewebe und somit zu neurologischen Ausfällen. Am häufigsten ist die A. cerebri media von einem solchen Ereignis betroffen.

# anatomie kit III

## Wiederholung zu: Arterienring des Gehirns (Circulus arteriosus)

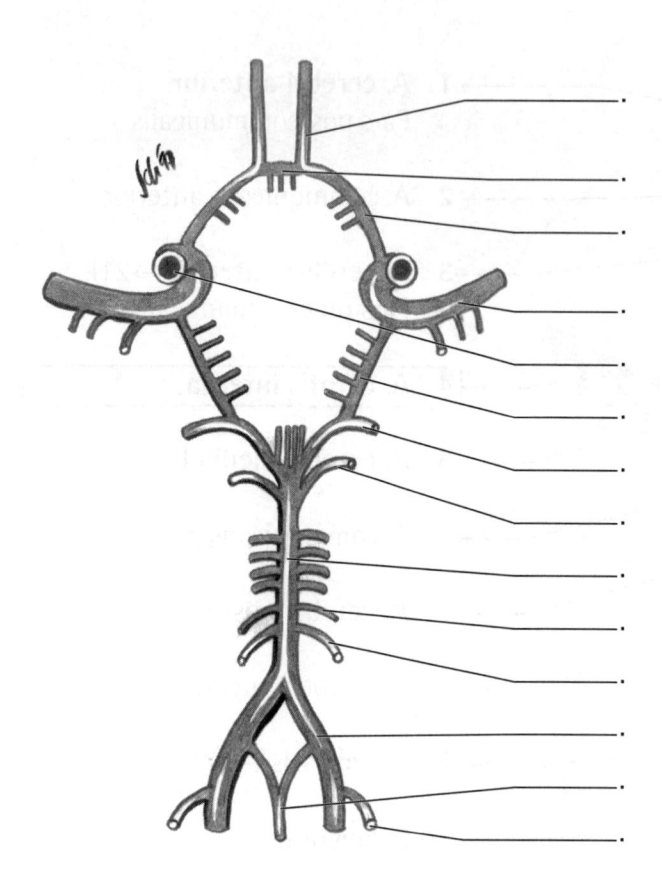

# 1. Kopf I

## Arteriae cerebri

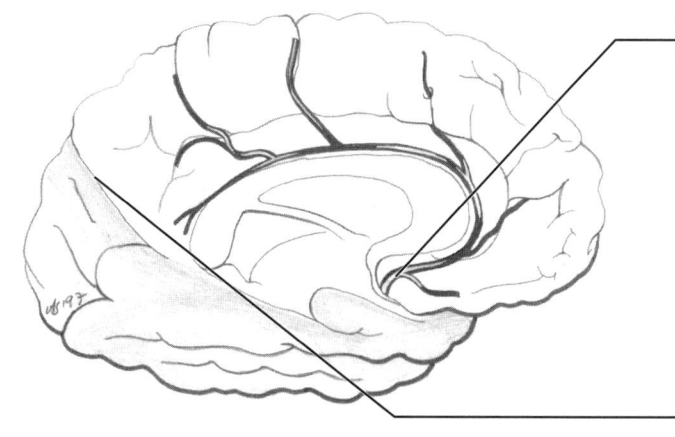

(Betrachtung von medial)

**1　A. cerebri anterior (→20)**
Sie versorgt die mediale Fläche der Großhirnhemisphäre bis zum Sulcus parietooccipitalis und dorsale Hirnwindungen bis ca. 1,5 cm über die Mantelkante, die rostralen Anteile von Hypothalamus, Nucleus caudatus, Putamen, Globus pallidus, Capsula interna und Corpus callosum.

**2**　Sulcus parietooccipitalis (→10)

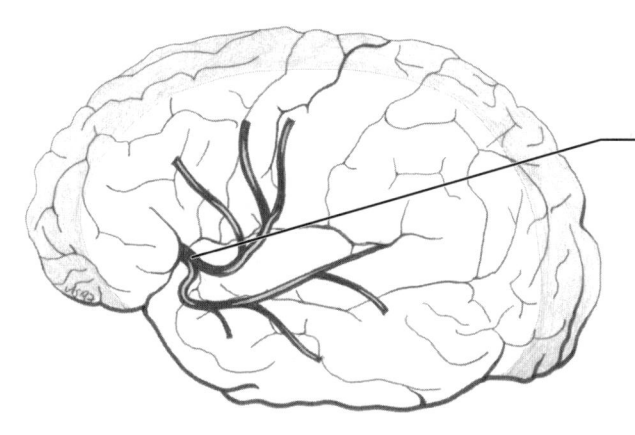

(Betrachtung von lateral)

**3　A. cerebri media (→20)**
Sie versorgt, außer der Mantelkante, die gesamte Außenfläche der Großhirnhemisphäre, die Insula, die Capsulae interna, externa et extrema, das Claustrum, die Basalganglien und Thalamusanteile.

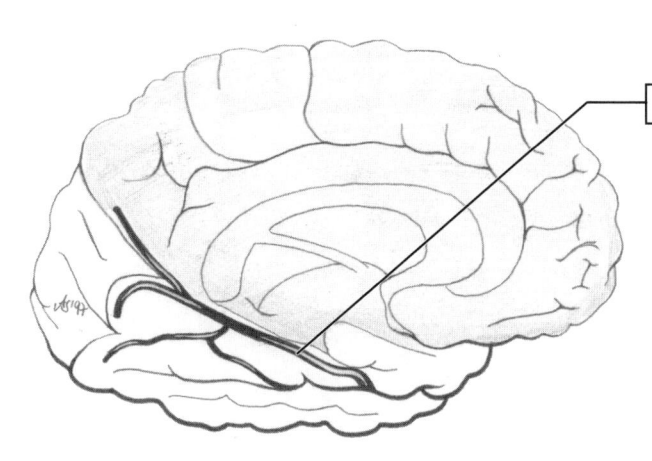

(Betrachtung von medial)

**4　A. cerebri posterior (→20)**
Sie versorgt den Okzipitallappen, den basalen Anteil des Temporallappens, den Thalamus, die Epiphyse, das Globus pallidus, die Fornix, den Plexus choroideus des 3. Ventrikels und das Corpus callosum.

# anatomie kit III

## Wiederholung zu: Arteriae cerebri

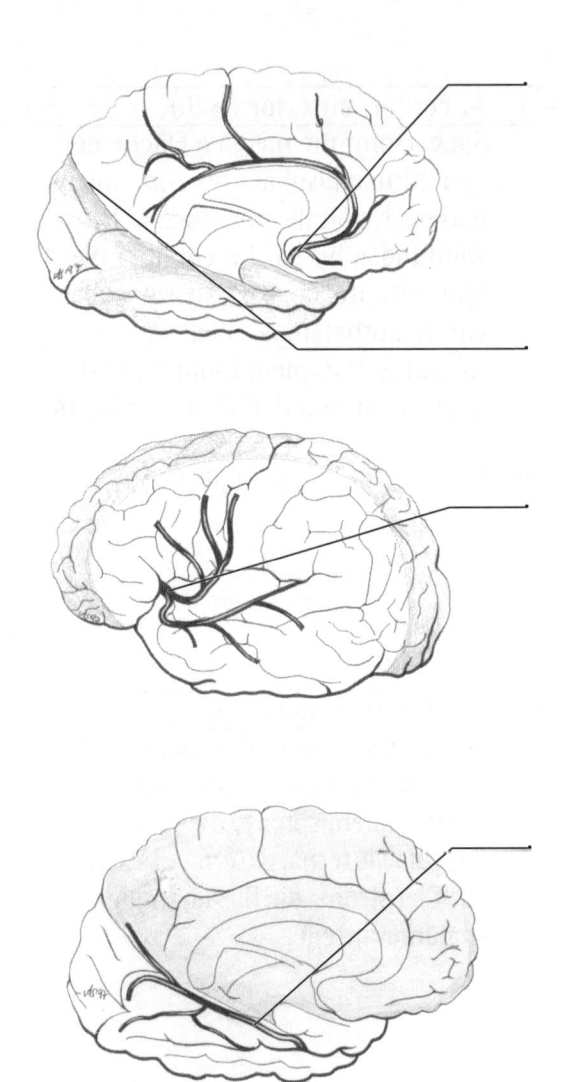

# 1. Kopf I

## Venöser Abfluß des Gehirns

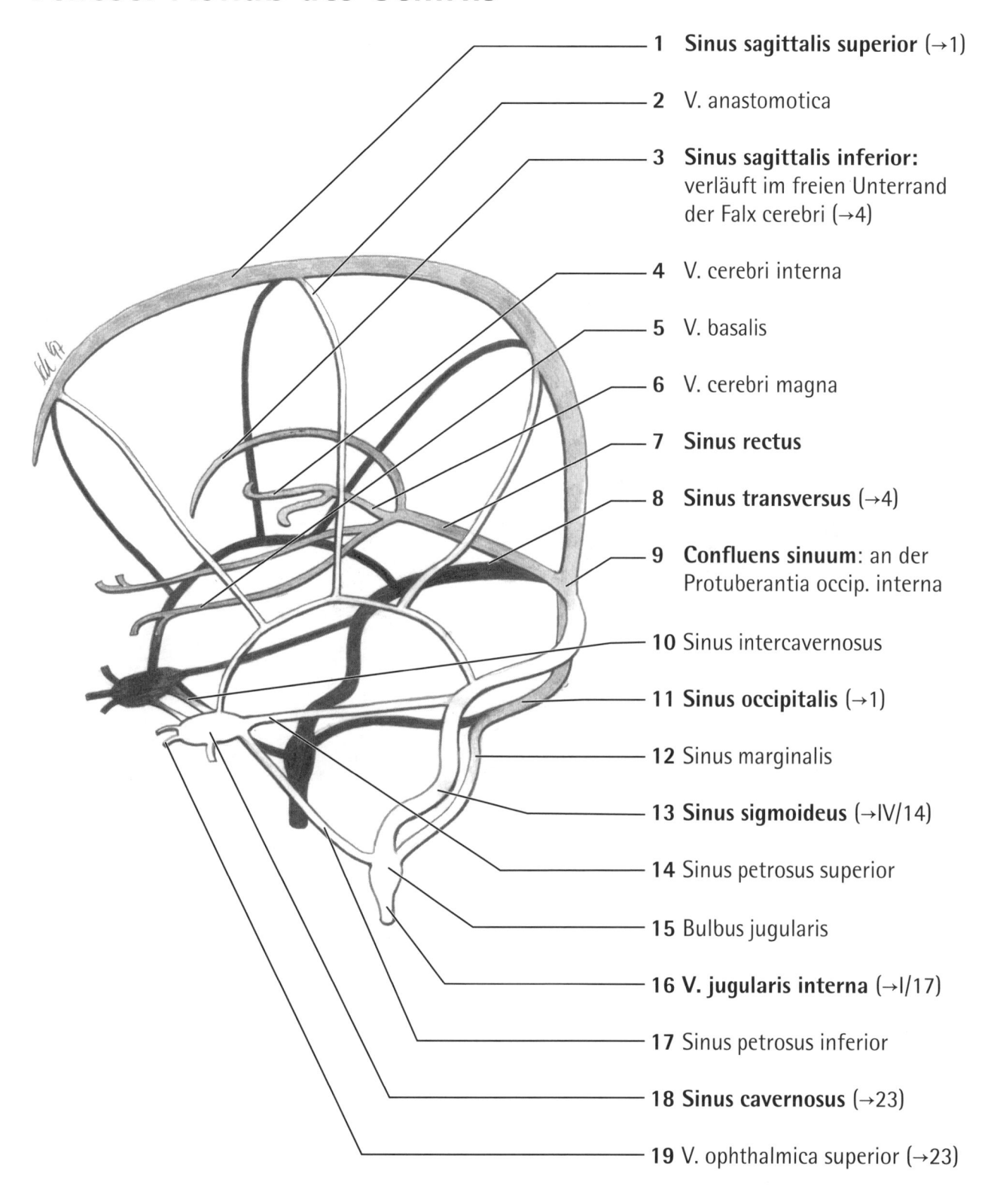

1 **Sinus sagittalis superior** (→1)

2 V. anastomotica

3 **Sinus sagittalis inferior:** verläuft im freien Unterrand der Falx cerebri (→4)

4 V. cerebri interna

5 V. basalis

6 V. cerebri magna

7 **Sinus rectus**

8 **Sinus transversus** (→4)

9 **Confluens sinuum:** an der Protuberantia occip. interna

10 Sinus intercavernosus

11 **Sinus occipitalis** (→1)

12 Sinus marginalis

13 **Sinus sigmoideus** (→IV/14)

14 Sinus petrosus superior

15 Bulbus jugularis

16 **V. jugularis interna** (→I/17)

17 Sinus petrosus inferior

18 **Sinus cavernosus** (→23)

19 V. ophthalmica superior (→23)

Die **Sinus** sind **starre, venöse Blutleiter**, deren Lumen durch das Auseinanderweichen der beiden Blätter der Dura mater gebildet wird. Sie können nicht kollabieren. Sie nehmen das venöse Blut des Gehirns über die sog. Brückenvenen auf. Durch das Geflecht der **Sinus cavernosi**, die seitlich der Sella turcica liegen, ziehen eine Reihe von **Hirnnerven** (→23) und die **A. carotis interna**. Die Sinus münden über die **V. jugularis interna** (→IV/14) in das venöse System (→II/67).

Börm Bruckmeier Verlag

# anatomie kit III

## Wiederholung zu: Venöser Abfluß des Gehirns

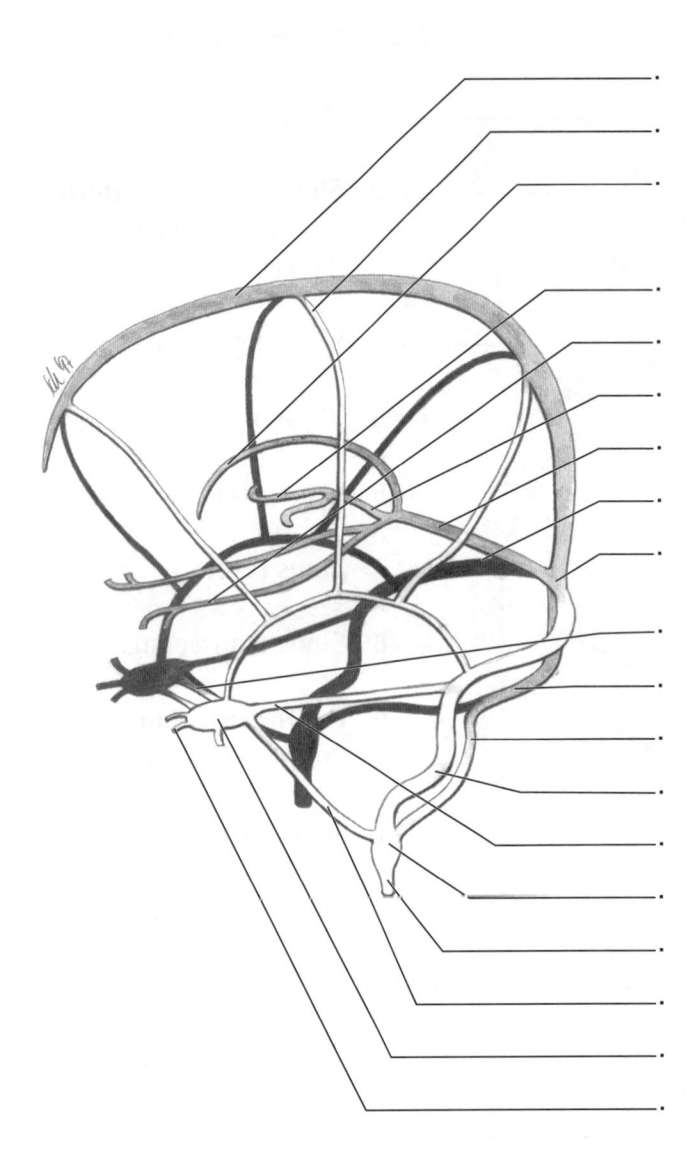

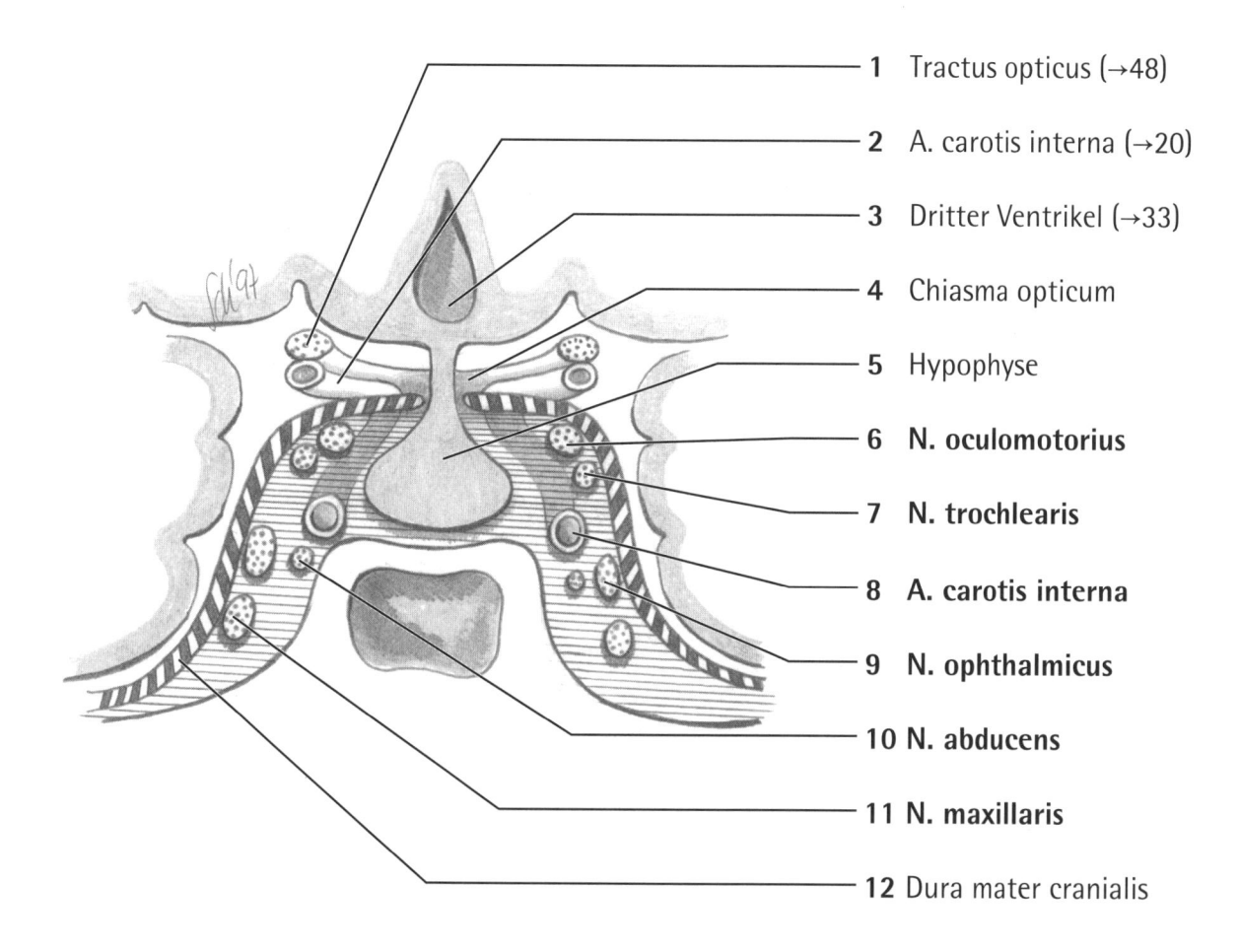

# 1. Kopf I

## Sinus cavernosi

1 Tractus opticus (→48)
2 A. carotis interna (→20)
3 Dritter Ventrikel (→33)
4 Chiasma opticum
5 Hypophyse
6 N. oculomotorius
7 N. trochlearis
8 A. carotis interna
9 N. ophthalmicus
10 N. abducens
11 N. maxillaris
12 Dura mater cranialis

| Durch die **Sinus cavernosi** ziehen jeweils die **A. carotis interna** und folgende Hirnnerven: | |
|---|---|
| N. oculomotorius (III) | (→26) |
| N. trochlearis (IV) | (→27) |
| N. ophthalmicus (V1) | (→27) |
| N. maxillaris (V2) | (→27) |
| N. abducens (VI) | (→28) |

Der **Nervus abducens** verläuft in unmittelbarer Umgebung zur **A. carotis interna**, während die anderen aufgeführten Hirnnerven mehr lateral im Sinus cavernosus liegen.

Der Sinus cavernosus erhält Zuflüsse aus der Orbita und dem Einzugsgebiet der **V. facialis** (→IV/14) über die Vv. ophthalmicae superior et inferior (→22).

### Klinischer Hinweis

Entzündliche Vorgänge oberhalb einer gedachten Linie durch die Mundwinkel können über die Vv. ophthalmicae zu einer intrakraniellen Infektion führen!

# anatomie kit III

## Wiederholung zu: Sinus cavernosi

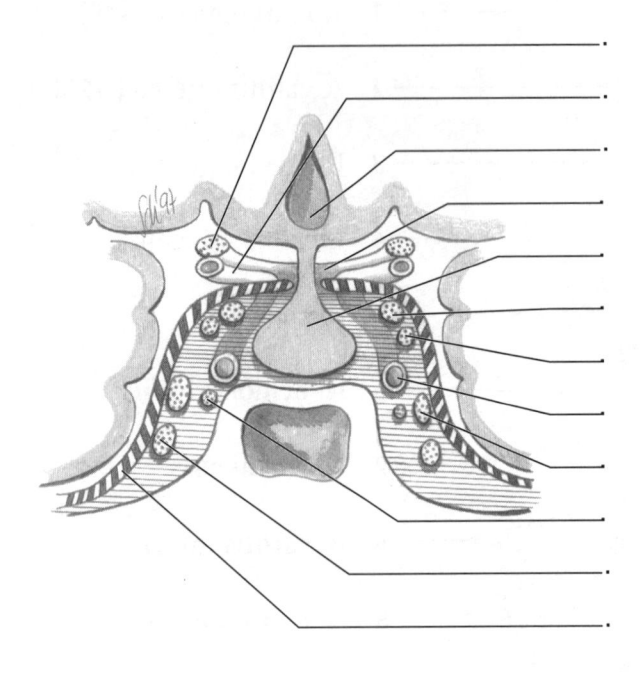

# 1. Kopf I

## Hirnnerven I

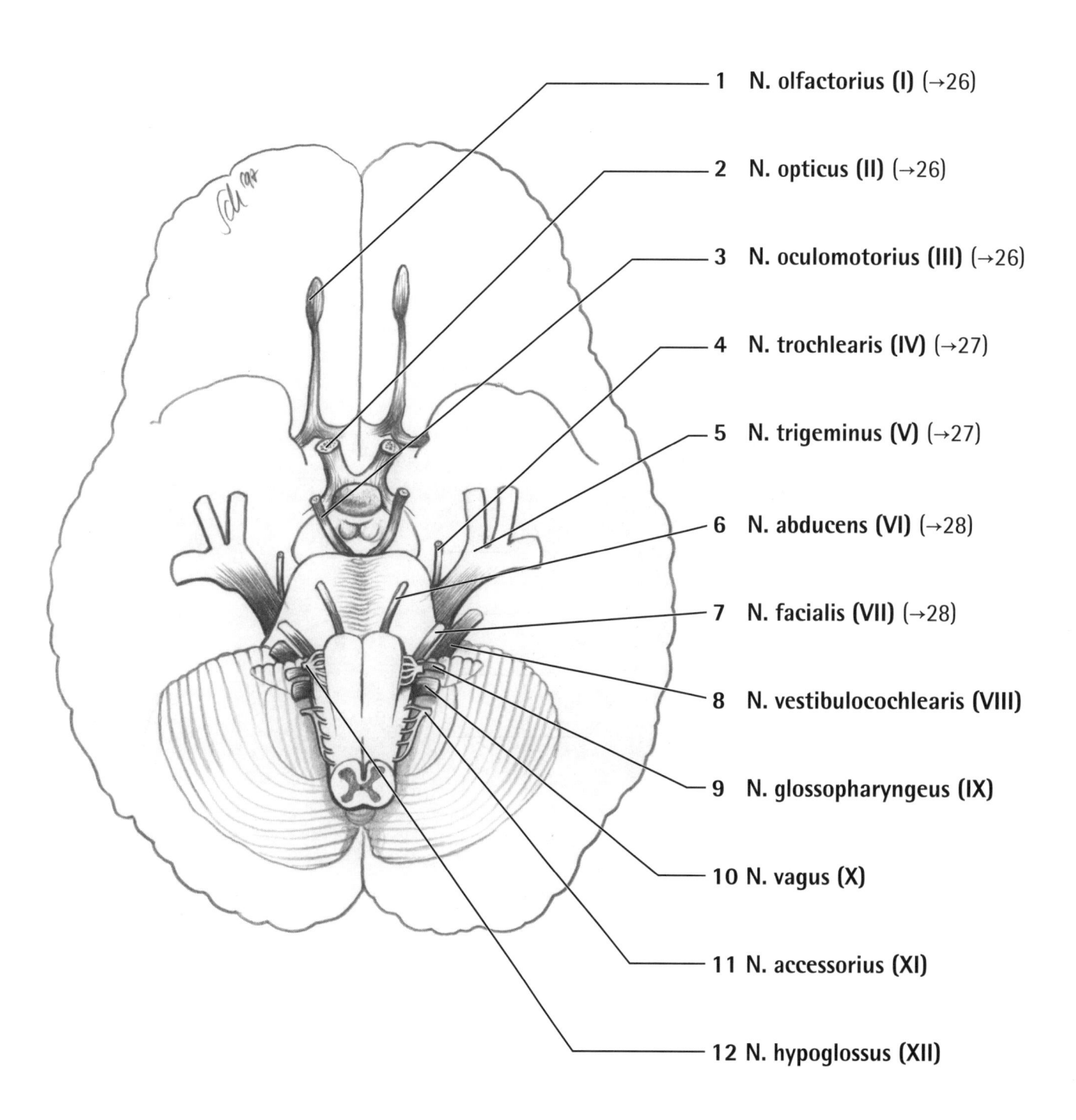

1 N. olfactorius (I) (→26)
2 N. opticus (II) (→26)
3 N. oculomotorius (III) (→26)
4 N. trochlearis (IV) (→27)
5 N. trigeminus (V) (→27)
6 N. abducens (VI) (→28)
7 N. facialis (VII) (→28)
8 N. vestibulocochlearis (VIII)
9 N. glossopharyngeus (IX)
10 N. vagus (X)
11 N. accessorius (XI)
12 N. hypoglossus (XII)

### Merkspruch

**O**nkel **O**tto **o**rgelt **t**ag **t**äglich, aber **f**reitags **v**erspeist (er) **g**erne **v**iele **a**lte **H**amburger.

Die Anfangsbuchstaben der Wörter dieses Spruchs geben die Anfangsbuchstaben der Hirnnerven bereits in der richtigen Reihenfolge wieder.

Börm Bruckmeier Verlag

# anatomie kit III

## Wiederholung zu: Hirnnerven I

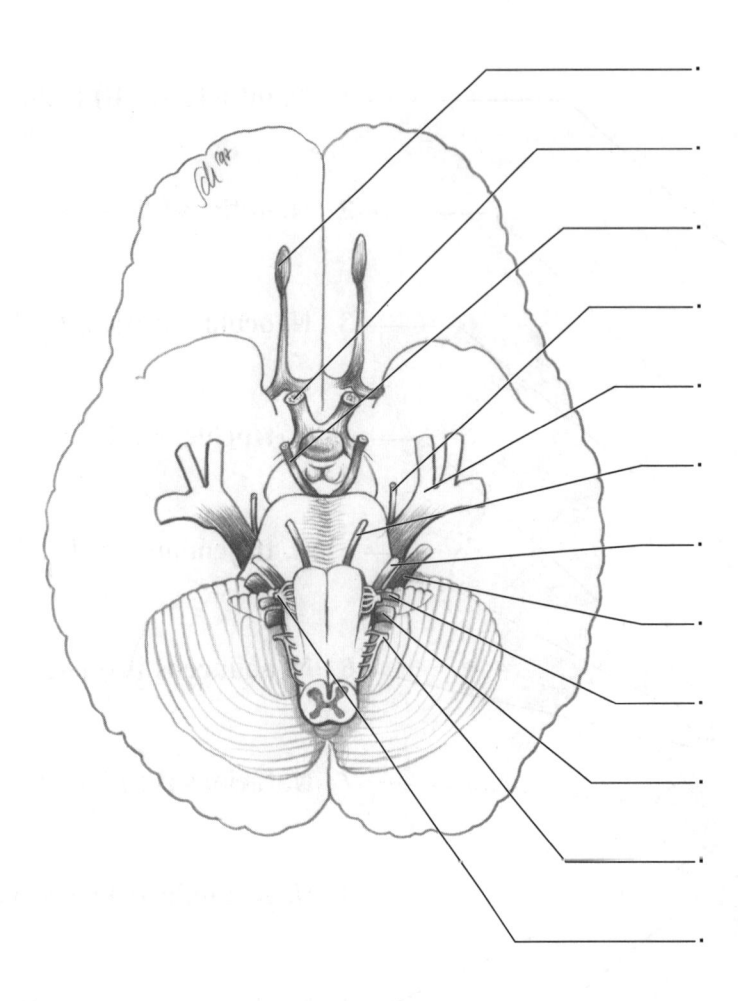

# 1. Kopf I

# Hirnnerven II (Austrittsstellen aus dem Hirn)

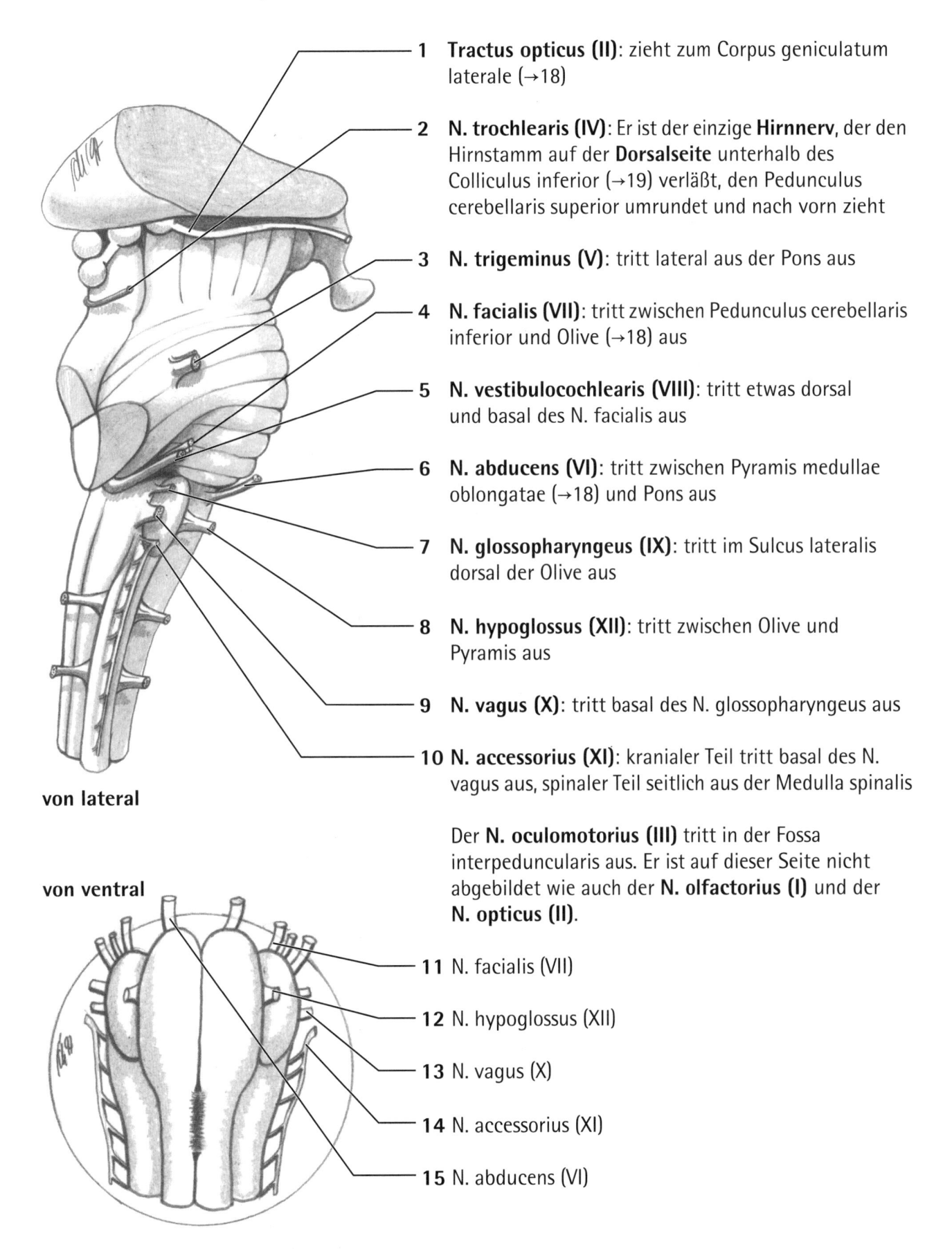

1 **Tractus opticus (II)**: zieht zum Corpus geniculatum laterale (→18)

2 **N. trochlearis (IV)**: Er ist der einzige **Hirnnerv**, der den Hirnstamm auf der **Dorsalseite** unterhalb des Colliculus inferior (→19) verläßt, den Pedunculus cerebellaris superior umrundet und nach vorn zieht

3 **N. trigeminus (V)**: tritt lateral aus der Pons aus

4 **N. facialis (VII)**: tritt zwischen Pedunculus cerebellaris inferior und Olive (→18) aus

5 **N. vestibulocochlearis (VIII)**: tritt etwas dorsal und basal des N. facialis aus

6 **N. abducens (VI)**: tritt zwischen Pyramis medullae oblongatae (→18) und Pons aus

7 **N. glossopharyngeus (IX)**: tritt im Sulcus lateralis dorsal der Olive aus

8 **N. hypoglossus (XII)**: tritt zwischen Olive und Pyramis aus

9 **N. vagus (X)**: tritt basal des N. glossopharyngeus aus

10 **N. accessorius (XI)**: kranialer Teil tritt basal des N. vagus aus, spinaler Teil seitlich aus der Medulla spinalis

**von lateral**

Der **N. oculomotorius (III)** tritt in der Fossa interpeduncularis aus. Er ist auf dieser Seite nicht abgebildet wie auch der **N. olfactorius (I)** und der **N. opticus (II)**.

**von ventral**

11 N. facialis (VII)

12 N. hypoglossus (XII)

13 N. vagus (X)

14 N. accessorius (XI)

15 N. abducens (VI)

# anatomie kit III

## Wiederholung zu: Hirnnerven II (Austrittsstellen aus dem Hirn)

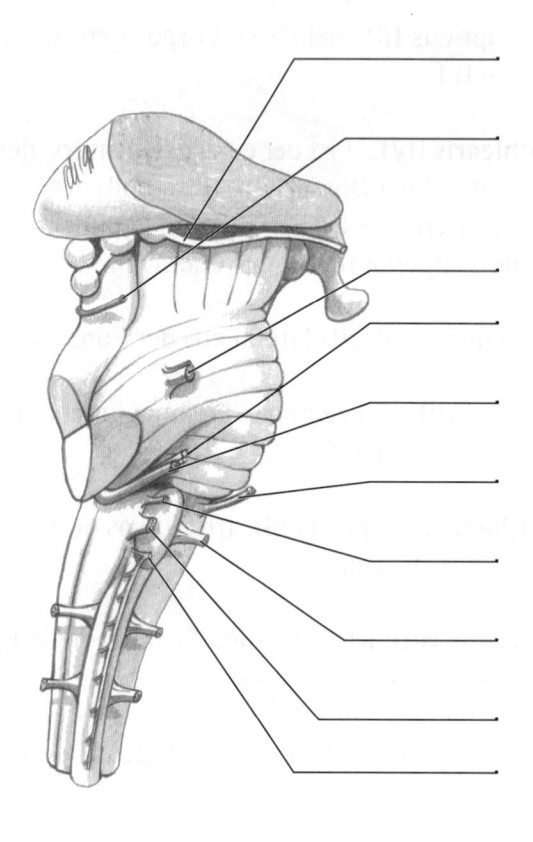

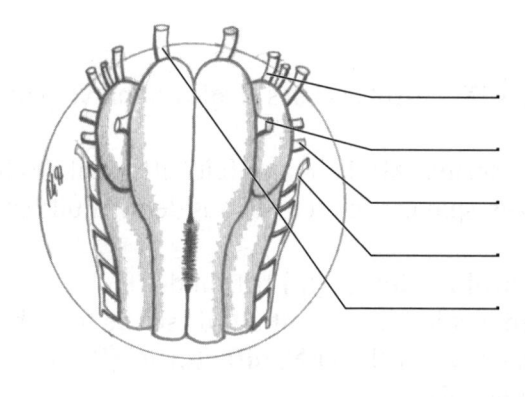

# 1. Kopf I

# Hirnnerven III

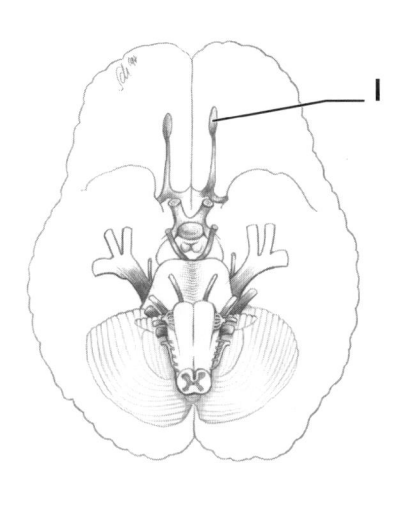

### N. olfactorius (I)

| | |
|---|---|
| Allgemeines | Er führt ausschließlich **sensorische** Fasern, zieht also von der Peripherie zum Hirn! |
| Ort der Reizaufnahme | Regio olfactoria, Geruchsorgan |
| Durchtritt | Lamina cribrosa ossis ethmoidalis (→2) |
| Verlauf | Bulbus olfactorius → Tractus olfactorius → Striae olfactoriae mediales et laterales → Hirnareal |
| Hirnareal | Areae subcallosa et olfactoria und Uncus (limbisches System (→39); die Geruchswahrnehmung beeinflußt die Gefühlswelt sehr stark!) |

### N. opticus (II)

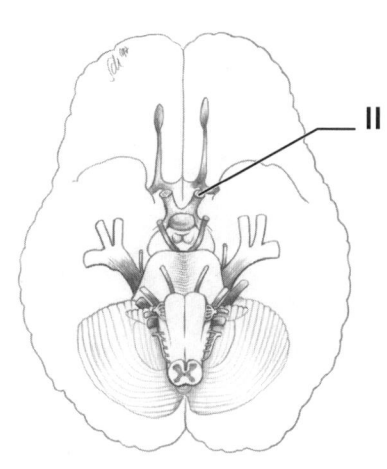

| | |
|---|---|
| Allgemeines | Er führt ausschließlich **sensorische** Fasern; nur die nasal gelegenen Fasern des N. opticus kreuzen im Chiasma opticum (die temporalen nicht!) |
| Ort der Reizaufnahme | Retina |
| Durchtritt | Canalis opticus (→42) |
| Verlauf | N. opticus → Chiasma opticum → Tractus opticus → Corpus geniculatum laterale → Radiatio optica → Hirnareal (→48) |
| Hirnareal | Sehrinde am Polus occipitalis (→41) |

### N. oculomotorius (III)

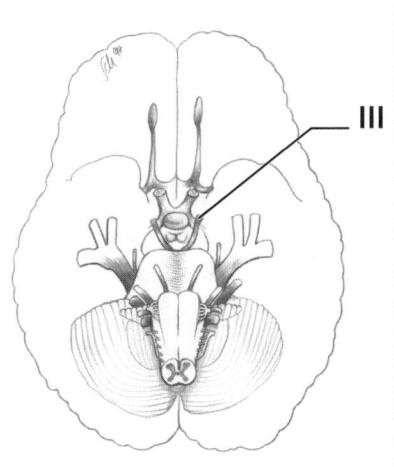

| | |
|---|---|
| Allgemeines | Dieser Nerv führt motorische, aber auch parasympathische Fasern! |
| Kerngebiet | Ncl. nervi oculomotorii (motorisch), Ncl. oculomotorius accessorius (= Ncl. Erdinger-Westphal; parasympath.!) (→31) |
| Durchtritt | Fossa interpeduncularis → Durchtritt |
| Verlauf | Fissura orbitalis superior (→42) |
| Innervierte Strukturen | **motorisch**: Mm. recti superior, medius et inferior und M. obliquus inf. des Auges, sowie M. levator palpebrae superior (→44) **parasympathisch**: M. ciliaris und M. sphincter pupillae (Pupillenverengung) |

# anatomie kit III

## Wiederholung zu: Hirnnerven III

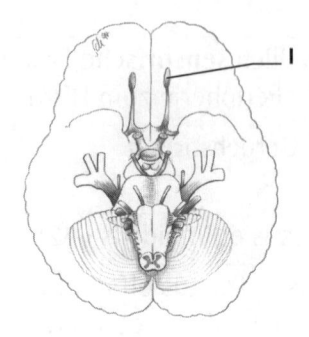

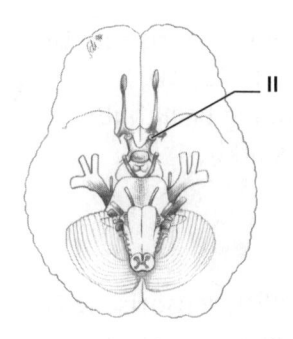

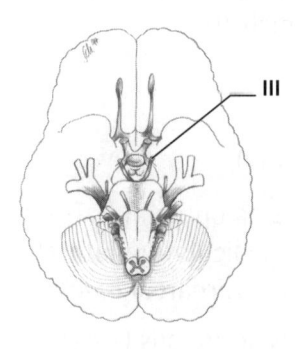

I

II

III

# Hirnnerven IV

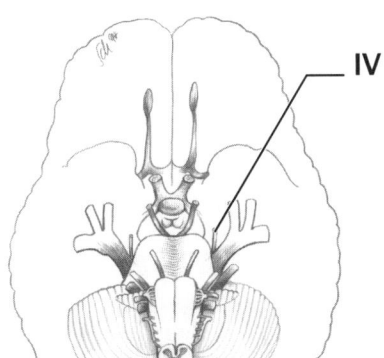

### N. trochlearis (IV)

| | |
|---|---|
| Allgemeines | Er führt ausschließlich **motorische** Fasern! |
| Kerngebiet | Ncl. nervi trochlearis (motorisch) (→31) |
| Verlauf | Austritt unter dem Colliculus inferior → umschlingt Pedunculi cerebellares |
| Durchtritt | Fissura orbitalis superior (→42) |
| Innervierte Struktur | M. obliquus superior (→44) |

### N. trigeminus (V)

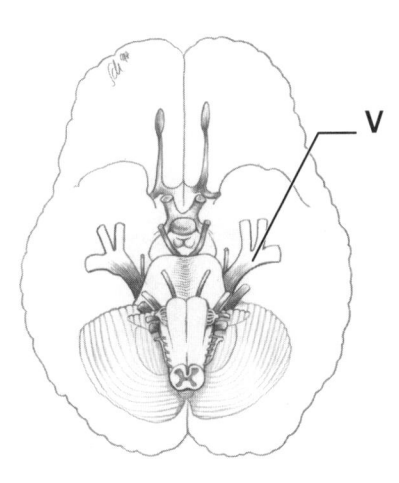

| | |
|---|---|
| Allgemeines | Er führt **sensible** und **motorische** Fasern |
| Kerngebiet | Ncl. spinalis nervi trigeminalis, Ncl. pontinus nervi trigeminalis und Ncl. mesencephalicus nervi trigeminalis (alle sensibel) (→31) Ncl. motorius nervi trigeminalis (motorisch) |
| Verlauf | Austritt lateral an der Pons → Ganglion trigeminale → Aufteilung in die **Nn. ophthalmicus (V1), maxillaris (V2)** und **mandibularis (V3)** → Durchtritte → weitere Aufteilungen (→IV/10) |
| Durchtritte | **V1**: Fissura orbitalis superior (→42) **V2**: Foramen rotundum (→2) **V3**: Foramen ovale (→2) |
| Aufteilungen | **V1** in: N. frontalis, N. nasociliaris, N. lacrimalis (→IV/11) **V2** in: N. zygomaticus, N. infraorbitalis, Nn. palatini (→IV/11) **V3** in: N. auriculotemporalis, N. alveolaris inferior, N. lingualis und N. masticatorius (→IV/11), innerviert die Kaumuskulatur (→IV/5) |
| Ort der Reizaufnahme/ Innervierte Struktur | **sensorisch**: Gesichtshaut, Trommelfell, Vestibulum oris **motorisch**: Kaumuskulatur |

# anatomie kit III

## Wiederholung zu: Hirnnerven IV

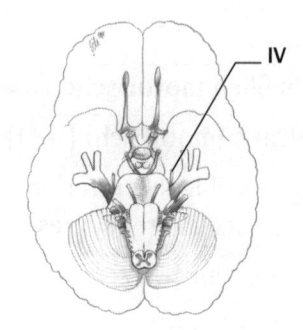

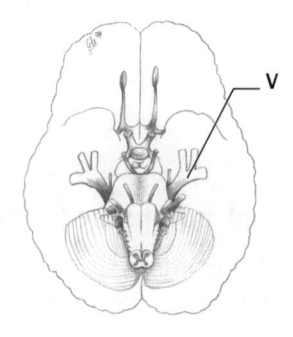

# Hirnnerven V

### N. abducens (VI)

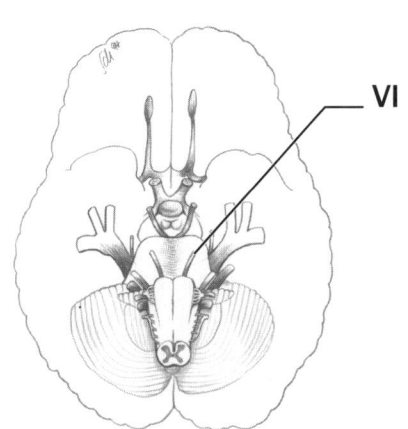

| | |
|---|---|
| Allgemeines | Er führt nur **motorische** Fasern |
| Kerngebiet | Ncl. nervi abducentis (motorisch) (→31) |
| Verlauf | Austritt zwischen Pons und Pyramis → Durchtritt |
| Durchtritt | Fissura orbitalis superior (→42) |
| Innervierte Struktur | M. rectus lateralis des Auges (→44) |

### N. facialis (VII)

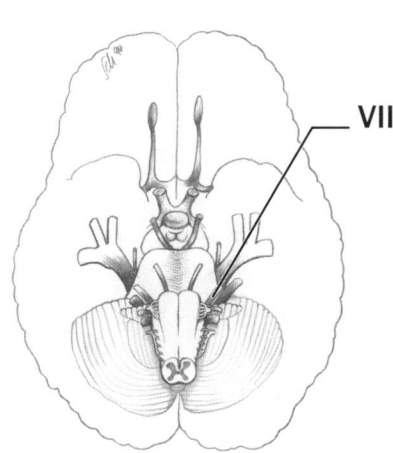

| | |
|---|---|
| Allgemeines | Er führt **sensorische**, **motorische** und **parasympathische** Fasern! |
| Kerngebiet | Ncl. solitarius und Ncl. gustatorius (beide sensorisch), Ncl. nervi facialis (motorisch) und Ncl. salivarius superior (parasympathisch) (→31) |
| Verlauf | Austritt zwischen Olive und Pedunculus cerebellaris inferior → Durchtritt durch den Porus acusticus int. (→3) → Ganglion geniculi → Aufteilung in N. petrosus major und N. facialis → Canalis facialis → Abgabe der Chorda tympani (→IV/11) → Durchtritt durch Foramen stylomastoideum → innervierte Strukturen (→IV/4) |
| Durchtritt | Porus acusticus internus und Foramen stylomastoideum |
| Ort der Reizaufnahme/ Innervierte Struktur | **sensorisch**: die vorderen 2/3 der Zunge **motorisch**: mimische Muskulatur, Mm. digastricus et stylohyoideus, M. stapedius **parasympathisch**: Tränendrüse, Nasendrüsen, Unterkiefer- und Unterzungenspeicheldrüse |

# anatomie kit III

## Wiederholung zu: Hirnnerven V

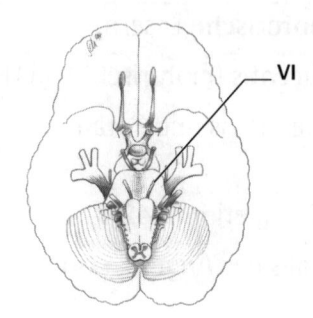

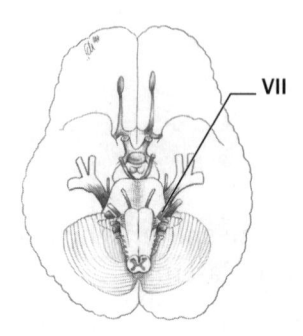

VI

VII

# Hirnnerven VI

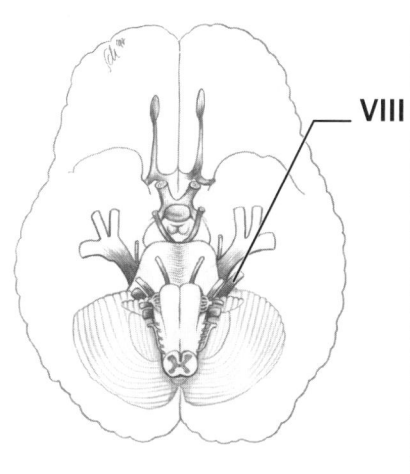

## N. vestibulocochlearis (VIII)

| | |
|---|---|
| Allgemeines | Er führt ausschließlich **sensorische** Fasern! |
| Ort der Reizaufnahme | Schnecke und Labyrinth (→49) |
| Verlauf | Vereinigung der Partes vestibularis et cochlearis → Durchtritt → Eintritt zwischen Pons und Medulla oblongata → Hirnkerne |
| Durchtritt | Porus acusticus internus (→3) |
| Kerngebiet | Nuclei cochleares ventralis et dorsalis, Nuclei vestibulares lateralis (Deitersscher Kern), medialis (Schwalbescher Kern), superior (Bechterewscher Kern) et inferior (Rollerscher Kern) (→50) |

## N. glossopharyngeus (IX)

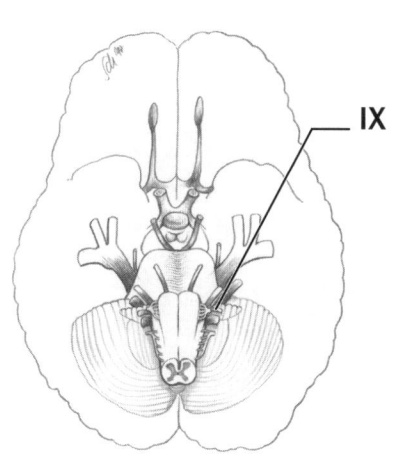

| | |
|---|---|
| Allgemeines | Er führt **sensorische**, **motorische** und **parasympathische** Fasern |
| Kerngebiet | Ncl. solitarius und Ncl. dorsalis nervi glossopharyngei (beide sensorisch), Ncl. ambiguus (motorisch) und Ncl. salivarius inferior (parasympathisch) (→31) |
| Verlauf | Austritt im Sulcus lateralis hinter der Olive → Durchtritt |
| Durchtritt | Foramen jugulare (→3) |
| Ort der Reizaufnahme/ Innervierte Struktur | **sensorisch**: hinteres Drittel der Zunge, Rachenschleimhaut<br>**motorisch**: Mm. stylopharyngeus et constrictor pharyngis superior (→II/6)<br>**parasympathisch**: Glandula parotis (→IV/4) |

# anatomie kit III

## Wiederholung zu: Hirnnerven VI

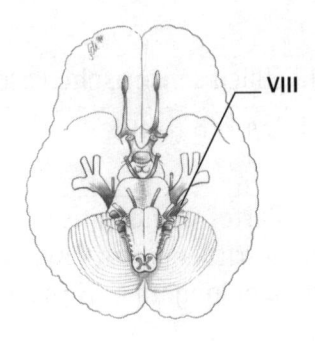

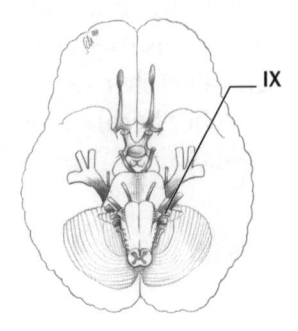

VIII

IX

# Hirnnerven VII

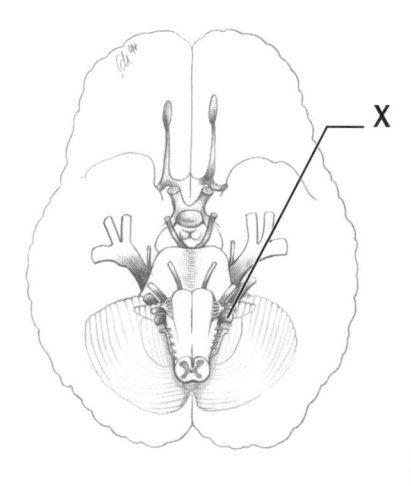

### N. vagus (X)

| | |
|---|---|
| Allgemeines | Er führt **sensorische**, **motorische** und **parasympathische** Fasern |
| Kerngebiet | Ncl. solitarius (sensorisch), Ncl. ambiguus (motorisch), Ncl. dorsalis nervi vagi (parasympathisch) (→31) |
| Verlauf | Austritt im Sulcus lateralis hinter der Olive → Durchtritt |
| Durchtritt | Foramen jugulare (→3) |
| Ort der Reizaufnahme/ Innervierte Struktur | **sensorisch**: Kehlkopfschleimhaut (→II/5) **motorisch**: Mm. constrictores pharyngis medius et inferior (→II/6), M. levator veli palatini, Kehlkopfmuskulatur **parasympathisch**: Herz, Lunge, Magen-Darm-Trakt u.a. (→II/12) |

### N. accessorius (XI)

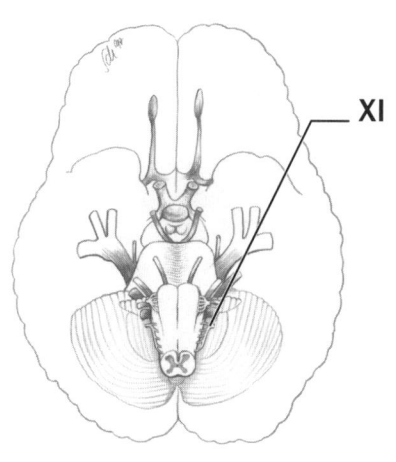

| | |
|---|---|
| Allgemeines | Er führt ausschließlich **motorische** Fasern! |
| Kerngebiet | Ncl. ambiguus, Ncl. nervi accessorii und Radices spinales (motorisch) (→31) |
| Verlauf | Austritt lateral an Medulla oblongata und Medulla spinalis (→ Durchtritt der Radix spinalis durch das Foramen magnum → Vereinigung mit der Radix cranialis) → Durchtritt → Innervierte Strukturen |
| Durchtritt | Foramen jugulare (→3) |
| Innervierte Struktur | M. sternocleidomastoideus (→I/6) und M. trapezius (→67) |

### N. hypoglossus (XII)

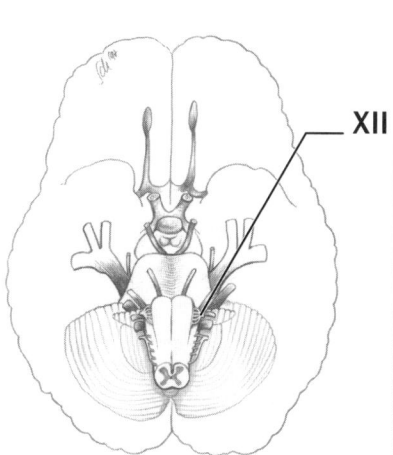

| | |
|---|---|
| Allgemeines | Er führt ausschließlich **motorische** Fasern |
| Kerngebiet | Ncl. nervi hypoglossi (motorisch) (→31) |
| Verlauf | Austritt zwischen Pyramide und Olive → Durchtritt → Aufteilung in Rami linguales und einem Anteil, der sich der Ansa cervicalis anschließt |
| Durchtritt | Canalis hypoglossi (→3) |
| Innervierte Struktur | Zungenmuskulatur (→I/10), infrahyale Muskulatur (→I/8) |

# anatomie kit III

## Wiederholung zu: Hirnnerven VII

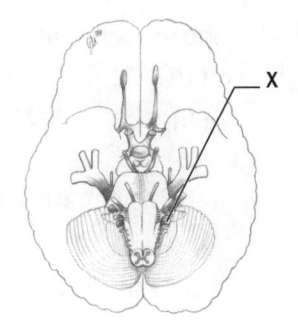

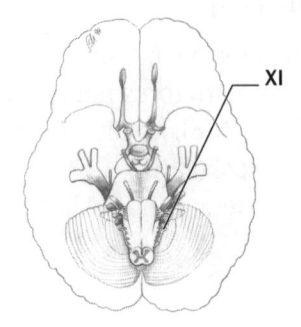

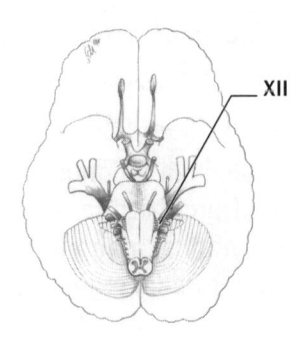

# 1. Kopf I

# Hirnnervenkerne in der Medianebene

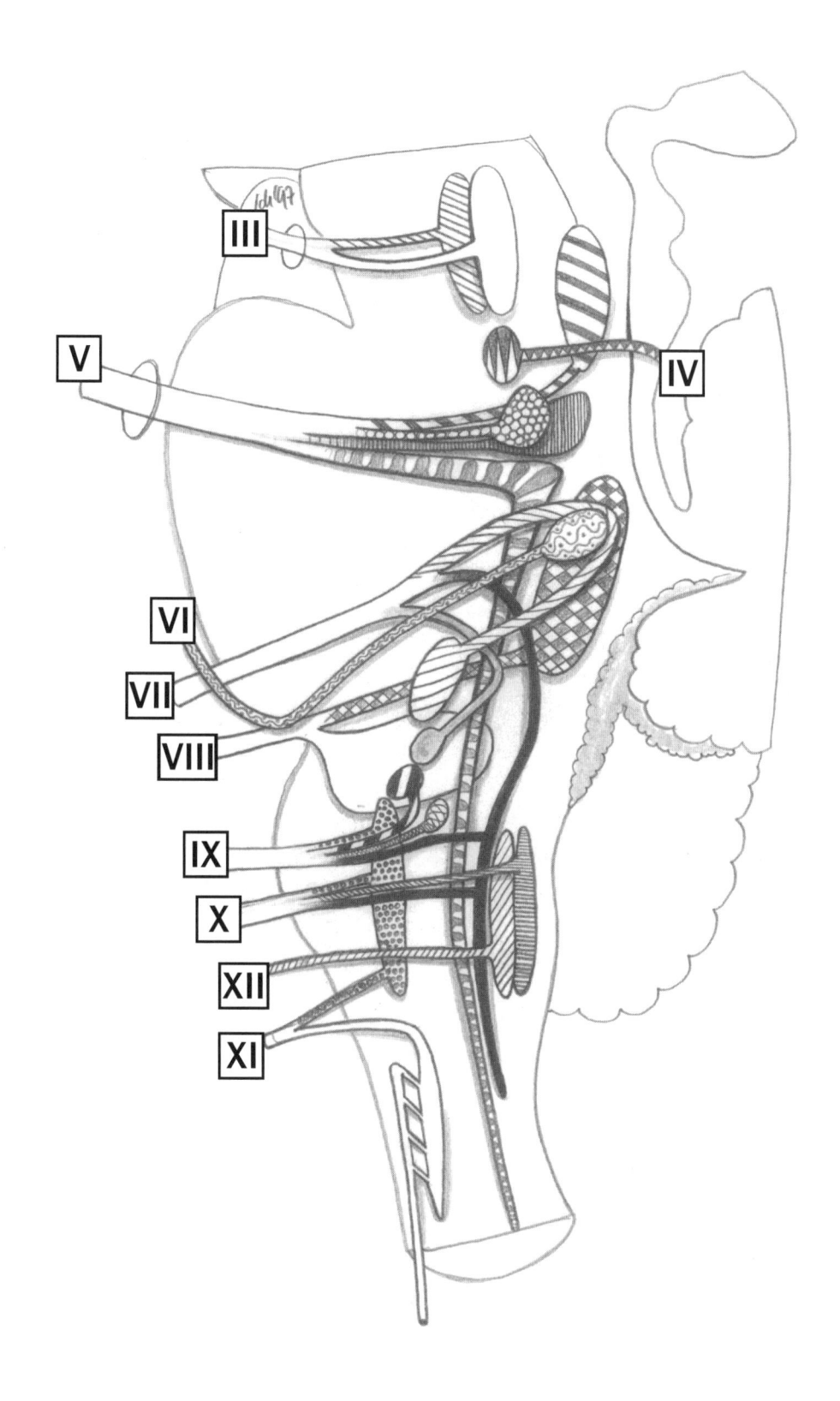

Die Nummern I-XII bezeichnen die 12 Hirnnerven. Sie wurden nicht beschriftet - sie sind auf den vorhergehenden Seiten jeweils mit aufgeführt.

# anatomie kit III

## Wiederholung zu: Hirnnervenkerne in der Medianebene

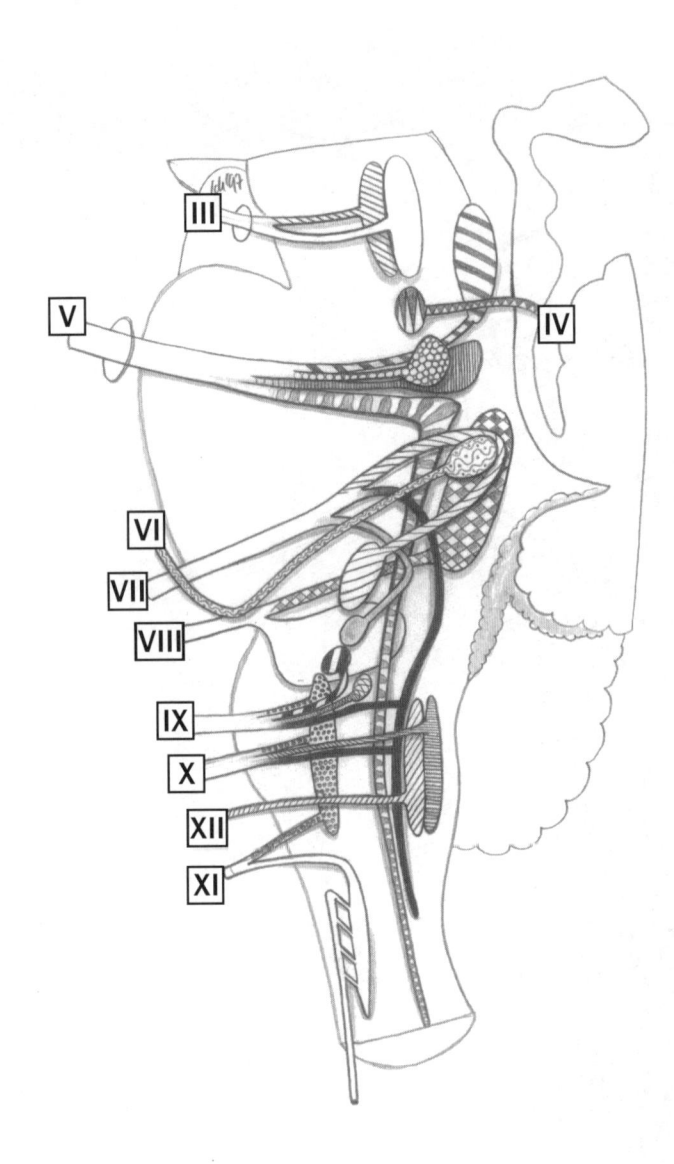

# 1. Kopf I

## Überblick über die Liquorräume

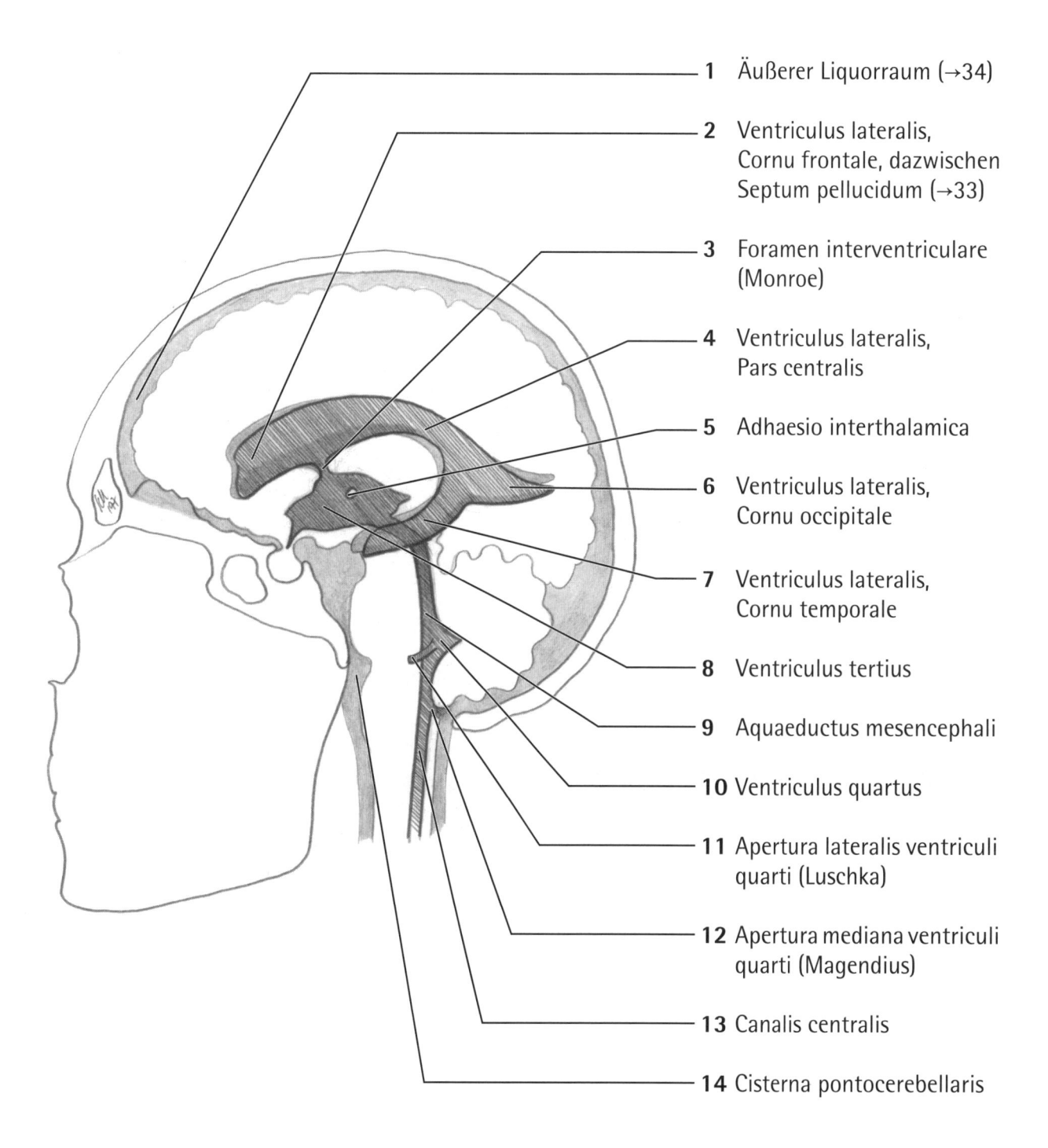

1 Äußerer Liquorraum (→34)
2 Ventriculus lateralis, Cornu frontale, dazwischen Septum pellucidum (→33)
3 Foramen interventriculare (Monroe)
4 Ventriculus lateralis, Pars centralis
5 Adhaesio interthalamica
6 Ventriculus lateralis, Cornu occipitale
7 Ventriculus lateralis, Cornu temporale
8 Ventriculus tertius
9 Aquaeductus mesencephali
10 Ventriculus quartus
11 Apertura lateralis ventriculi quarti (Luschka)
12 Apertura mediana ventriculi quarti (Magendius)
13 Canalis centralis
14 Cisterna pontocerebellaris

Auf dieser Zeichnung sieht man dunkelgrau die **inneren Liquorräume**, hellgrau die **äußeren Liquorräume**. Der **Liquor cerebrospinalis** (Hirnwasser) wird vom Plexus chorioideus (Gefäßzottenkonvolut) (→33) gebildet. Er zirkuliert von den Ventrikeln über die Foramina Luschkae et Magendii in den Subarachnoidalraum und wird von den Granulationes arachnoidales (am Schädeldach) und dem Perineurium der Hirn- und Rückenmarksnerven resorbiert. Die im ZNS vorhandene Liquormenge von bis zu 160 ml wird dabei täglich etwa viermal komplett ausgetauscht.

# anatomie kit III

## Wiederholung zu: Überblick über die Liquorräume

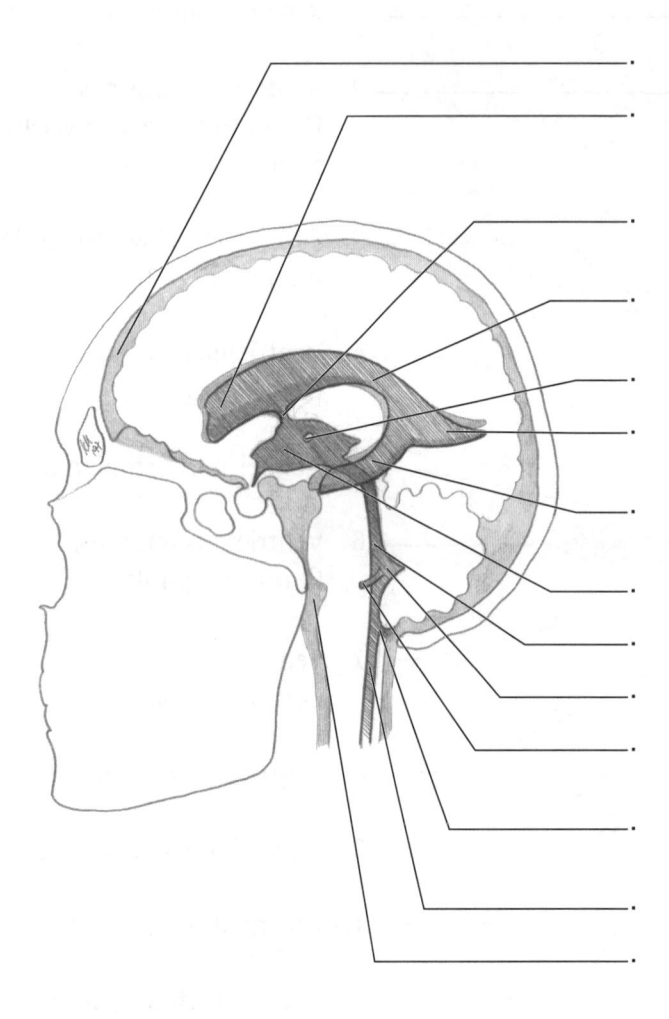

# 1. Kopf I

## Ventrikelsystem des Gehirns

1 **Ventriculus lateralis,** Cornu frontale

2 **Plexus chorioideus** (→35) Bildungstätte des Liquors; zu finden im Pars centralis und im Cornu temporale der Seitenventrikel und jeweils im Dach des dritten und des vierten Ventrikels

3 **Ventriculus lateralis,** Pars centralis

4 **Ventriculus lateralis,** Cornu temporale

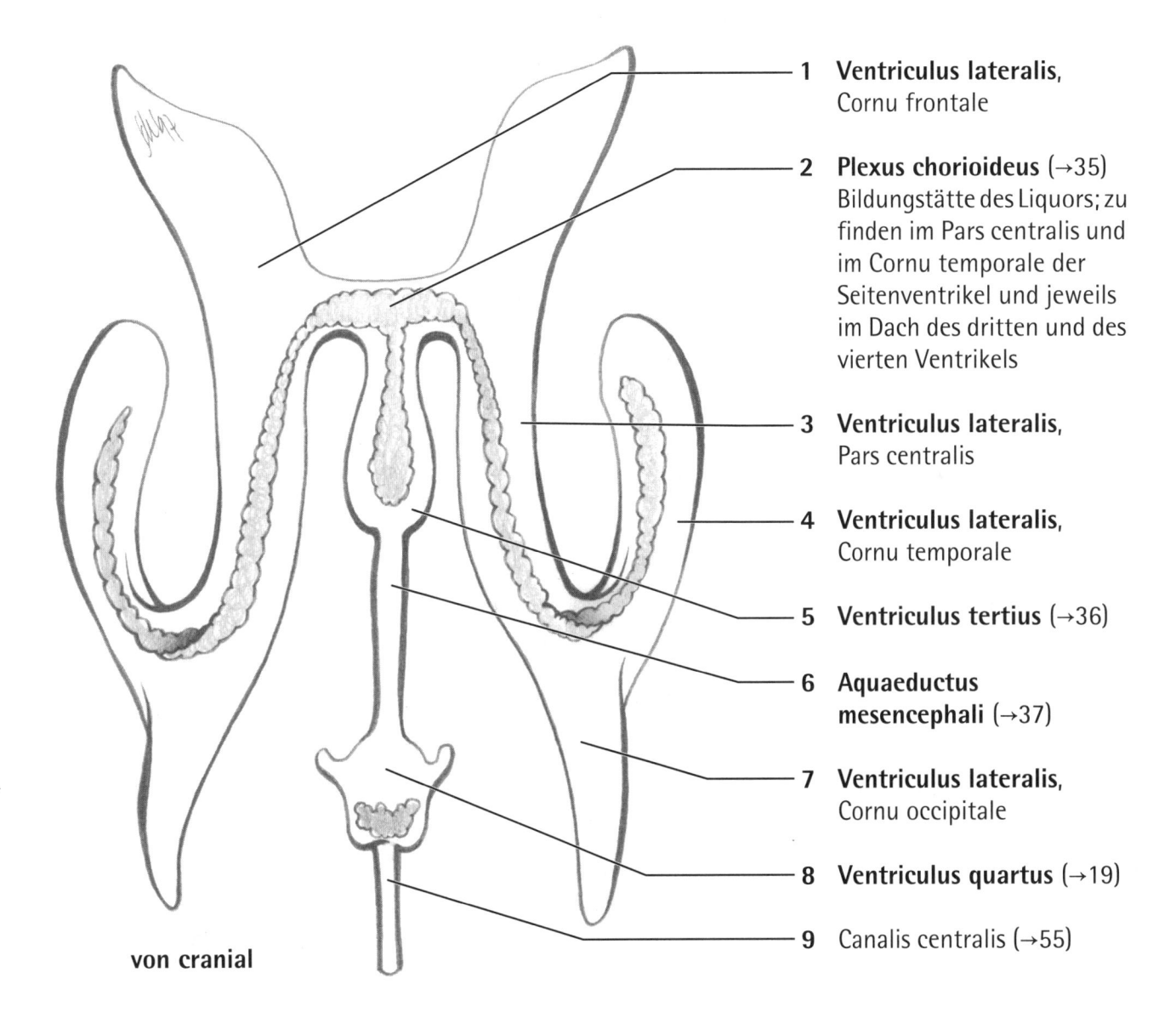

5 **Ventriculus tertius** (→36)

6 **Aquaeductus mesencephali** (→37)

7 **Ventriculus lateralis,** Cornu occipitale

8 **Ventriculus quartus** (→19)

9 Canalis centralis (→55)

von cranial

Das **Ventrikelsystem** des Gehirns ist vom **Ependym**, einer einschichtigen Epithellage, ausgekleidet. Es enthält, wie auch die äußeren Liquorräume, den Liquor cerebrospinalis. Diese klare, wasserartige Flüssigkeit enthält 20–40 mg% Eiweiß und keine Zellen (max. 5/mm³). Sie dient der **mechanischen Pufferung** des Gehirns bei Stößen und **Stoffwechselfunktionen**. Durch den **Auftrieb** im Liquor ist die Wirkung des Eigengewichts auf das Gehirn verringert. Gebildet wird der Liquor im **Plexus chorioideus** (ca. 500 ml pro Tag); er gelangt durch den hydrostatischen Druckunterschied in das Blut der Hirnsinus über die **Granulationes arachnoideales** bzw. in das venöse System über das **Perineurium** von Hirn- und Rückenmarksnerven.

# anatomie kit III

## Wiederholung zu: Ventrikelsystem des Gehirns

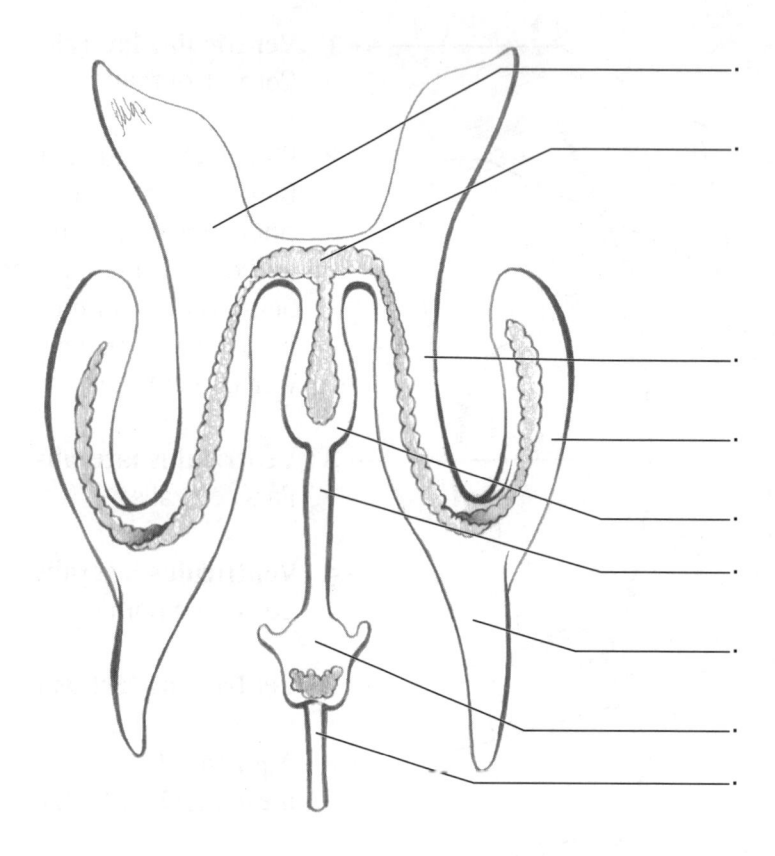

# 1. Kopf I

## Zisternen des äußeren Liquorraums

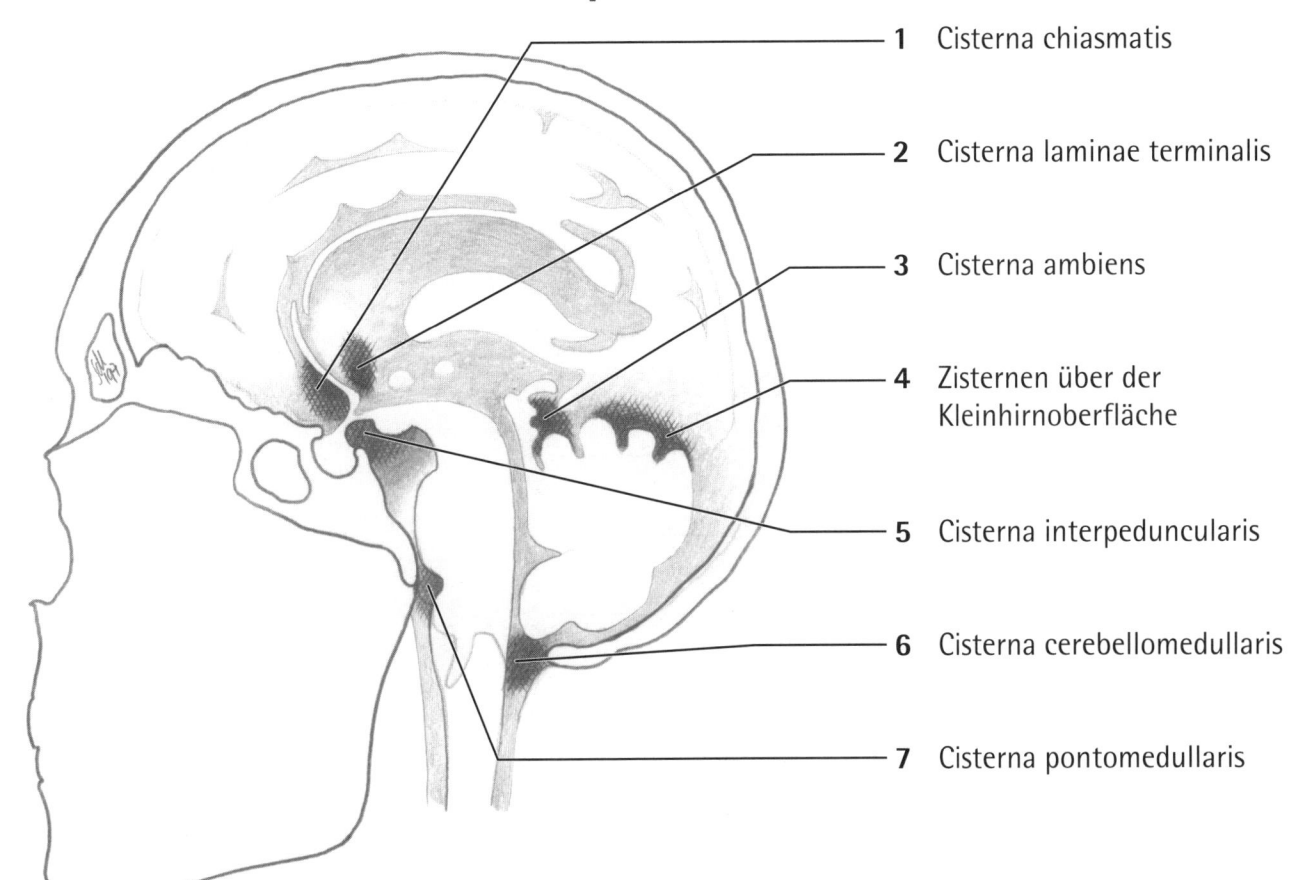

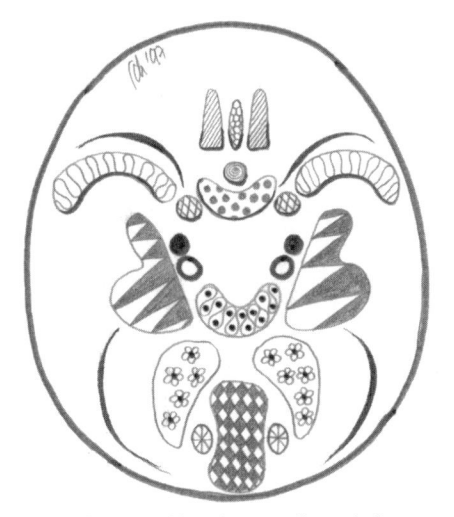

1 Cisterna chiasmatis
2 Cisterna laminae terminalis
3 Cisterna ambiens
4 Zisternen über der Kleinhirnoberfläche
5 Cisterna interpeduncularis
6 Cisterna cerebellomedullaris
7 Cisterna pontomedullaris

Schädelbasis von kranial

**Zisternen** (Cisternae subarachnoidales) sind Erweiterungen innerhalb des Subarachnoidalraums, d.h. des äußeren Liquorraumes.

Die **Cisterna basalis** sieht man hier auf diesem schematischen Blick von kranial auf die Schädelbasis. Sie setzt sich zusammen aus den Cisternae chiasmatis, pontocerebellaris, interpeduncularis, Laminae terminalis, ambiens, cerebellomedullaris, Pontis mediana, olfactoria, carotica, Fissurae laterales et cruralis.

### Klinischer Hinweis

Zu diagnostischen und therapeutischen Zwecken wird in der Klinik nicht selten eine sogenannte **Liquorpunktion** durchgeführt. Hierbei wird der äußere Liquorraum meist in Höhe LWK3/4 oder LWK4/5 oder die Cisterna cerebellomedullaris anpunktiert. Kontraindiziert ist diese Maßnahme bei erhöhtem Hirndruck, da die Gefahr einer Einklemmung von Hirnanteilen im Foramen magnum und dabei die Gefahr einer Kompression von Kreislauf- und Atemzentrum besteht.

# anatomie kit III

## Wiederholung zu: Zisternen des äußeren Liquorraums

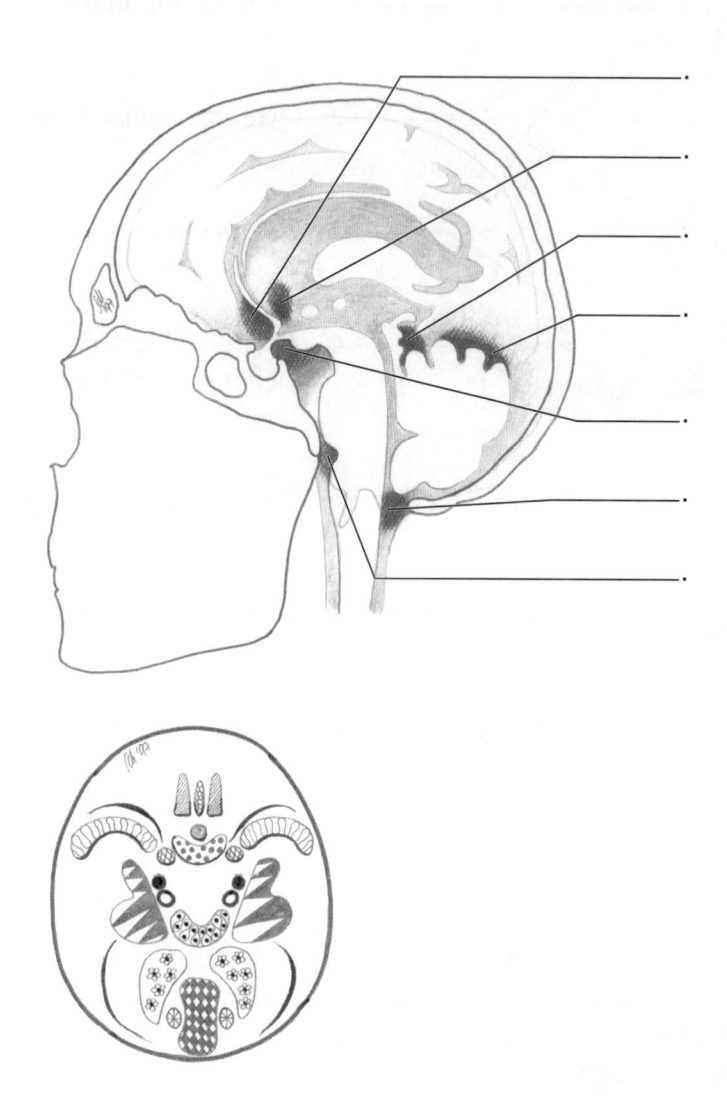

# 1. Kopf I

## Frontalschnitt durch das Gehirn von kaudal

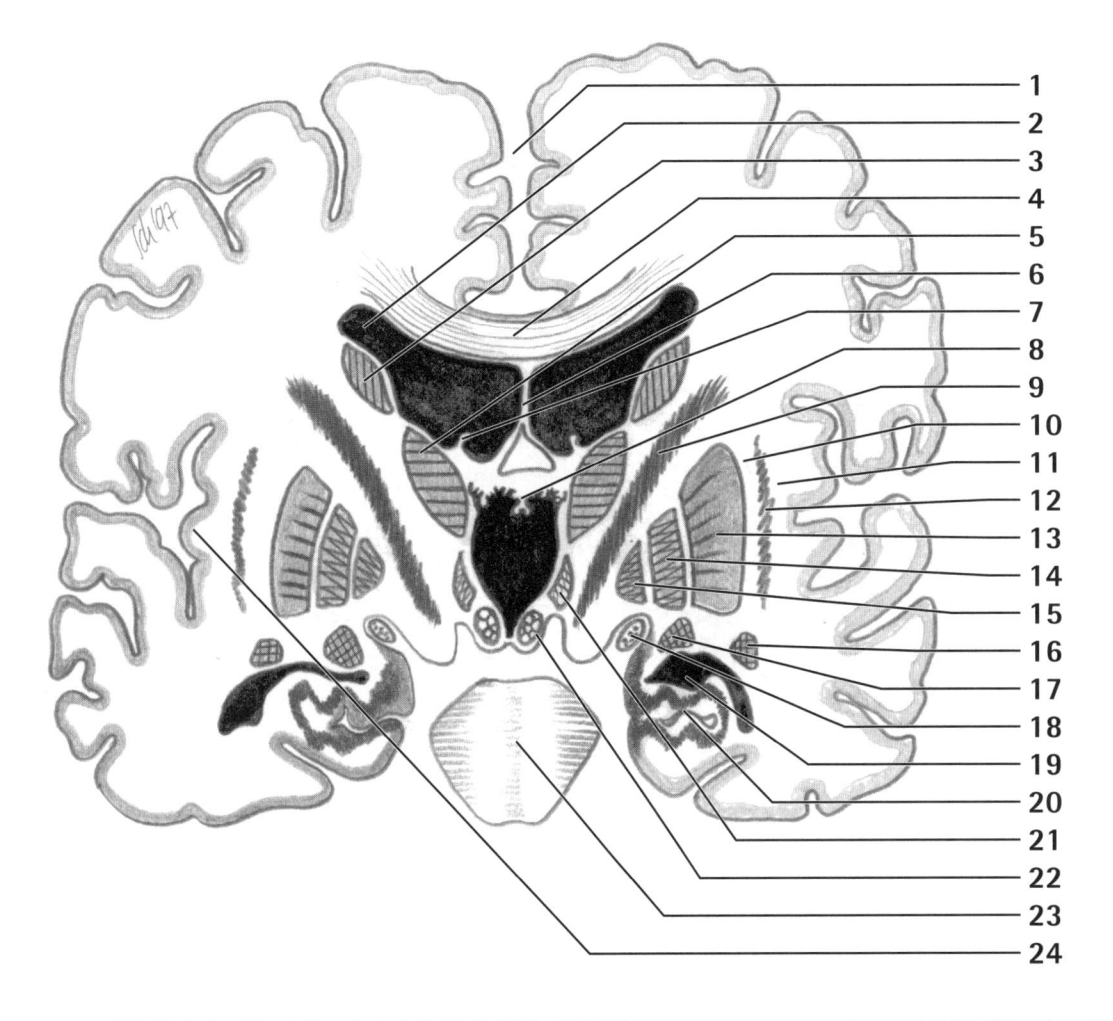

| Nr. | Struktur | |
|---|---|---|
| 1 | Fissura longitudin. cerebri | (→10) |
| 2 | Ventriculus lateralis | (→33) |
| 3 | **Ncl. caudatus**, Caput | (→36) |
| 4 | Corpus callosum, Truncus | (→38) |
| 5 | **Thalamus** | (→17) |
| 6 | Septum pellucidum | (→32) |
| 7 | Plexus chorioideus | (→33) |
| 8 | Plexus chorioideus | (→33) |
| 9 | **Capsula interna** | |
| 10 | **Capsula externa** | |
| 11 | **Capsula extrema** | |
| 12 | **Claustrum** | (→36) |

| Nr. | Struktur | |
|---|---|---|
| 13 | **Putamen** | (→36) |
| 14 | **Globus pallidus lateralis** | |
| 15 | **Globus pallidus medialis** | |
| 16 | **Ncl. caudatus**, Cauda | (→36) |
| 17 | **Corpus amygdaloideum** | (→39) |
| 18 | Tractus opticus | (→48) |
| 19 | Ventriculus lateralis | (→33) |
| 20 | Hippocampus | (→39) |
| 21 | **Hypothalamus** | (→16) |
| 22 | Corpus mamillare | (→18) |
| 23 | Pons | (→18) |
| 24 | Insula | (→12) |

Zu den **Basalganglien** zählen Ncl. caudatus, Putamen, Pallidum, Corpus amygdaloideum und Claustrum. Das **Corpus striatum** setzt sich aus Ncl. caudatus und Putamen zusammen. Der **Ncl. lentiformis** besteht aus Putamen und Pallidum.
Zum Pallidum werden die Globi pallidi medialis et lateralis zusammengefaßt. Die Fähigkeit, die Hirnstrukturen auf Schnittbildern erkennen zu können, ist für den Arzt wegen der modernen bildgebenden Verfahren (CT, NMR) unverzichtbar!

# anatomie kit III

## Wiederholung zu: Frontalschnitt durch das Gehirn von kaudal

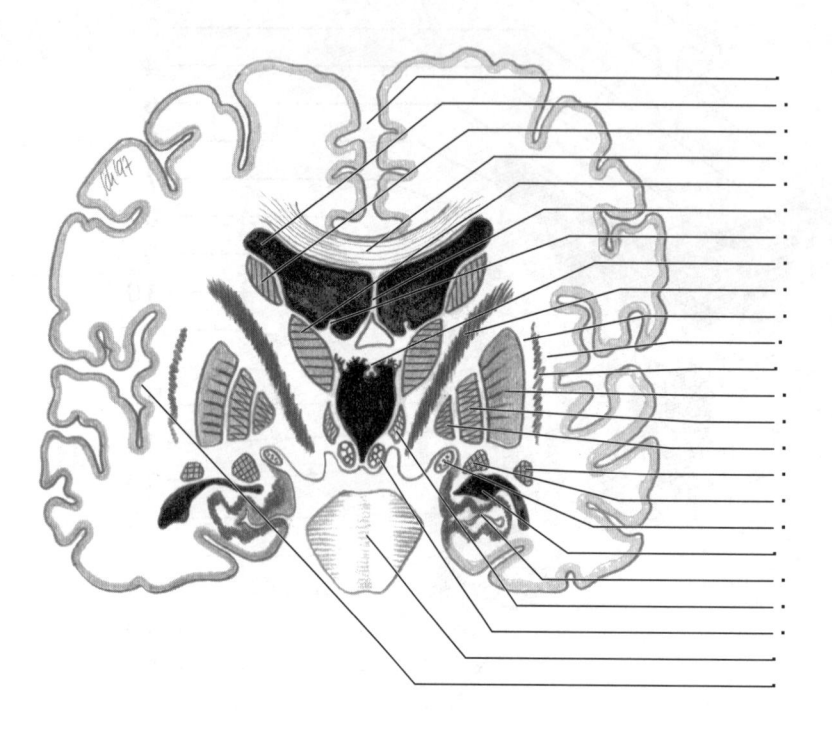

# 1. Kopf I

## Transversalschnitt durch das Gehirn von oben

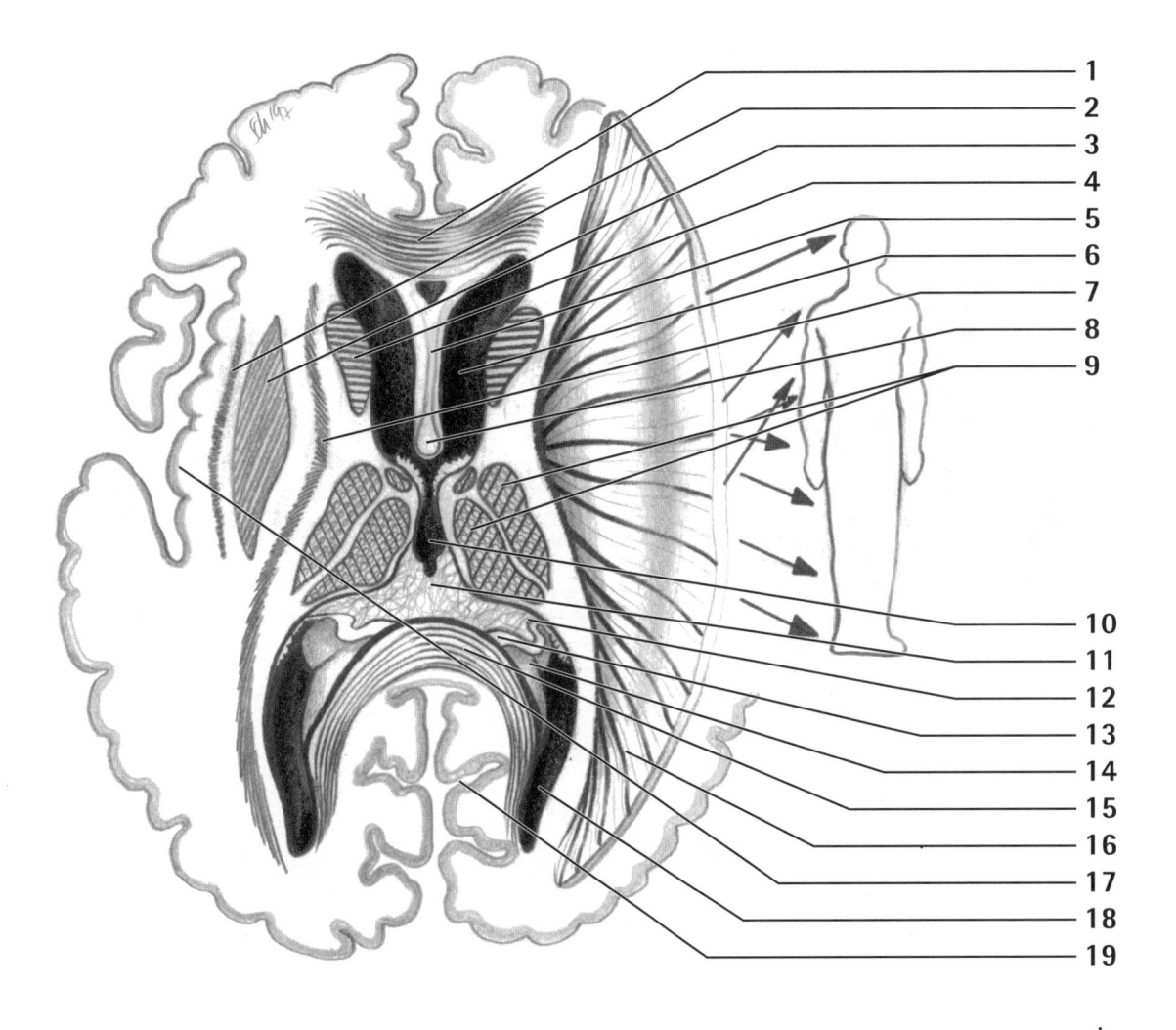

| Nr. | Struktur | |
|---|---|---|
| 1 | **Corpus callosum**, Genu | (→38) |
| 2 | **Claustrum** | (→35) |
| 3 | **Putamen** | (→35) |
| 4 | **Ncl. caudatus**, Caput | (→35) |
| 5 | Septum pellucidum | |
| 6 | Ventriculus lateralis | (→32) |
| 7 | **Capsula interna**, die Pfeile deuten die somatotopische Gliederung an | (→35) |
| 8 | Fornix, Columna | (→39) |
| 9 | **Thalamus** | (→17) |

| Nr. | Struktur | |
|---|---|---|
| 10 | Ventriculus tertius | (→32) |
| 11 | Tela chorioidea von 10 | |
| 12 | Fornix, Fimbria | (→39) |
| 13 | Fornix, Commissura | (→39) |
| 14 | Hippocampus | (→39) |
| 15 | **Corpus callosum**, Splenium | (→38) |
| 16 | **Capsula interna**, Radiatio optica | (→35) |
| 17 | Insula | (→12) |
| 18 | Ventriculus lateralis | (→32) |
| 19 | Sulcus calcarinus | (→40) |

# anatomie kit III

## Wiederholung zu: Transversalschnitt durch das Gehirn von oben

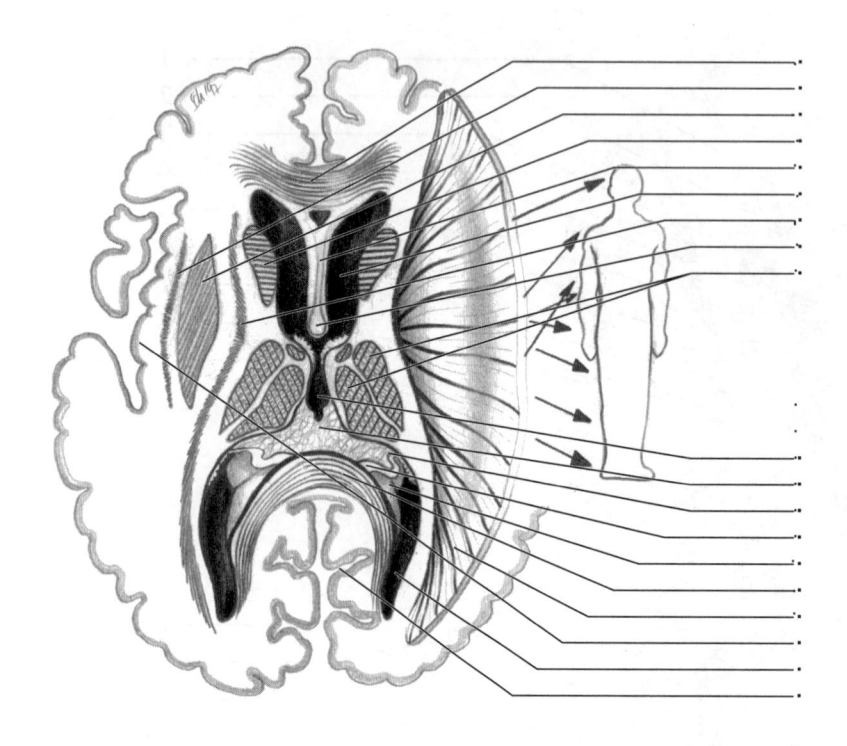

# 1. Kopf I

## Transversalschnitt durch das Mesenzephalon

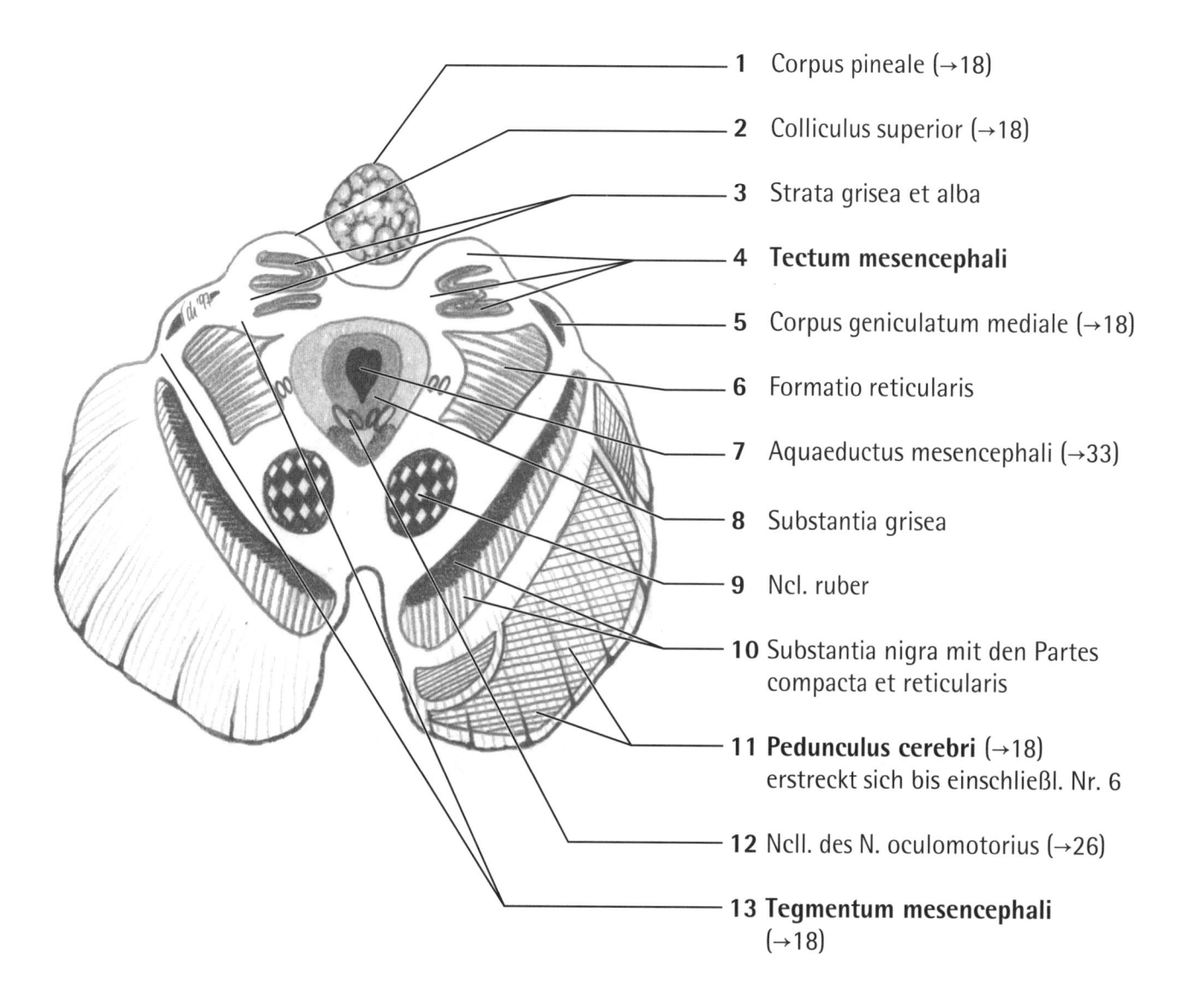

1 Corpus pineale (→18)
2 Colliculus superior (→18)
3 Strata grisea et alba
4 **Tectum mesencephali**
5 Corpus geniculatum mediale (→18)
6 Formatio reticularis
7 Aquaeductus mesencephali (→33)
8 Substantia grisea
9 Ncl. ruber
10 Substantia nigra mit den Partes compacta et reticularis
11 **Pedunculus cerebri** (→18) erstreckt sich bis einschließl. Nr. 6
12 Ncll. des N. oculomotorius (→26)
13 **Tegmentum mesencephali** (→18)

Zum **Mesenzephalon** gehören die **Lamina tecti**, das **Tegmentum**, das **Tectum** und die **Pedunculi cerebri**. Durch das Mittelhirn zieht der Aquaeductus mesencephali des Ventrikelsystems. Die Kerne der Nervi oculomotorius et trochlearis liegen im Mesenzephalon, außerdem die Substantia nigra und der Ncl. ruber.

### Klinischer Hinweis

Der Untergang der dopaminergen Nervenfasern der Substantia nigra bedingt das Krankheitsbild des M. Parkinson mit den Symptomen Rigor, Tremor und Akinese.

# anatomie kit III

## Wiederholung zu: Transversalschnitt durch das Mesenzephalon

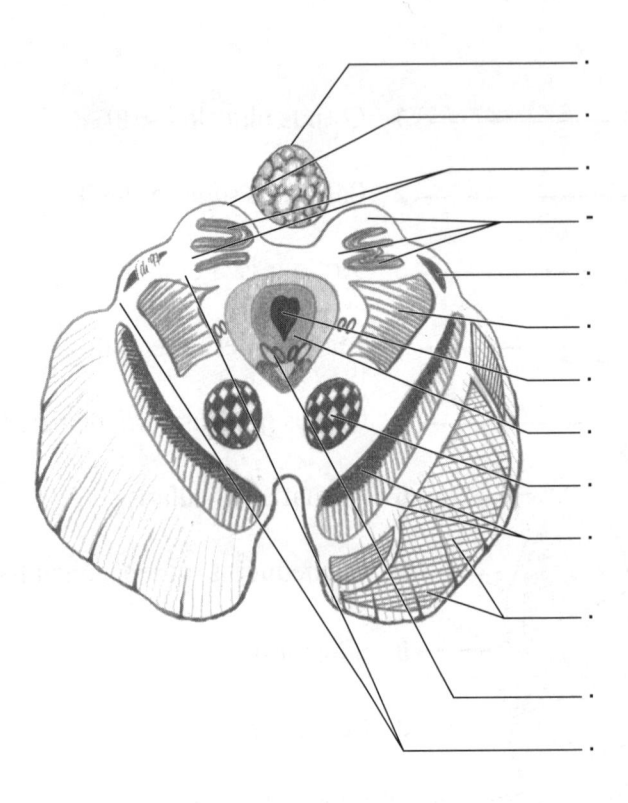

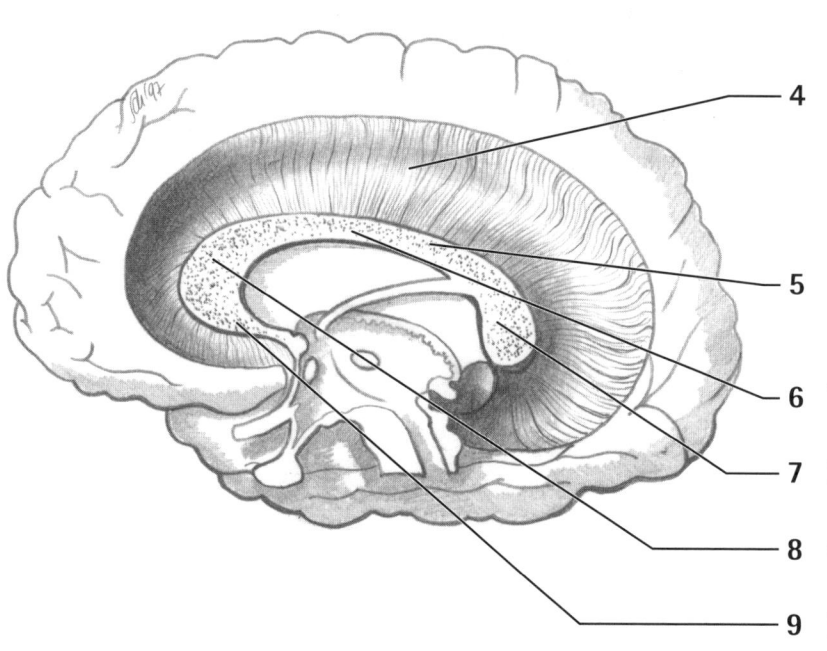

# Faserarten des Gehirns, Corpus callosum

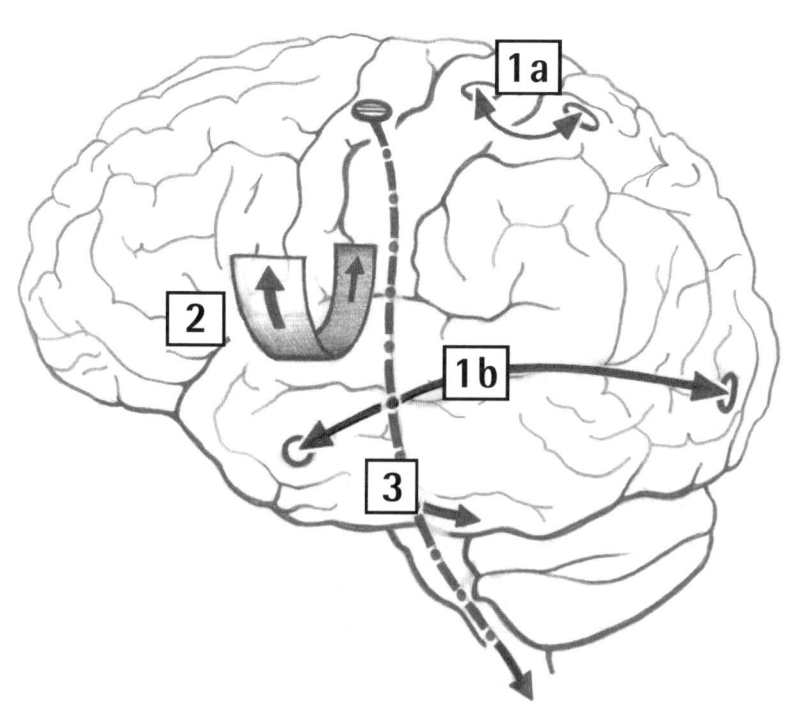

Im Gehirn werden **3 Faserarten** unterschieden:

1 **Assoziationsfasern:**
   Verbindungen von Arealen einer Gehirnhemisphäre. Dabei differenziert man noch zwischen kurzen **Fibrae arcuatae (1a)**, die je 2 Gyri miteinander verbinden, und langen **Fasiculi (1b)**, über die je 2 Hirnlappen einer Hirnhälfte miteinander kommunizieren.

2 **Kommissurenfasern:**
   verbinden entsprechende Areale der beiden Hemisphären miteinander. Es gibt dabei homonyme Fasern, die zwischen 2 gleichen Zentren verlaufen, und heteronyme Fasern, die zwischen 2 unterschiedlichen Gebieten vermitteln. Die wohl wichtigste Kommissurenbahn ist das Corpus callosum **(2)**.

3 **Projektionsfasern:**
   Leitungen, die vom Kortex zu tieferen Zentren oder bis zum Rückenmark ziehen **(3)**, so wie dies z.B. bei der Pyramidenbahn der Fall ist.

4 **Capsula interna**: Ein Teil davon ist die Pyramidenbahn, die Impulse aus dem Gyrus praecentralis weiterleitet.

5 **Corpus callosum**, Balken, wichtigste Kommissurenbahn, mit:

6 Truncus

7 Splenium (→36)

8 Genu (→36)

9 Rostrum

# anatomie kit III

## Wiederholung zu: Faserarten des Gehirns, Corpus callosum

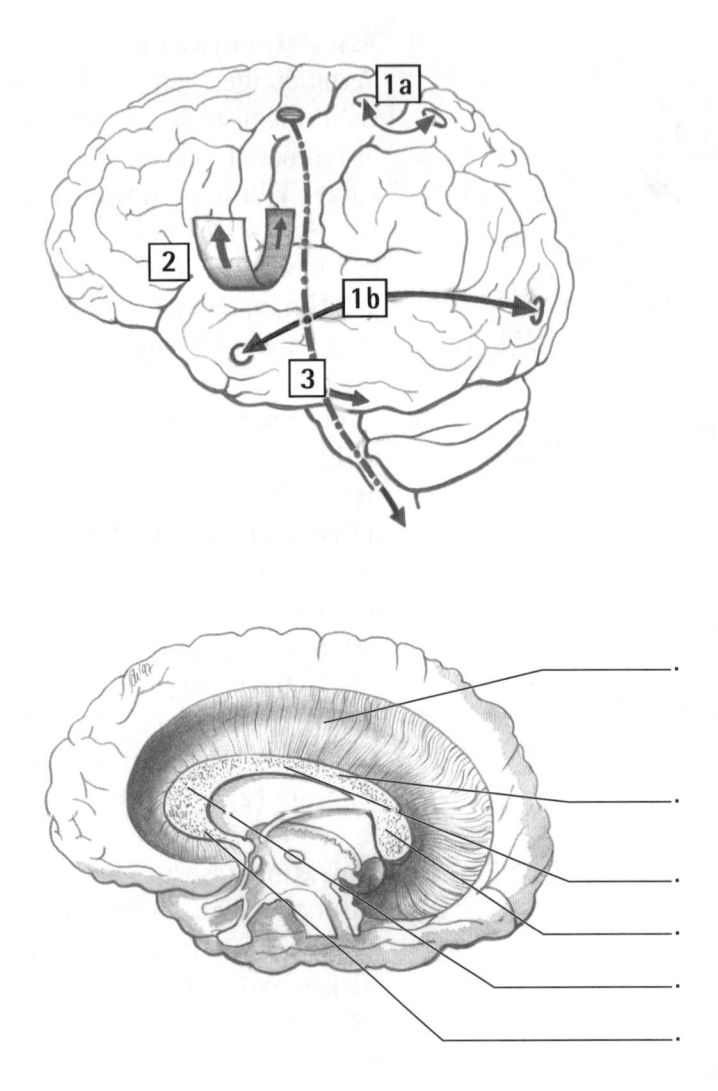

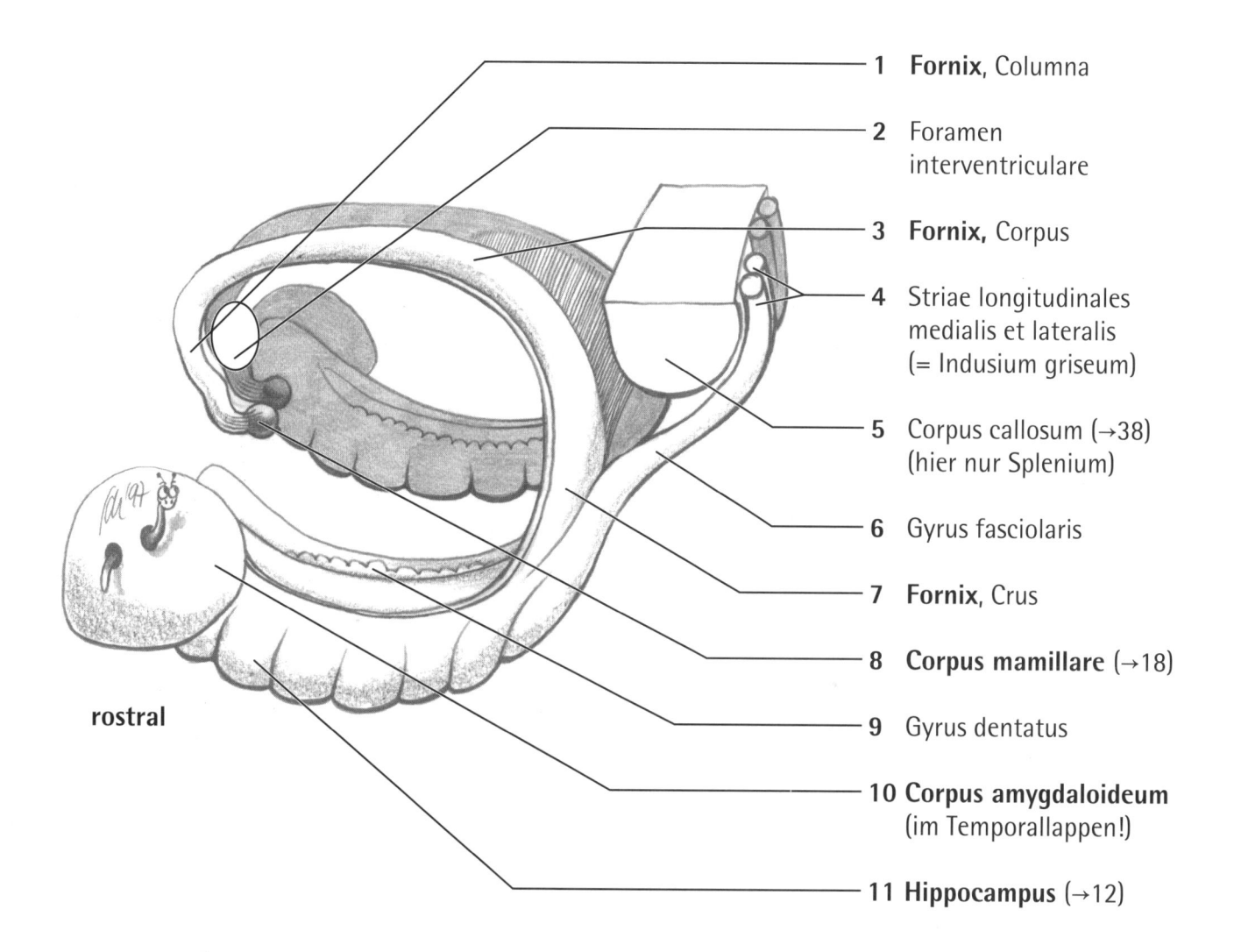

# 1. Kopf I

## Limbisches System

1 **Fornix**, Columna
2 Foramen interventriculare
3 **Fornix,** Corpus
4 Striae longitudinales medialis et lateralis (= Indusium griseum)
5 Corpus callosum (→38) (hier nur Splenium)
6 Gyrus fasciolaris
7 **Fornix**, Crus
8 **Corpus mamillare** (→18)
9 Gyrus dentatus
10 **Corpus amygdaloideum** (im Temporallappen!)
11 **Hippocampus** (→12)

rostral

Unter dem Begriff **limbisches System** faßt man Rindenareale und Kerne des Gehirns in funktioneller Hinsicht zusammen. **Das limbische System beeinflußt u.a. unbewußte und bewußte lebensnotwendige Funktionen, Nahrungsaufnahme, Emotion, Sexualität, geistige Leistungen und Verhaltensweisen.**

Die **kortikalen Anteile** werden in einen äußeren und einen inneren Bogen unterteilt. Der äußere Bogen umfaßt die Gyri hippocampi und cinguli (→12). Zum inneren Bogen gehören der Hippocampus, der Gyrus dentatus, die Septumregion, die Fornix und einige kleinere Strukturen.

Zu den **nicht kortikalen Anteilen** zählen die Corpora amygdaloidea et mamillaria, die Ncll. anteriores des Thalamus, die Ncll. der Formatio reticularis und etliches anderes.

All diese Komponenten sind in einen **geschlossenen Schaltkreis** eingegliedert (Papez-Kreis). Dieser verfügt über Afferenzen und Efferenzen.

Hinzuweisen ist noch darauf, daß es eine enge Verbindung zwischen olfactorischem und limbischem System gibt. Dies wird schon im normalen Sprachgebrauch deutlich: „Jemanden nicht riechen können ...", „Mir stinkt´s!" usw.

# anatomie kit III

## Wiederholung zu: Limbisches System

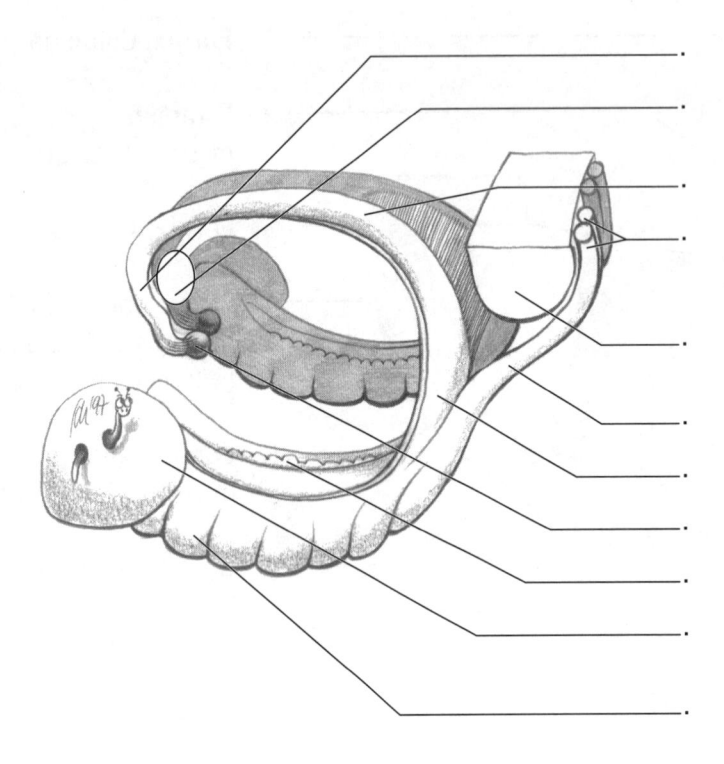

# 1. Kopf I

# Funktionsschleifen

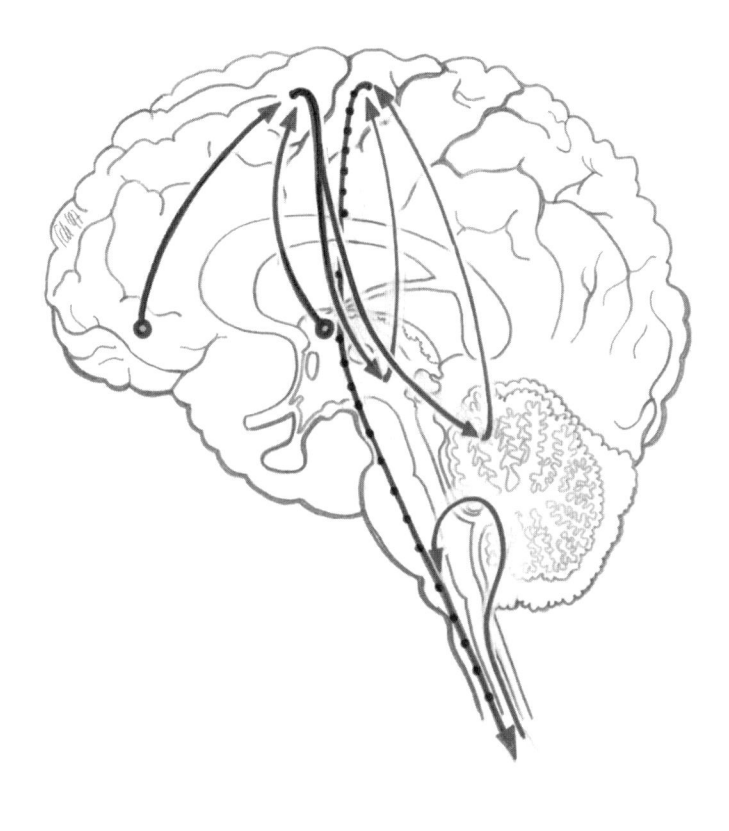

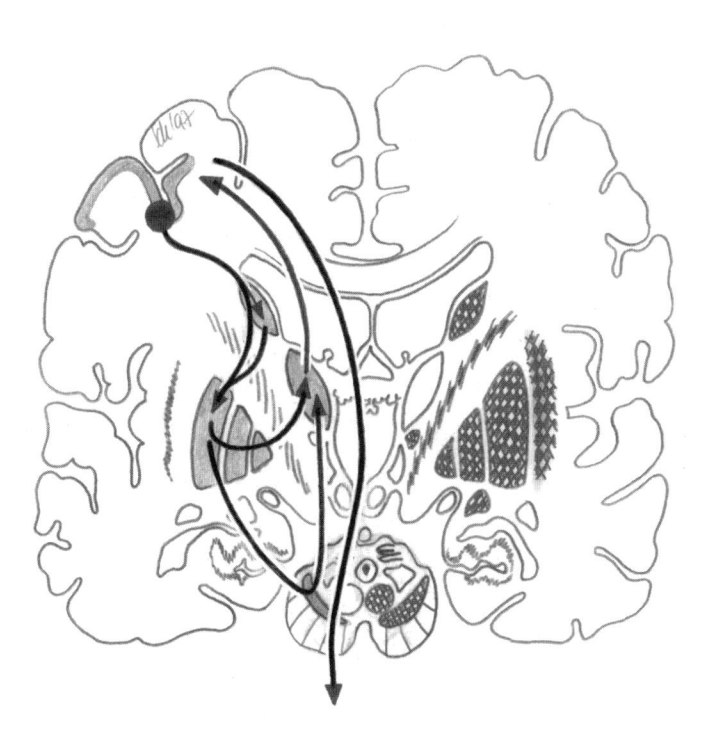

Um die komplexen Abläufe des Gehirns zu illustrieren, seien hier 3 Beispiele von „Funktionsschleifen" aufgeführt.

Die obere Zeichnung soll die **Vorgänge** zeigen, die **bis zur Ausführung** einer Bewegung stattfinden. Der **Bewegungsantrieb** entstammt dem limbischen System und dem Frontalhirn, das Motivation und Verhalten koordiniert. Der **Bewegungsentwurf** entsteht sodann in assoziativen Rindenarealen (Area 6 nach Brodmann, vor dem Sulcus praecentralis gelegen). Das **Bewegungsprogramm** wird daraufhin vom Kleinhirn (schnelle Bewegungen) oder von den Basalganglien (langsame Bewegungen) geliefert. Dieses wird über den Thalamus zum Gyrus praecentralis (und auch zur Area 6) geleitet. Von dort aus erfolgt der Befehl zur **Bewegungsausführung**. Koordination und Korrektur der Bewegung erfolgen durch das Kleinhirn (siehe dort).

Die **Funktion der Basalganglien** (→35) sei an dem 2. Beispiel erläutert. Ihre Aufgabe ist es, komplexe Bewegungen, deren Reihenfolge und Zusammenspiel, die Geschwindigkeit, Ausmaß und Harmonie zu kontrollieren. Impulse aus der Hirnrinde werden von dem Striatum (→35) aufgenommen, durch die Basalganglien verarbeitet und finden ihren Ausgang über Globus pallidus und Substantia nigra. Über den Thalamus werden die Informationen der Hirnrinde wieder zugeleitet, die dann die modifizierten Impulse als Bewegungsbefehle aussendet.

Nicht abgebildet ist die **kortikale Verarbeitungsschleife**, die auf einen **Sinneseindruck** hin zu einer **reaktiven Bewegung** führt. Hier die einzelnen Stationen: Sinnesorgan - Thalamus - primäre, sekundäre und tertiäre sensorische Areale - Frontalkortex - tertiäre, sekundäre und primäre motorische Areale - Basalganglien und Pyramidenbahn - Muskel.

Börm Bruckmeier Verlag

# anatomie kit III

## Wiederholung zu: Funktionsschleifen

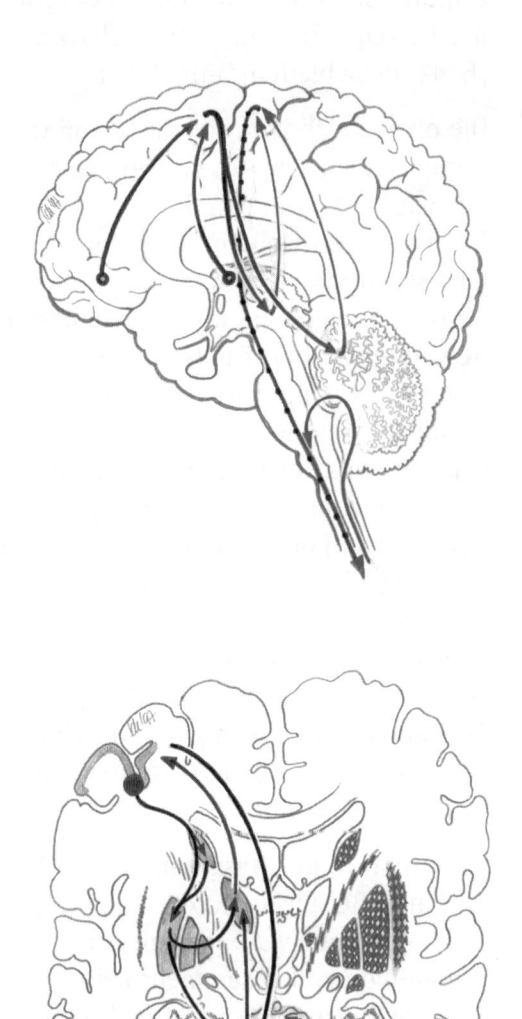

# 1. Kopf I

## Funktionelle Rindenfelder

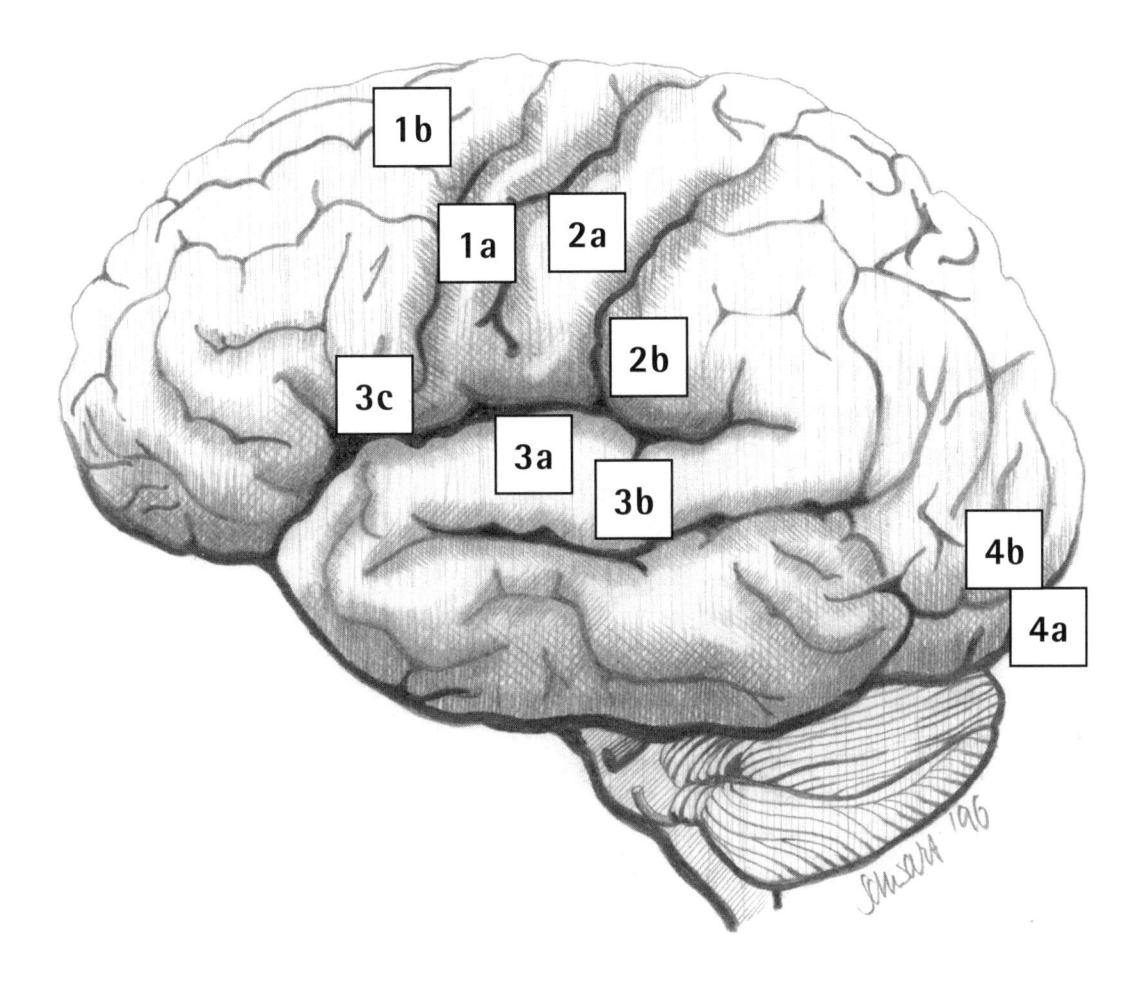

|  | Feld | Lokalisation | |
|---|---|---|---|
| 1a | Projektionsfeld der **Motorik** | Gyrus praecentralis | (→9) |
| 1b | Assoziationsfeld der **Motorik** | Gyrus frontalis medius | (→10) |
| 2a | Projektionsfeld der **Sensorik** | Gyrus postcentralis | (→9) |
| 2b | Assoziationsfeld der **Sensorik** | Gyrus supramarginalis | |
| 3a | Projektionsfeld des **Hörens** | Gyrus temporalis superior | (→9) |
| 3a, 3b | Wernicke-**Sprachzentrum** (Sprachverständnis) | Heschelsche Querwindungen | (→50) |
| 3c | Broca-**Sprachzentrum** (motorisch; gehört zu 1a) | Gyrus frontalis inferior | (→9) |
| 4a | Projektionsfeld des **Sehens** um den Sulcus calcarinus | Polus occipitalis | (→10) |
| 4b | Assoziationsfeld des **Sehens** um den Sulcus calcarinus | Polus occipitalis | (→10) |

Es existiert auch eine Einteilung der Rindenfelder nach **Brodmann**, die zytoarchitektonische Unterschiede berücksichtigt.

# anatomie kit III

## Wiederholung zu: Funktionelle Rindenfelder

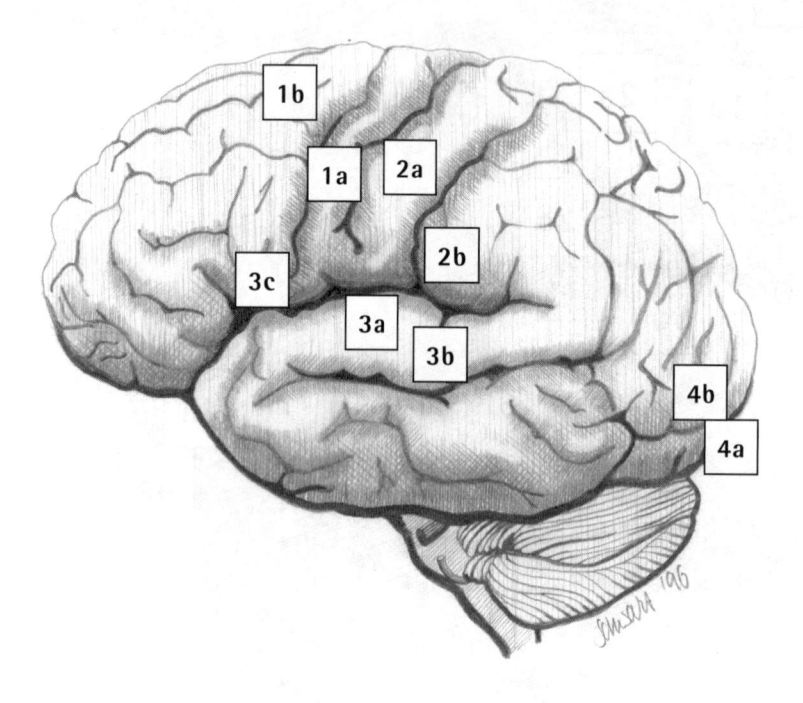

# 1. Kopf I

## Orbita

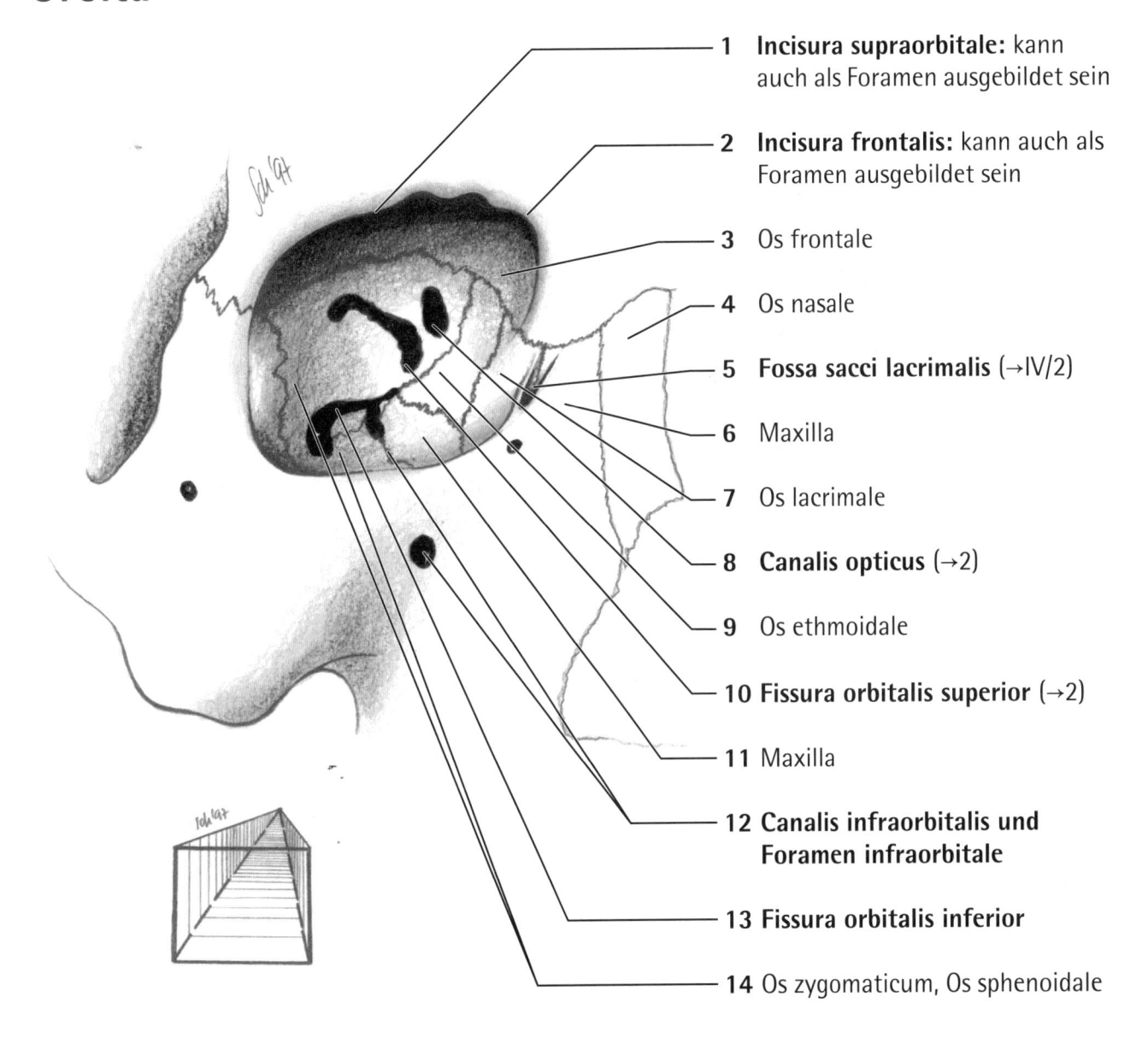

1 **Incisura supraorbitale:** kann auch als Foramen ausgebildet sein
2 **Incisura frontalis:** kann auch als Foramen ausgebildet sein
3 Os frontale
4 Os nasale
5 **Fossa sacci lacrimalis** (→IV/2)
6 Maxilla
7 Os lacrimale
8 **Canalis opticus** (→2)
9 Os ethmoidale
10 **Fissura orbitalis superior** (→2)
11 Maxilla
12 **Canalis infraorbitalis und Foramen infraorbitale**
13 **Fissura orbitalis inferior**
14 Os zygomaticum, Os sphenoidale

Die **Augenhöhle, Orbita**, wird von 6 der Schädelknochen gebildet (→IV/1). Die 4 Wände, die Paries superior, inferior, lateralis und medialis, bilden eine Pyramide, deren Spitze, wie oben angedeutet, nach medial und kranial zeigt.

| Öffnung der Orbita | durchziehende Strukturen |
|---|---|
| Foramen supraorbitale | Äste des N. ophthalmicus (V1) |
| Foramen infraorbitale | N. et A. infraorbitales |
| Fissura orbitalis superior | N. oculomotorius (III), N. trochlearis (IV), N. nasociliaris, N. frontalis und N. lacrimalis aus dem N. ophthalmicus (V1), N. abducens (VI), R. orbitalis der A. meningea media, V. ophthalmica superior |
| Fissura orbitalis inferior | N., A. und V. zygomatici und die N., A. und V. infraorbitales |

# anatomie kit III

## Wiederholung zu: Orbita

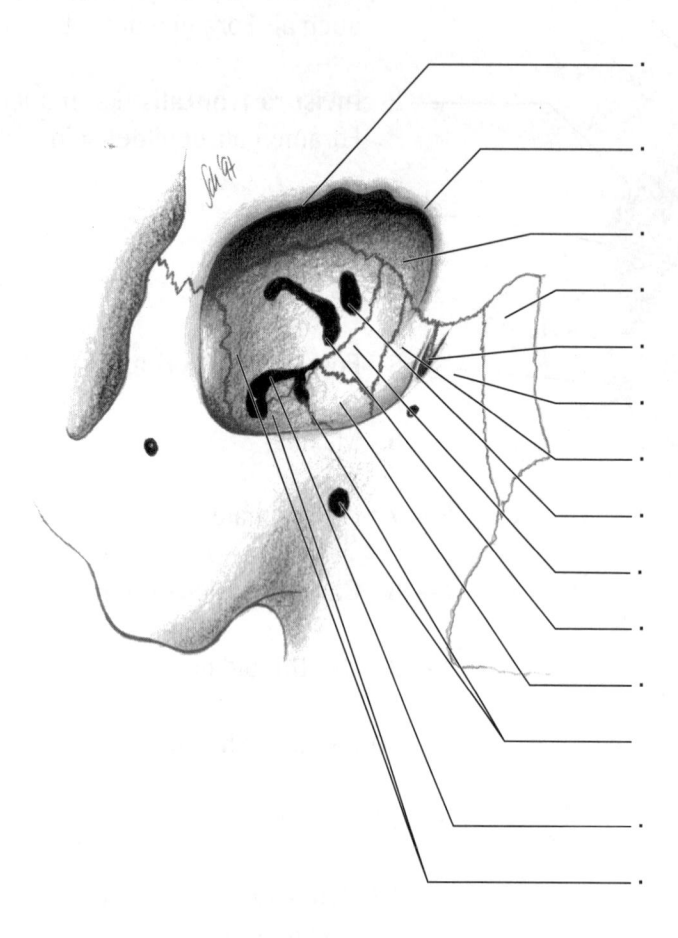

# 1. Kopf I

## Nerven der Orbita (Frontalschnitt von vorn)

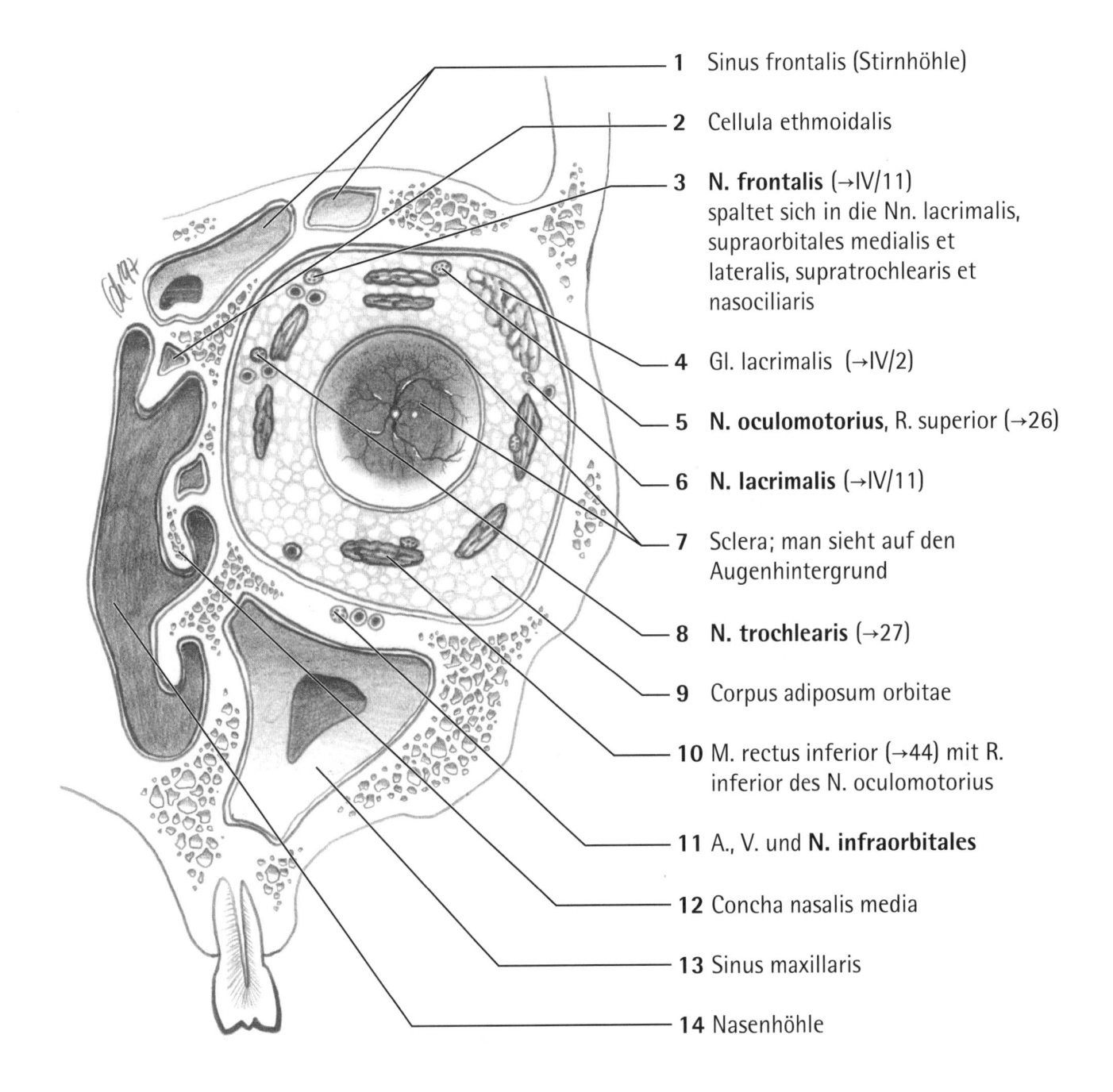

1 Sinus frontalis (Stirnhöhle)

2 Cellula ethmoidalis

3 **N. frontalis** (→IV/11) spaltet sich in die Nn. lacrimalis, supraorbitales medialis et lateralis, supratrochlearis et nasociliaris

4 Gl. lacrimalis (→IV/2)

5 **N. oculomotorius**, R. superior (→26)

6 **N. lacrimalis** (→IV/11)

7 Sclera; man sieht auf den Augenhintergrund

8 **N. trochlearis** (→27)

9 Corpus adiposum orbitae

10 M. rectus inferior (→44) mit R. inferior des N. oculomotorius

11 A., V. und **N. infraorbitales**

12 Concha nasalis media

13 Sinus maxillaris

14 Nasenhöhle

Der **N. ophthalmicus** (V1) (→IV/10) spaltet sich in den N. lacrimalis (innerviert die Haut des Augenwinkels und die Tränendrüse), den N. frontalis (innerviert über die Nn. supraorbitalis et supratrochlearis die Stirnhaut) und den N. nasociliaris (der die Nasenhöhle und den Sinus frontalis sowie die Cellulae ethmoidales innerviert) auf.

Der **N. maxillaris** (V2) (→IV/10) zweigt sich in den N. infraorbitalis (Sensibilität von Wangen und Oberkiefer) und den N. zygomaticus (Sensibilität von Schläfen- und Jochbeingebiet) auf.

# anatomie kit III

## Wiederholung zu: Nerven der Orbita (Frontalschnitt von vorn)

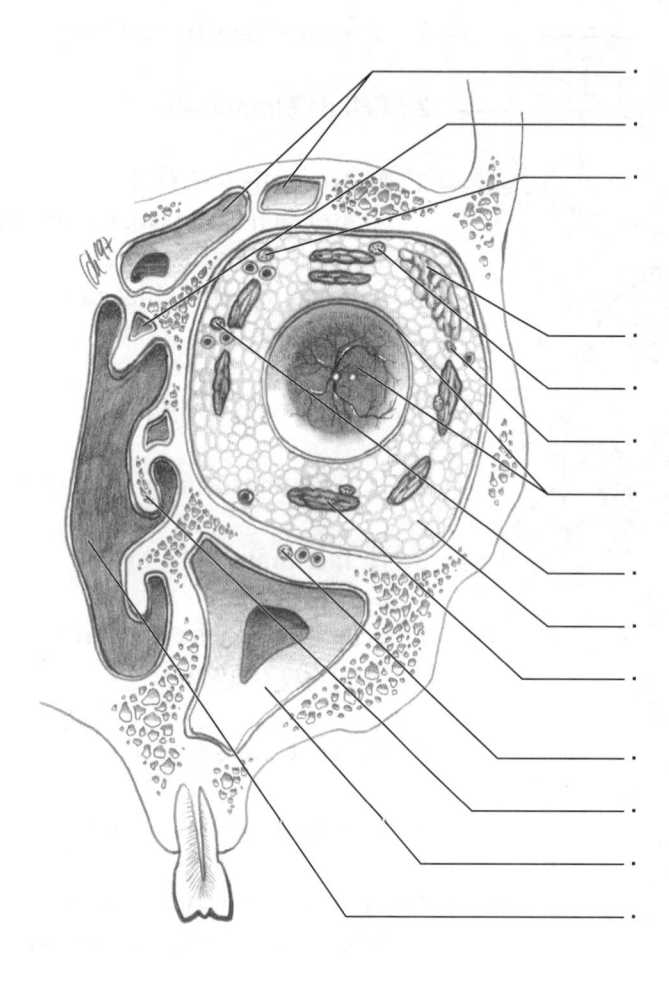

# 1. Kopf I 44

## Augenmuskeln I

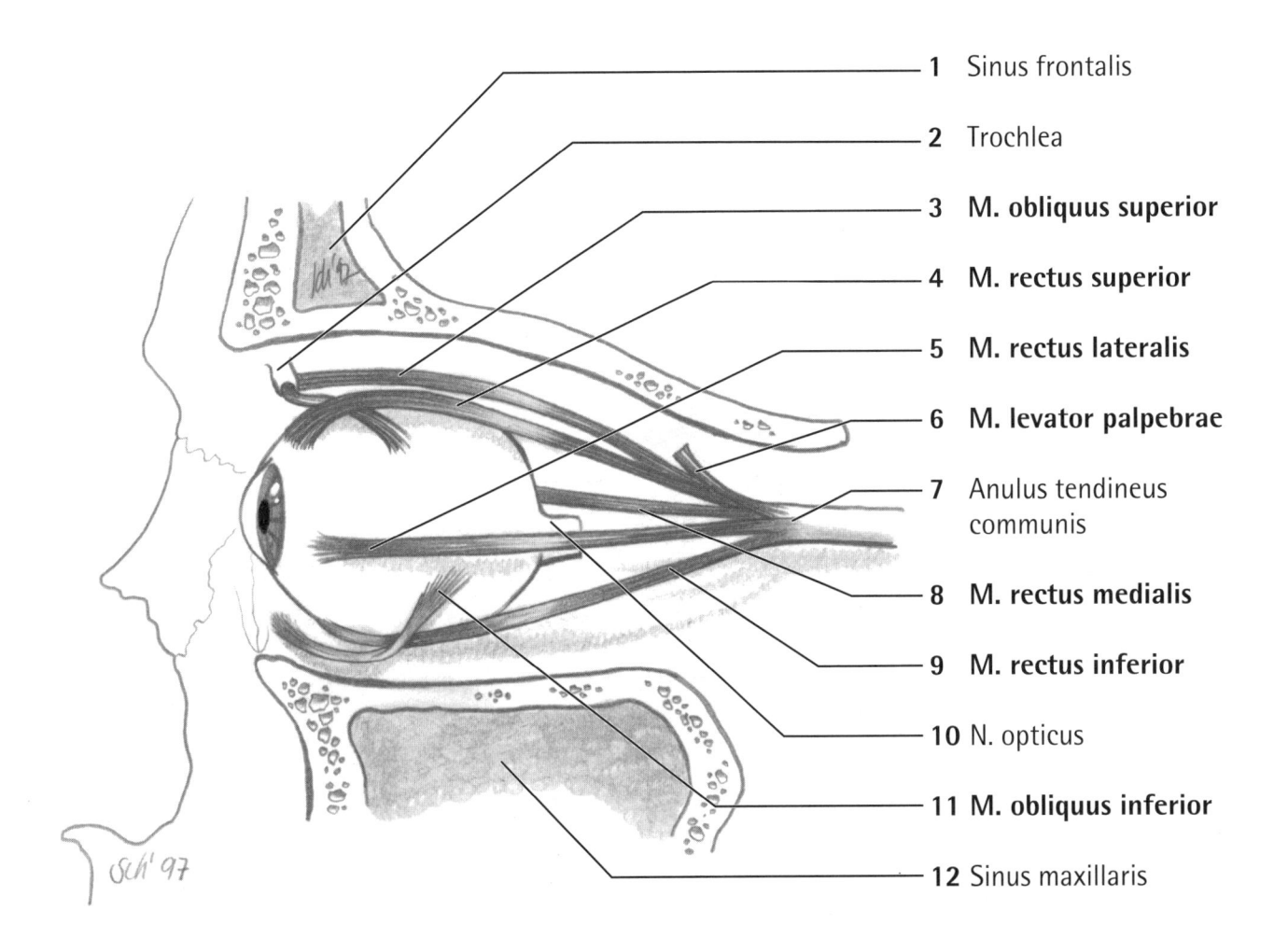

1 Sinus frontalis
2 Trochlea
3 M. obliquus superior
4 M. rectus superior
5 M. rectus lateralis
6 M. levator palpebrae
7 Anulus tendineus communis
8 M. rectus medialis
9 M. rectus inferior
10 N. opticus
11 M. obliquus inferior
12 Sinus maxillaris

| Augenmuskel | Innervation |
|---|---|
| M. rectus superior<br>M. rectus inferior<br>M. rectus medius<br>M. obliquus inferior | N. oculomotorius (III) |
| M. obliquus superior | N. trochlearis (IV) |
| M. rectus lateralis | N. abducens (VI) |

| Nicht zu den Augenmuskeln gehörend, aber trotzdem wichtig: | |
|---|---|
| M. levator palpebrae superior | N. oculomotorius (III) |

Alle Augenmuskeln haben als gemeinsamen Ansatz den Anulus tendineus communis!

**anatomie kit III**

# Wiederholung zu: Augenmuskeln I

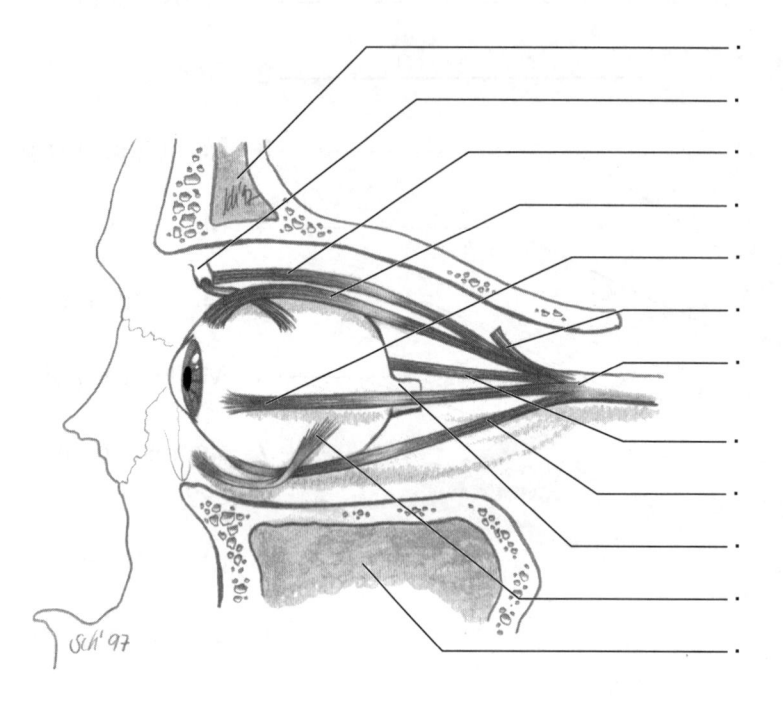

# 1. Kopf I

## Augenmuskeln II

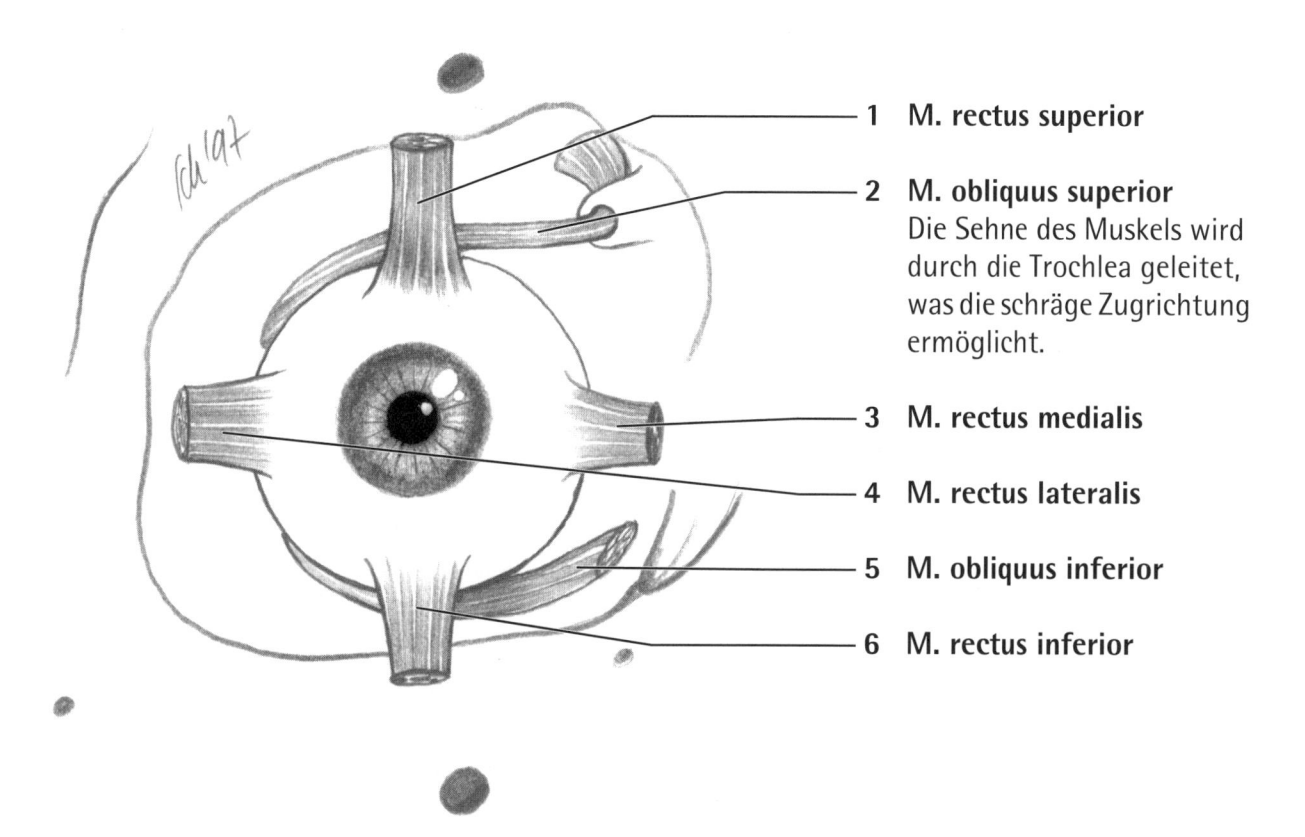

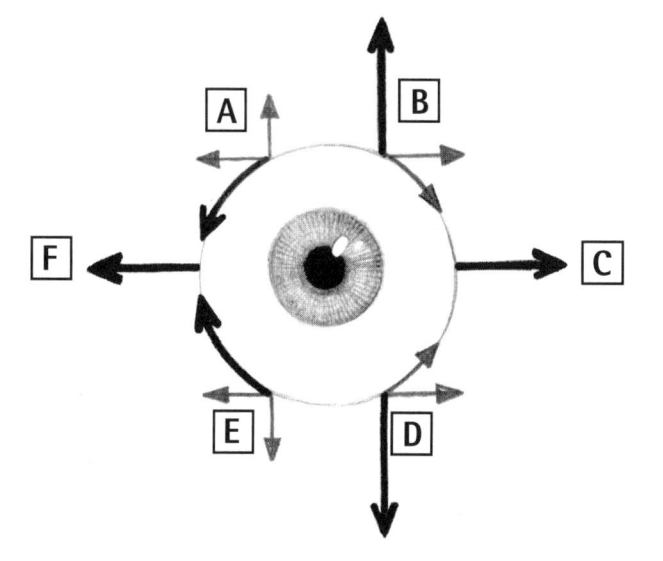

1 M. rectus superior

2 M. obliquus superior
Die Sehne des Muskels wird durch die Trochlea geleitet, was die schräge Zugrichtung ermöglicht.

3 M. rectus medialis

4 M. rectus lateralis

5 M. obliquus inferior

6 M. rectus inferior

|   | Augenmuskel | Funktion |
|---|---|---|
| A | M. obliquus inferior | Auswärtsrollung, Hebung |
| B | M. rectus superior | Hebung |
| C | M. rectus medialis | nur Adduktion |
| D | M. rectus inferior | Senkung |
| E | M. obliquus superior | Einwärtsrollung, Senkung |
| F | M. rectus lateralis | nur Abduktion |

# anatomie kit III

## Wiederholung zu: Augenmuskeln II

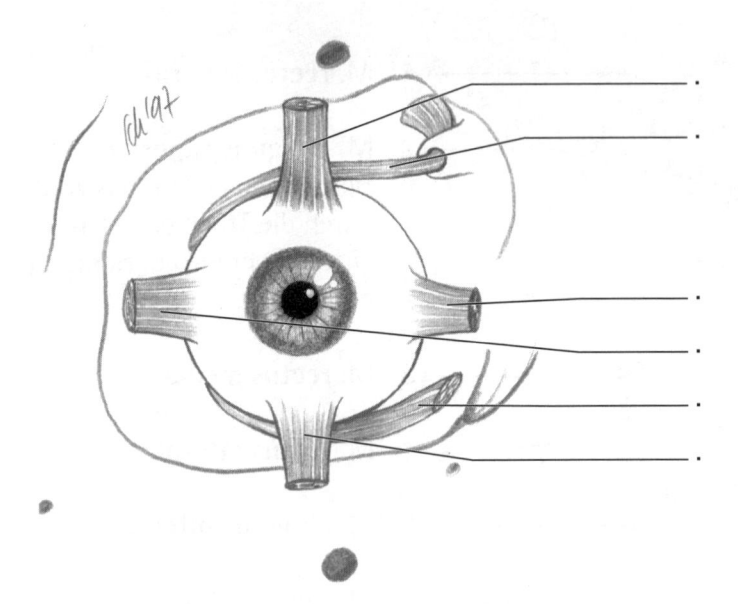

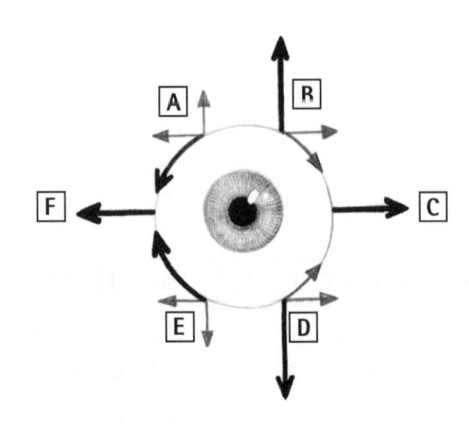

# 1. Kopf I

## Nerven in der Orbita, Ganglion ciliare

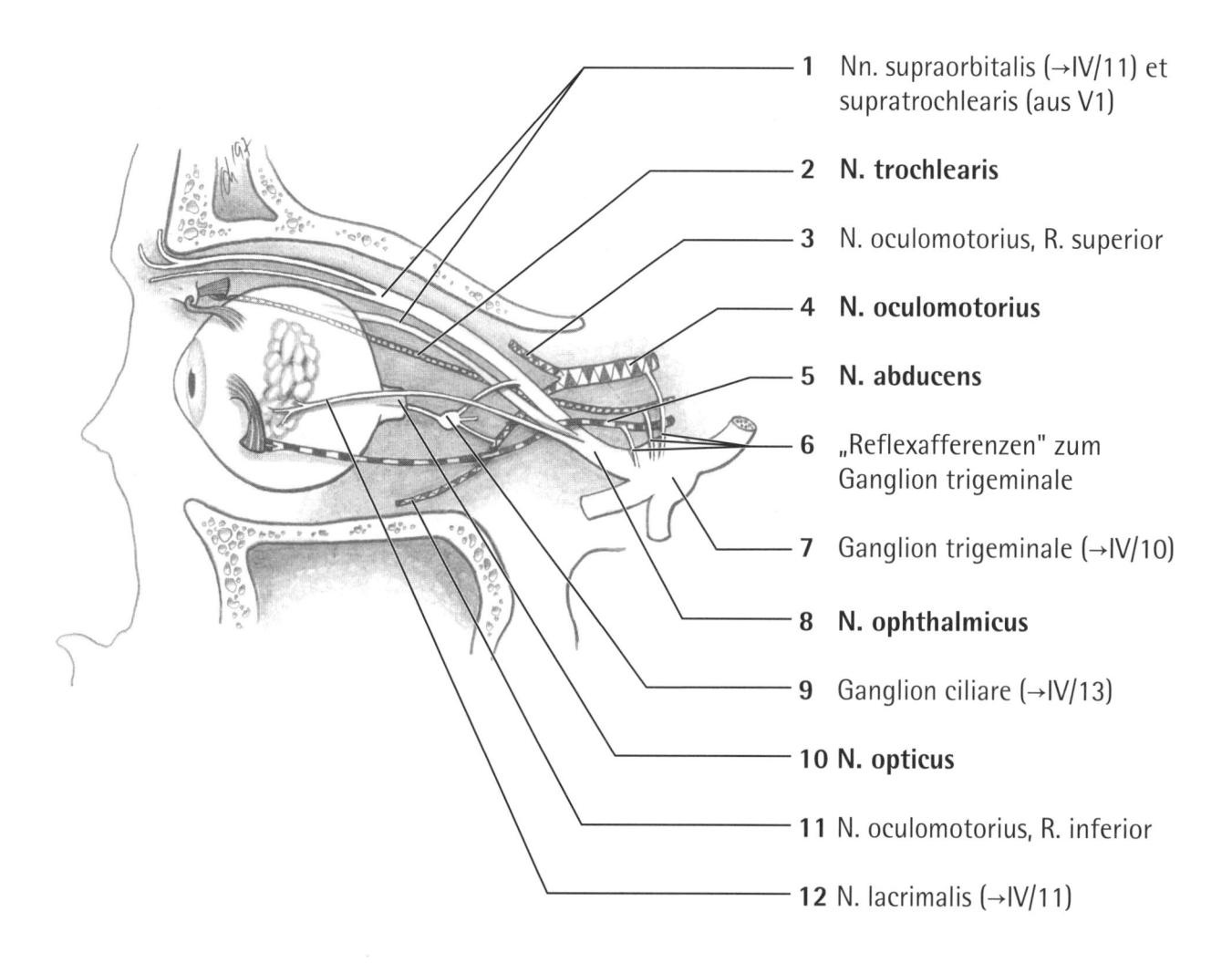

1 Nn. supraorbitalis (→IV/11) et supratrochlearis (aus V1)
2 **N. trochlearis**
3 N. oculomotorius, R. superior
4 **N. oculomotorius**
5 **N. abducens**
6 „Reflexafferenzen" zum Ganglion trigeminale
7 Ganglion trigeminale (→IV/10)
8 **N. ophthalmicus**
9 Ganglion ciliare (→IV/13)
10 **N. opticus**
11 N. oculomotorius, R. inferior
12 N. lacrimalis (→IV/11)

Das **Ganglion ciliare**, ein **parasympathisches Ganglion**, liegt medial des M. rectus lateralis im Fettkörper der Orbita. In diesem Ganglion werden die parasympathischen präganglionären Neurone des N. oculomotorius auf postganglionäre umgeschaltet. Die postganglionären Fasern ziehen zusammen mit sympathischen und sensiblen Fasern als Nn. ciliares breves zu ihrem entsprechenden Erfolgsorgan, z.B. dem M. sphincter pupillae (Parasympathikus bewirkt eine Miosis!) und dem M. ciliaris (Nahakkommodation der Linse!).

Das Ganglion ciliare besitzt neben der **parasympathischen Wurzel** auch eine **Radix sympathica**, Fasern aus dem Plexus caroticus int.(→IV/13), die bereits im Ganglion cervicale superior umgeschaltet wurden. Es erfolgt deshalb im Ganglion ciliare keine Umschaltung dieser postganglionären Fasern; die **Radix sympathica** zieht lediglich hindurch! Die dritte Wurzel ist die Radix nasociliaris, die sensible Fasern dem N. nasociliaris (→IV/11) zuführt. Auch für sie gilt wie für die sympathischen Fasern: Keine Umschaltung im Ganglion ciliare!!

# anatomie kit III

## Wiederholung zu: Nerven in der Orbita, Ganglion ciliare

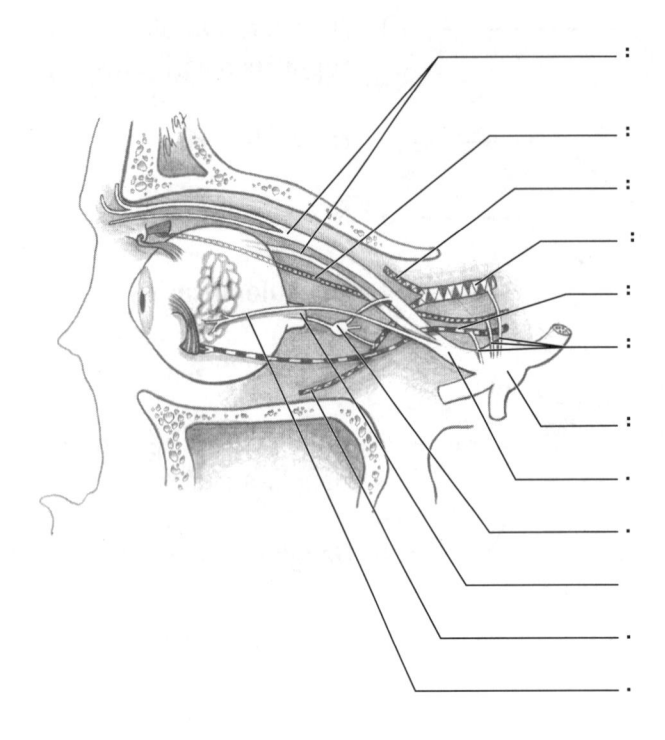

# 1. Kopf I

## Arterien der Orbita, Arteria ophthalmica superior

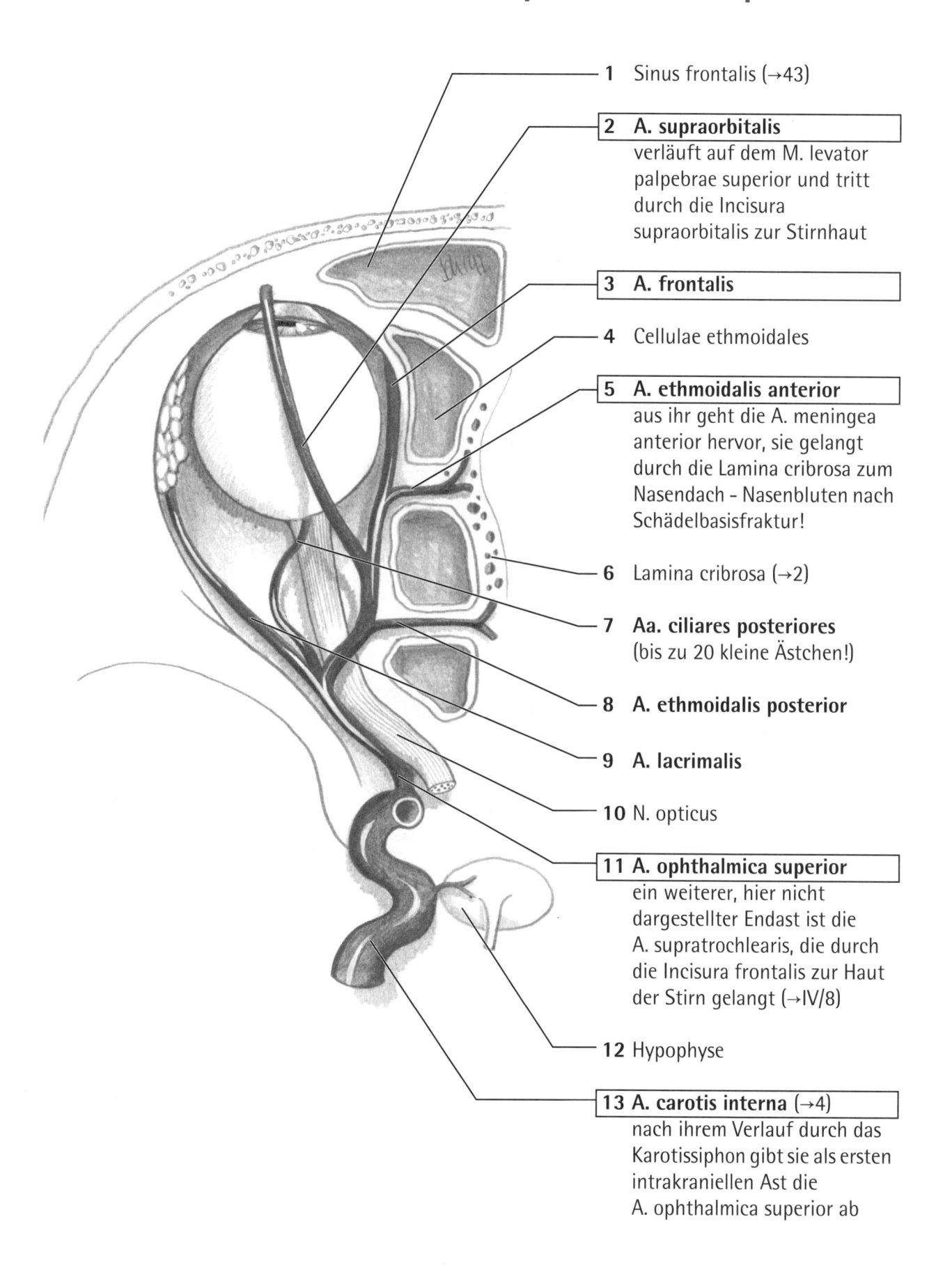

1 Sinus frontalis (→43)

**2 A. supraorbitalis**
verläuft auf dem M. levator palpebrae superior und tritt durch die Incisura supraorbitalis zur Stirnhaut

**3 A. frontalis**

4 Cellulae ethmoidales

**5 A. ethmoidalis anterior**
aus ihr geht die A. meningea anterior hervor, sie gelangt durch die Lamina cribrosa zum Nasendach - Nasenbluten nach Schädelbasisfraktur!

6 Lamina cribrosa (→2)

**7 Aa. ciliares posteriores**
(bis zu 20 kleine Ästchen!)

**8 A. ethmoidalis posterior**

**9 A. lacrimalis**

10 N. opticus

**11 A. ophthalmica superior**
ein weiterer, hier nicht dargestellter Endast ist die A. supratrochlearis, die durch die Incisura frontalis zur Haut der Stirn gelangt (→IV/8)

12 Hypophyse

**13 A. carotis interna (→4)**
nach ihrem Verlauf durch das Karotissiphon gibt sie als ersten intrakraniellen Ast die A. ophthalmica superior ab

# anatomie kit III

**Wiederholung zu: Arterien der Orbita, Arteria ophthalmica superior**

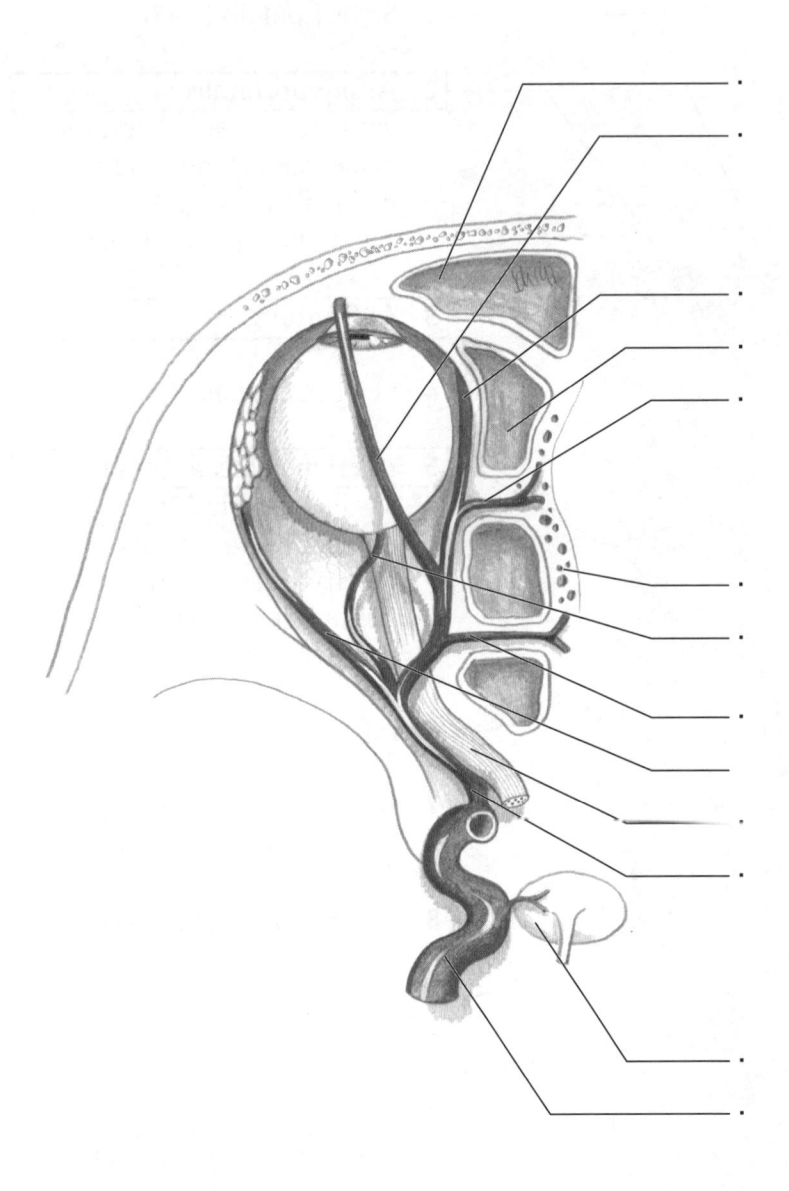

# 1. Kopf I

## Sehbahn und ihre Stationen

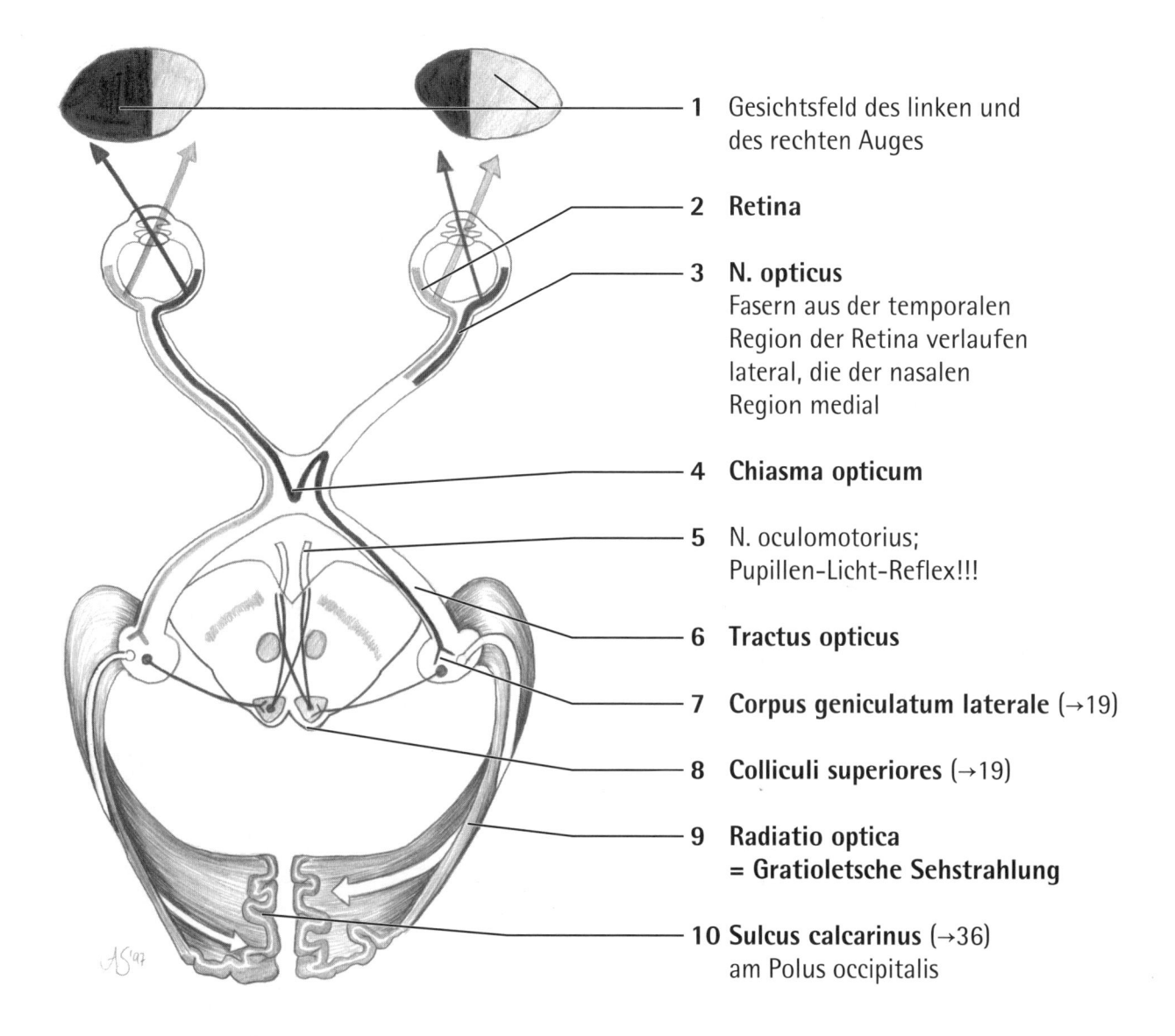

1 Gesichtsfeld des linken und des rechten Auges

2 **Retina**

3 **N. opticus**
Fasern aus der temporalen Region der Retina verlaufen lateral, die der nasalen Region medial

4 **Chiasma opticum**

5 N. oculomotorius; Pupillen-Licht-Reflex!!!

6 **Tractus opticus**

7 **Corpus geniculatum laterale** (→19)

8 **Colliculi superiores** (→19)

9 **Radiatio optica = Gratioletsche Sehstrahlung**

10 **Sulcus calcarinus** (→36) am Polus occipitalis

| Die Stationen der Sehbahn: | |
|---|---|
| 1. Neuron | Stäbchen und Zapfen in der Retina |
| 2. Neuron | Bipolare Ganglienzellen in der Retina |
| 3. Neuron | Perikaryon in der Retina, Neuriten bilden den N. opticus |
| Chiasma opticum | Die aus der nasalen Retinahälfte stammenden Fasern kreuzen zur Gegenseite und bilden zusammen mit den Fasern aus der temporalen Retinahälfte des anderen Auges den Tractus opticus |
| 4. Neuron | Perikaryon sehr überwiegend im Corpus geniculatum laterale, Neuriten bilden die Radiatio optica, die im Sehzentrum (Sulcus calcarinus) enden (Objekterkennung, Bewegungs- und Farbensehen, Raumwahrnehmung) |
| | Das 4. Neuron kann auch im Colliculus superior (Steuerung der reflektorischen Blickmotorik), im Hypothalamus (Steuerung des Schlaf-Wach-Rhythmus) oder in der Area praetectalis (Steuerung der Pupillenweite) liegen |

# anatomie kit III

## Wiederholung zu: Sehbahn und ihre Stationen

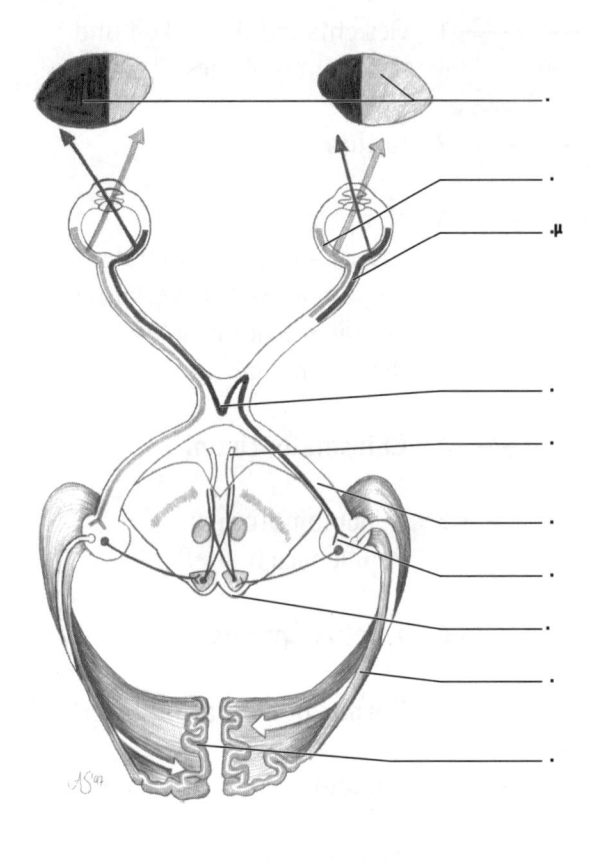

# 1. Kopf I

## Ohr

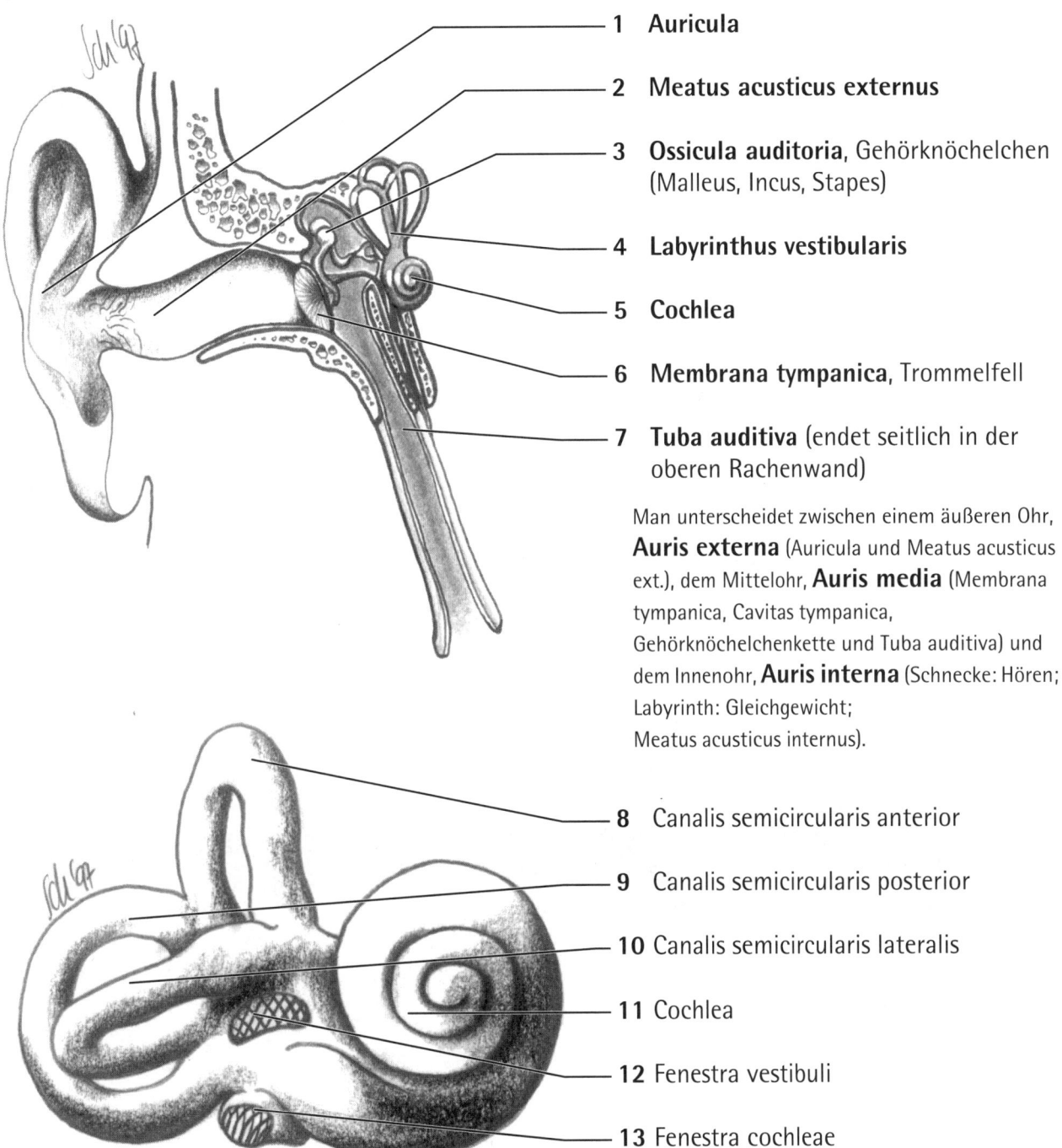

1 **Auricula**

2 **Meatus acusticus externus**

3 **Ossicula auditoria**, Gehörknöchelchen (Malleus, Incus, Stapes)

4 **Labyrinthus vestibularis**

5 **Cochlea**

6 **Membrana tympanica**, Trommelfell

7 **Tuba auditiva** (endet seitlich in der oberen Rachenwand)

Man unterscheidet zwischen einem äußeren Ohr, **Auris externa** (Auricula und Meatus acusticus ext.), dem Mittelohr, **Auris media** (Membrana tympanica, Cavitas tympanica, Gehörknöchelchenkette und Tuba auditiva) und dem Innenohr, **Auris interna** (Schnecke: Hören; Labyrinth: Gleichgewicht; Meatus acusticus internus).

8 Canalis semicircularis anterior

9 Canalis semicircularis posterior

10 Canalis semicircularis lateralis

11 Cochlea

12 Fenestra vestibuli

13 Fenestra cochleae

Die untere Zeichnung zeigt ein rechtes Labyrinth in der Ansicht von lateral vorn. Die Achse der Schnecke im Felsenbein ist von **medial-hinten-oben** nach **lateral-vorn-unten** gerichtet (→1). Die Schallwellen erreichen v.a. über Ohrmuschel und äußeren Gehörgang das Trommelfell. Dieses wird in Schwingungen versetzt, die über die Gehörknöchelchen auf das ovale Fenster (Fenestra vestibuli) weitergeleitet werden. Die Mm. tensor tympani und stapedius können die Schallübertragung etwas abschwächen (Schutz vor plötzlichen lauten Geräuschen). Der Schalldruck am ovalen Fenster führt zu einer Volumenverschiebung der Perilymphe in der Scala vestibuli und der Scala tympani und es entsteht eine sog. Wanderwelle der Endolymphe im Endolymphschlauch. Frequenzabhängig hat dieser nun einen Punkt, an dem er maximal ausgelenkt wird. Hier erfolgt die mechanoelektrische Übertragung (Ganglion cochleare - N. cochlearis).

# anatomie kit III

## Wiederholung zu: Ohr

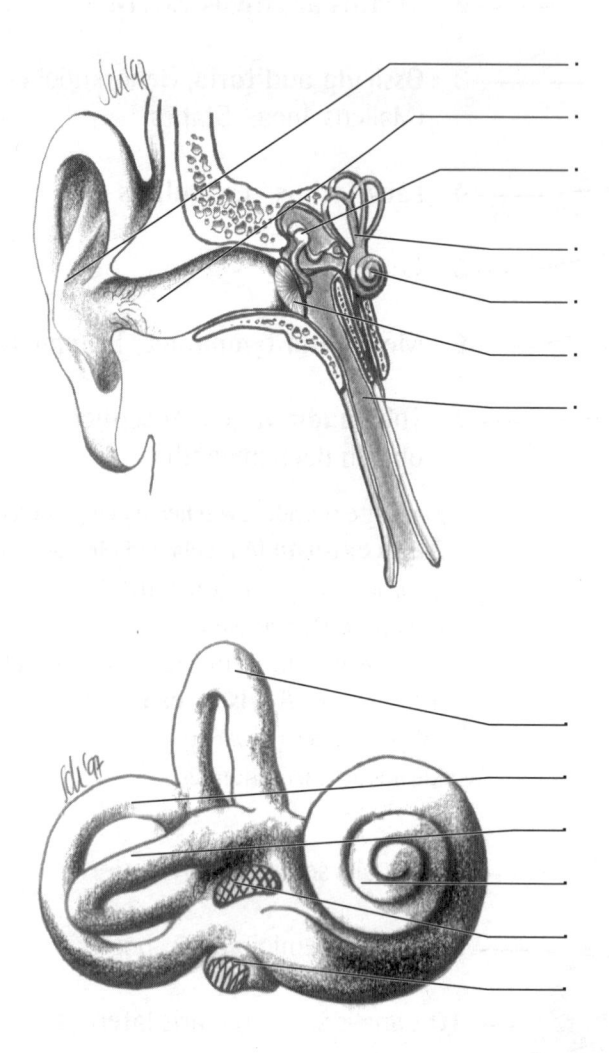

# 1. Kopf I

## Hörbahn (Ansicht von kaudal)

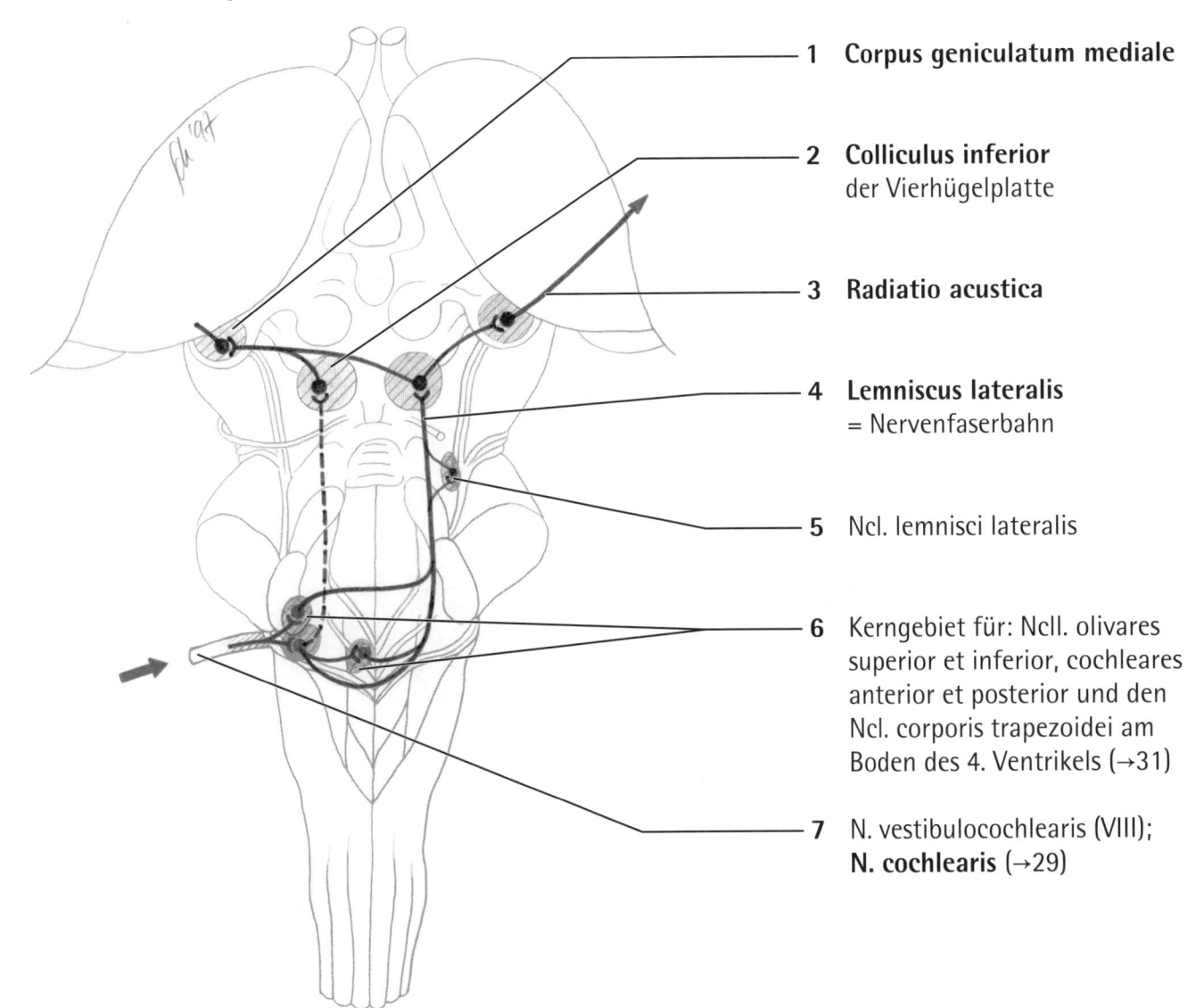

1 **Corpus geniculatum mediale**

2 **Colliculus inferior**
der Vierhügelplatte

3 **Radiatio acustica**

4 **Lemniscus lateralis**
= Nervenfaserbahn

5 Ncl. lemnisci lateralis

6 Kerngebiet für: Ncll. olivares superior et inferior, cochleares anterior et posterior und den Ncl. corporis trapezoidei am Boden des 4. Ventrikels (→31)

7 N. vestibulocochlearis (VIII); **N. cochlearis** (→29)

| Die Stationen der Hörbahn: | |
|---|---|
| 1. Neuron | Perikaryon im **Ganglion cochleare** (in der Schnecke); Neuriten bilden den **N. cochlearis**, die Fasern aus basalen Schneckenanteilen verlaufen zum Ncl. cochlearis posterior, die aus apikalen Anteilen verlaufen zum Ncl. cochlearis anterior |
| 2. Neuron | Perikarya in den **Ncll. cochleares**; Neuriten kreuzen (teilweise mit weiterer Verschaltung im Ncl. corporis trapeziodei) größtenteils zur Gegenseite und bilden den **Lemniscus lateralis**, der zum **Colliculus inferior** führt, nur sehr wenige Fasern bleiben auf der ipsilateralen Seite |
| 3./4. Neuron | Perikarya im **Colliculus inferior**, Neuriten ziehen v.a. zum **Corpus geniculatum mediale**; es gibt aber auch einige Verbindungen zum Kleinhirn und zum Colliculus superior |
| 4./5. Neuron | Perikarya hauptsächlich im **Corpus geniculatum mediale**; Neuriten bilden die **Radiatio acustica**, die in der **Heschlschen Querwindung** (eine im Temporallappen gelegene, auf die Insel zulaufende Windung) oder im **Wernicke-Sprachzentrum** im Temporallappen endet (→41). |

# anatomie kit III

## Wiederholung zu: Hörbahn (Ansicht von kaudal)

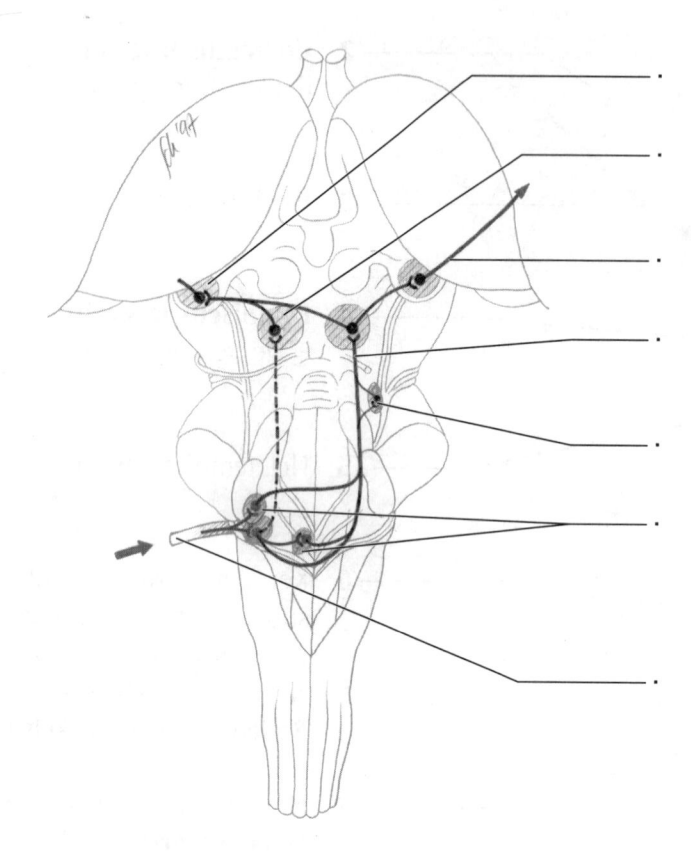

## 2. Rückenmark

# Rückenmark (Medulla spinalis) von dorsal

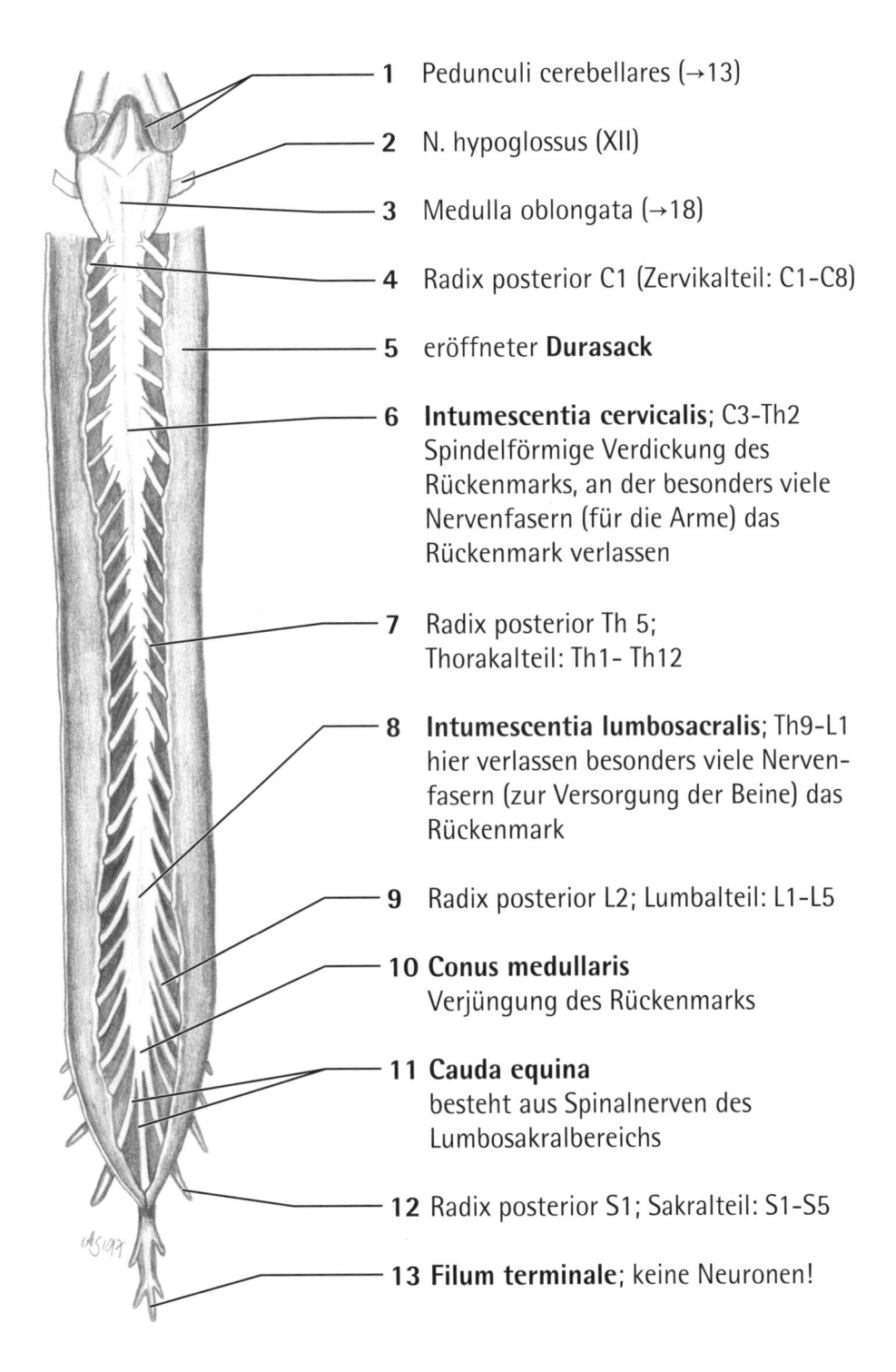

1 Pedunculi cerebellares (→13)

2 N. hypoglossus (XII)

3 Medulla oblongata (→18)

4 Radix posterior C1 (Zervikalteil: C1-C8)

5 eröffneter **Durasack**

6 **Intumescentia cervicalis**; C3-Th2
Spindelförmige Verdickung des Rückenmarks, an der besonders viele Nervenfasern (für die Arme) das Rückenmark verlassen

7 Radix posterior Th 5; Thorakalteil: Th1- Th12

8 **Intumescentia lumbosacralis**; Th9-L1 hier verlassen besonders viele Nervenfasern (zur Versorgung der Beine) das Rückenmark

9 Radix posterior L2; Lumbalteil: L1-L5

10 **Conus medullaris**
Verjüngung des Rückenmarks

11 **Cauda equina**
besteht aus Spinalnerven des Lumbosakralbereichs

12 Radix posterior S1; Sakralteil: S1-S5

13 **Filum terminale**; keine Neuronen!

Das Rückenmark, **Medulla spinalis**, sieht man hier in der Ansicht von dorsal bei eröffnetem Durasack.

Es erstreckt sich beim Erwachsenen vom Atlas bis zum 1.-2., beim Kind bis zum 3.-4. Lumbalwirbel. Darunter liegt nur noch die Cauda equina.

# anatomie kit III

## Wiederholung zu: Rückenmark (Medulla spinalis) von dorsal

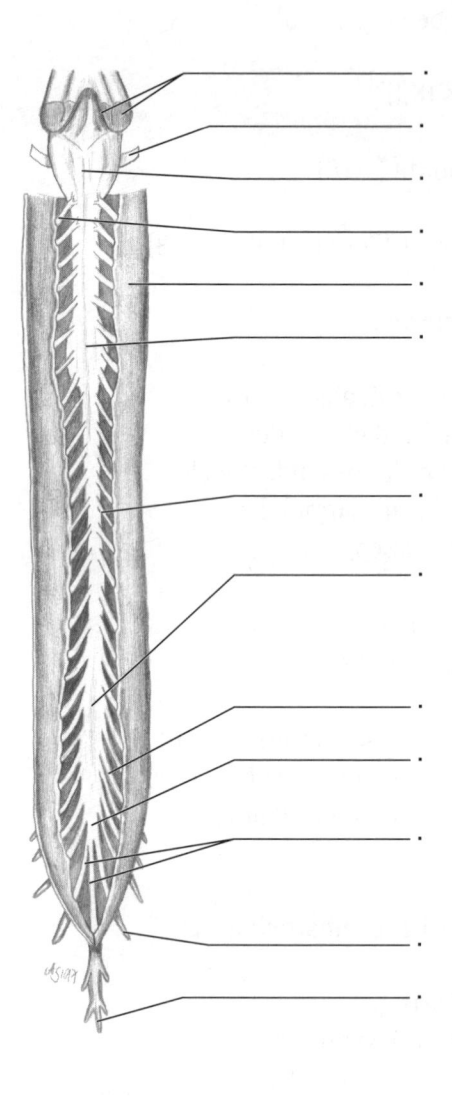

# 2. Rückenmark

## Rückenmarksnerven

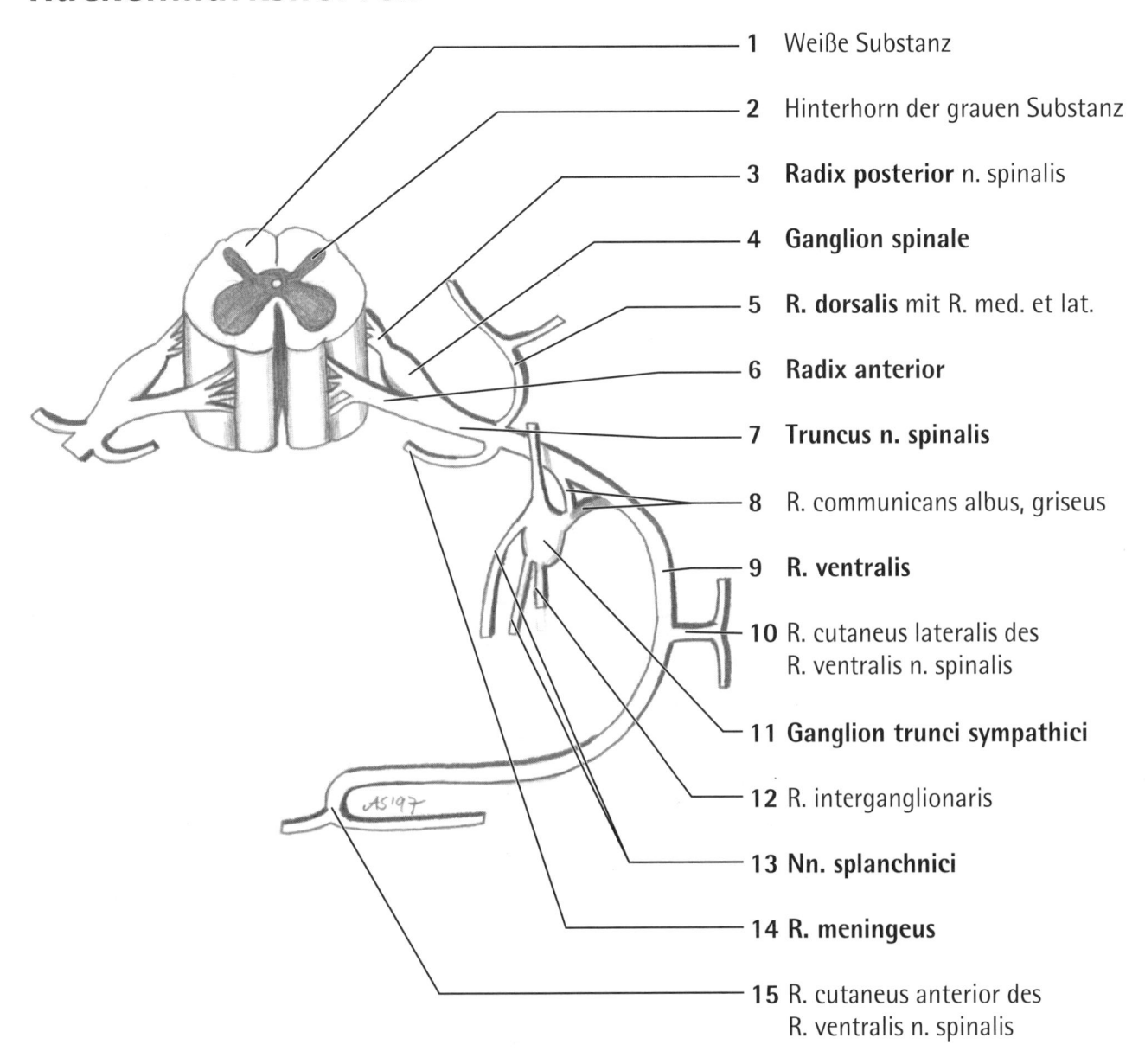

1. Weiße Substanz
2. Hinterhorn der grauen Substanz
3. **Radix posterior** n. spinalis
4. **Ganglion spinale**
5. **R. dorsalis** mit R. med. et lat.
6. **Radix anterior**
7. **Truncus n. spinalis**
8. R. communicans albus, griseus
9. **R. ventralis**
10. R. cutaneus lateralis des R. ventralis n. spinalis
11. **Ganglion trunci sympathici**
12. R. interganglionaris
13. **Nn. splanchnici**
14. **R. meningeus**
15. R. cutaneus anterior des R. ventralis n. spinalis

Aus der Vereinigung der **Radices posterior et anterior** entsteht im Foramen intervertebrale der **N. spinalis**. Die erste gemeinsame Strecke wird bis zur Aufteilung in R. dorsalis und R. ventralis als **Truncus n. spinalis** bezeichnet (ca. 1 cm lang). **Radix posterior (sensible Wurzel)** und **Radix anterior (motorische Wurzel)** sind durch die **Fila radicularia**, sehr feine Fädchen, mit dem Rückenmark verbunden. Das **Ganglion spinale** (sensibles Ganglion) liegt in der Radix dorsalis. Alle **31 Spinalnervenpaare** sind gleichartig aufgebaut! Daraus ergibt sich die **segmentale Innervation der Haut**.

| Nervenast | innervierte Strukturen |
|---|---|
| R. meningeus | Rückenmarkshäute |
| R. dorsalis | Haut neben der Wirbelsäule, autochthone Rückenmuskeln |
| R. ventralis | übrige Haut, Muskulatur von Rumpfwand, Hals und Extremitäten |

**Beachte: An der Plexusbildung ist nur der entsprechende R. ventralis beteiligt!!**

# anatomie kit III

## Wiederholung zu: Rückenmarksnerven

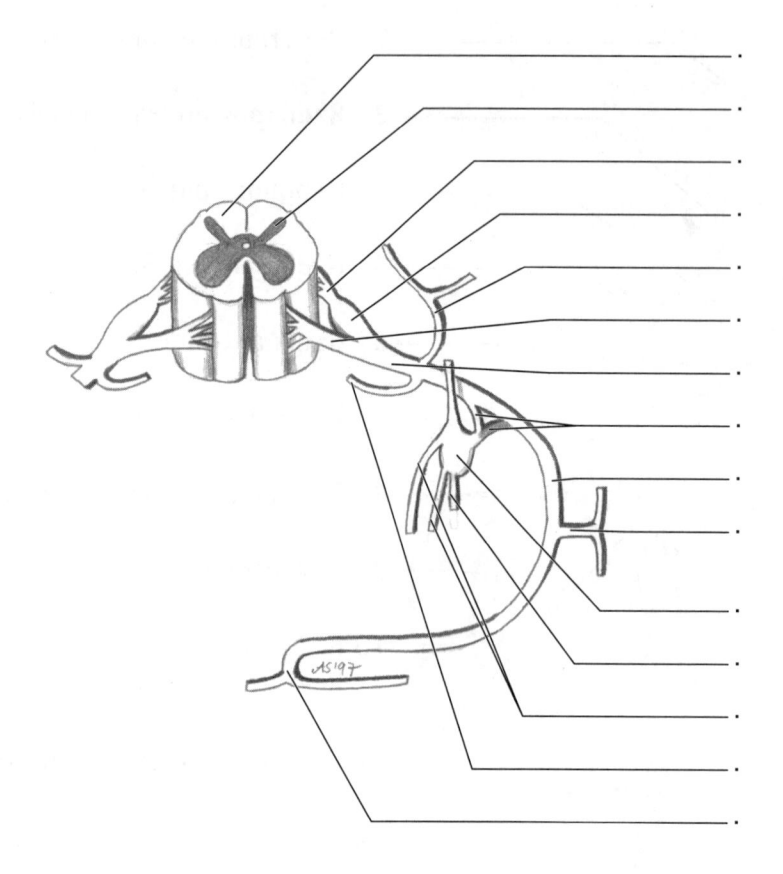

## 2. Rückenmark

# Meningen im Spinalkanal

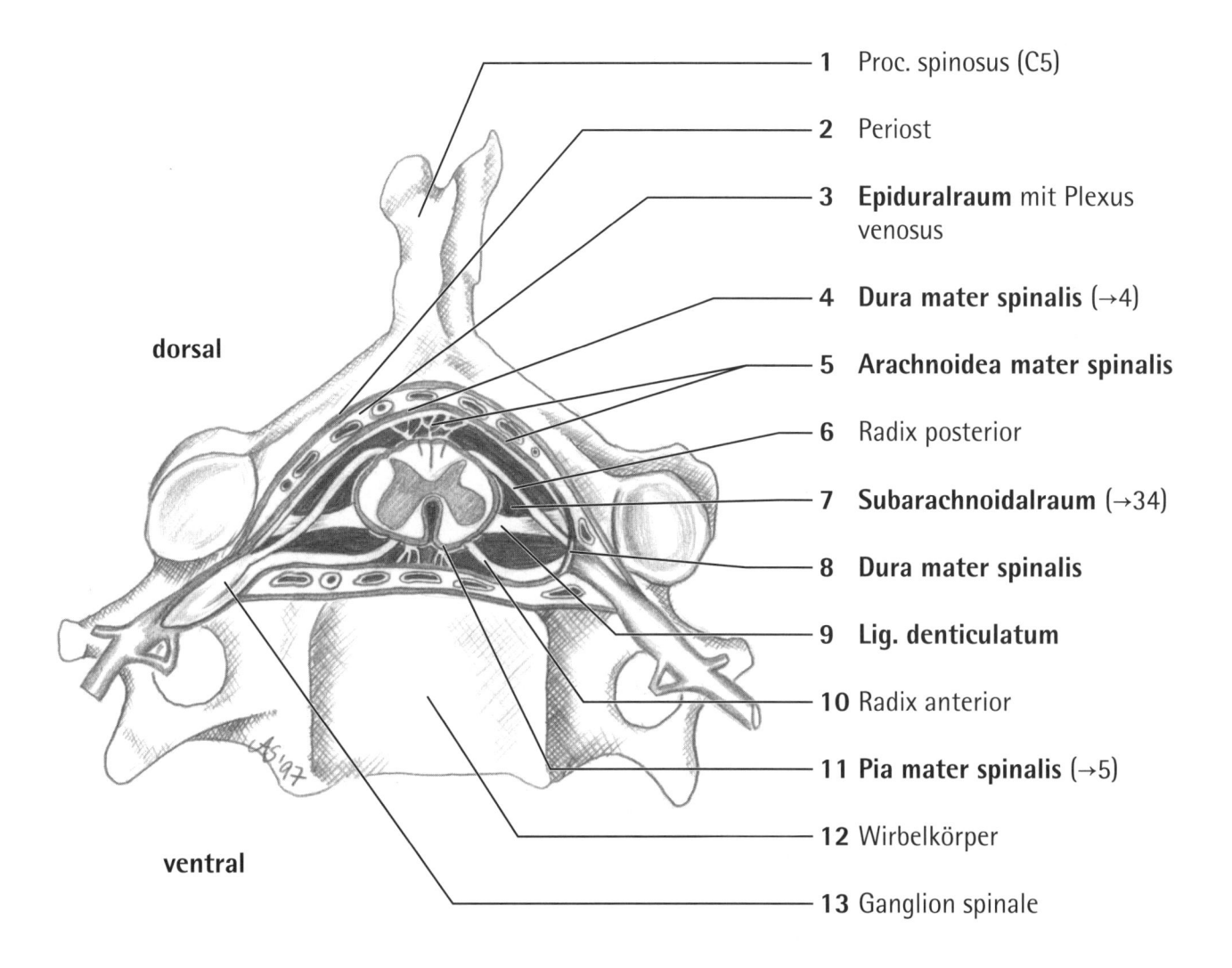

1 Proc. spinosus (C5)
2 Periost
3 **Epiduralraum** mit Plexus venosus
4 **Dura mater spinalis** (→4)
5 **Arachnoidea mater spinalis**
6 Radix posterior
7 **Subarachnoidalraum** (→34)
8 **Dura mater spinalis**
9 Lig. denticulatum
10 Radix anterior
11 **Pia mater spinalis** (→5)
12 Wirbelkörper
13 Ganglion spinale

dorsal
ventral

Die **Dura mater spinalis** ist am Foramen magnum am Knochen fixiert. Der Durasack erstreckt sich bis zum 1./2. Sakralwirbel. Auch die Spinalnervenwurzeln werden bei ihrem Austritt im Foramen intervertebrale von der Dura (und auch von der Arachnoidea) umhüllt. Beide Häute gehen dann über in das Epi- bzw. Perineurium des Nervs.

Im Gegensatz zu den Duraverhältnissen im Schädel existiert im Spinalkanal ein echter **Epiduralraum** (im Schädel sind Dura und Periost relativ fest verwachsen!). In diesem Epiduralraum liegen Venengeflechte, die Plexus venosi vertebrales interni, in einem lockeren, fasrigen Bindegewebe und in reichlich Fettgewebe (Schutzpolster!). Die Plexus venosi vertebrales interni haben Verbindung über den Plexus basilaris und den Sinus occipitalis zu Venen des Schädels (→22).

**Beachte:** Zwischen Dura mater und Arachnoidea existiert normalerweise **kein Subduralraum!!**

# anatomie kit III

## Wiederholung zu: Meningen im Spinalkanal

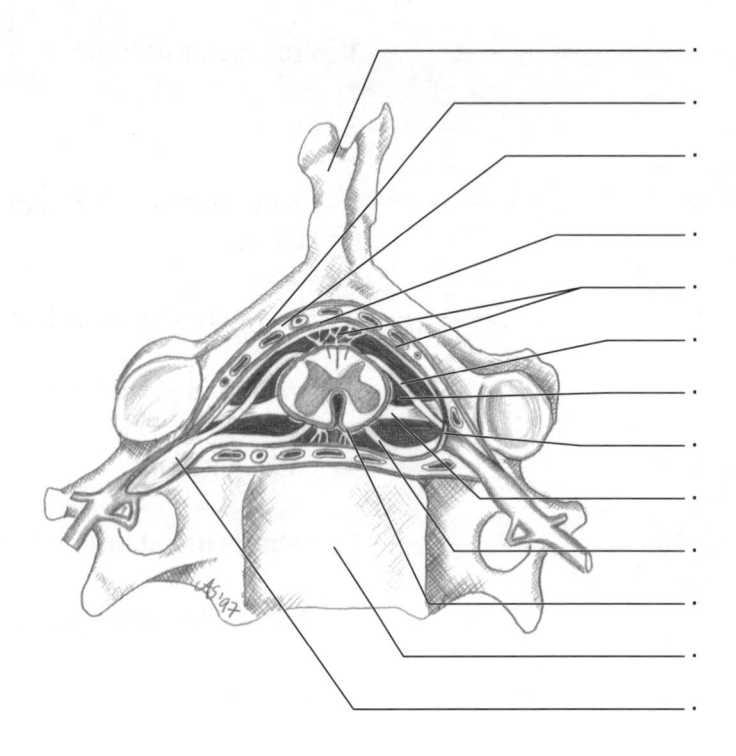

## 2. Rückenmark

# Arterien des Rückenmarks

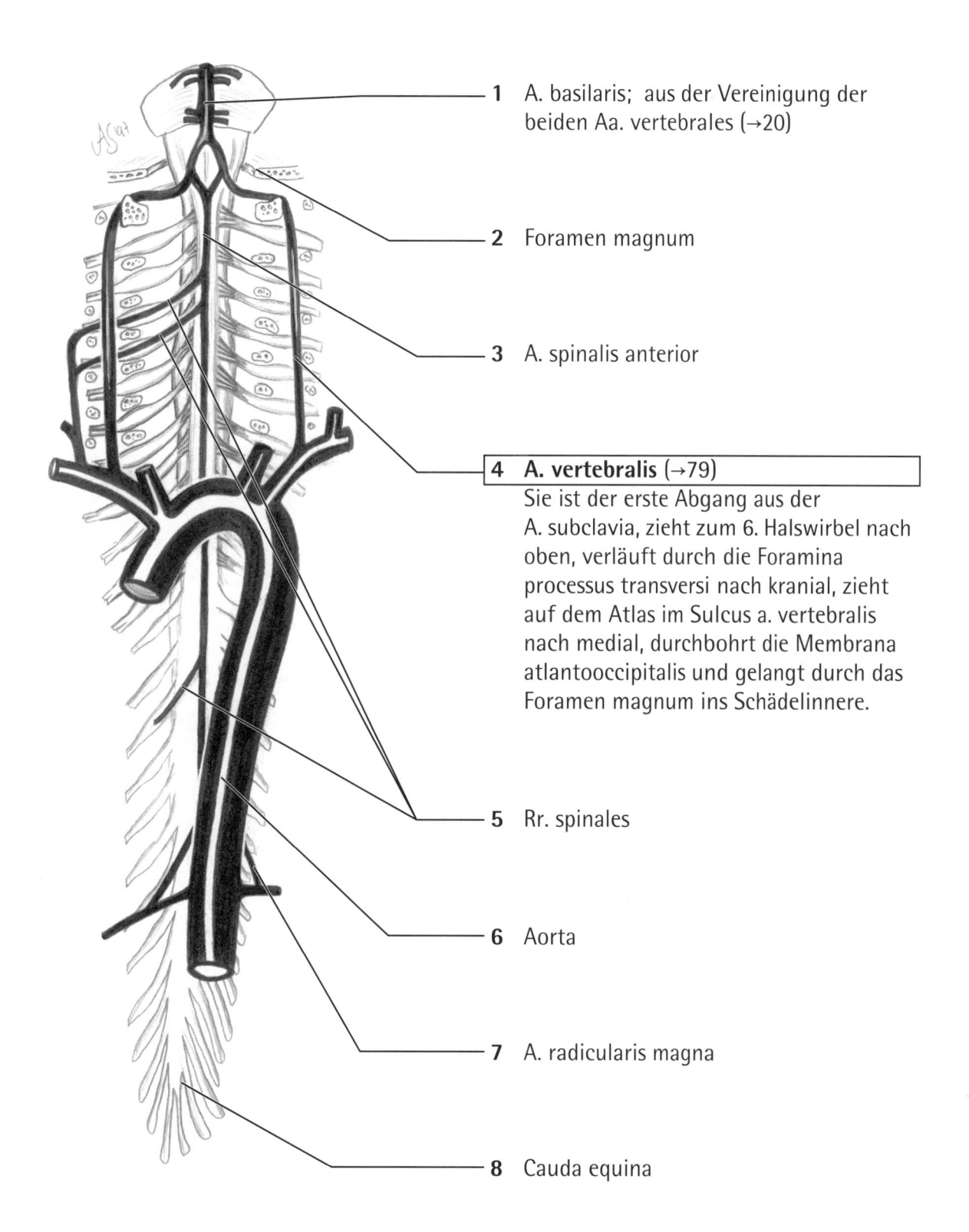

1 A. basilaris; aus der Vereinigung der beiden Aa. vertebrales (→20)

2 Foramen magnum

3 A. spinalis anterior

**4 A. vertebralis (→79)**
Sie ist der erste Abgang aus der A. subclavia, zieht zum 6. Halswirbel nach oben, verläuft durch die Foramina processus transversi nach kranial, zieht auf dem Atlas im Sulcus a. vertebralis nach medial, durchbohrt die Membrana atlantooccipitalis und gelangt durch das Foramen magnum ins Schädelinnere.

5 Rr. spinales

6 Aorta

7 A. radicularis magna

8 Cauda equina

# anatomie kit III

## Wiederholung zu: Arterien des Rückenmarks

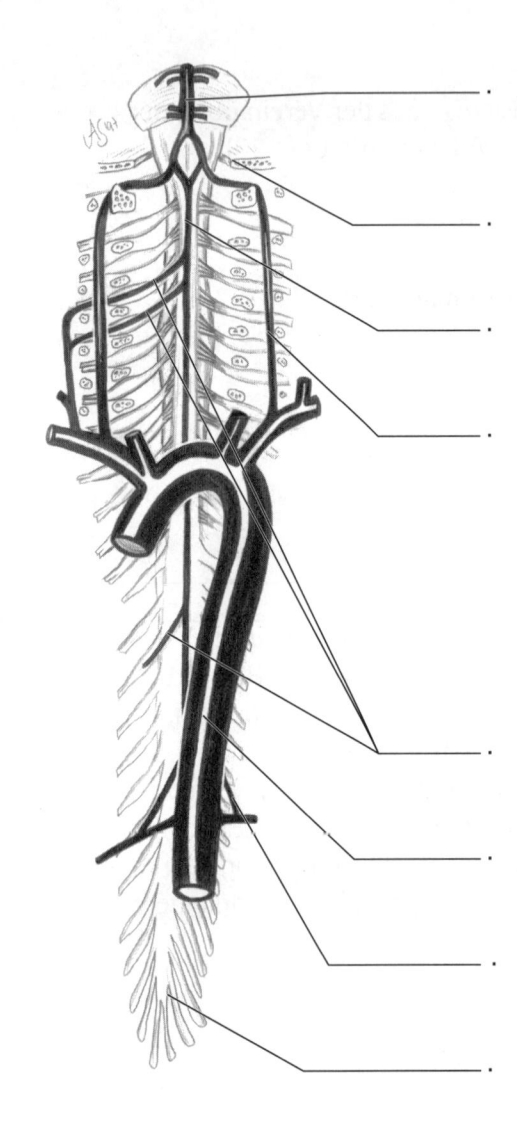

# 2. Rückenmark

## Rückenmarksquerschnitte verschiedener Ebenen

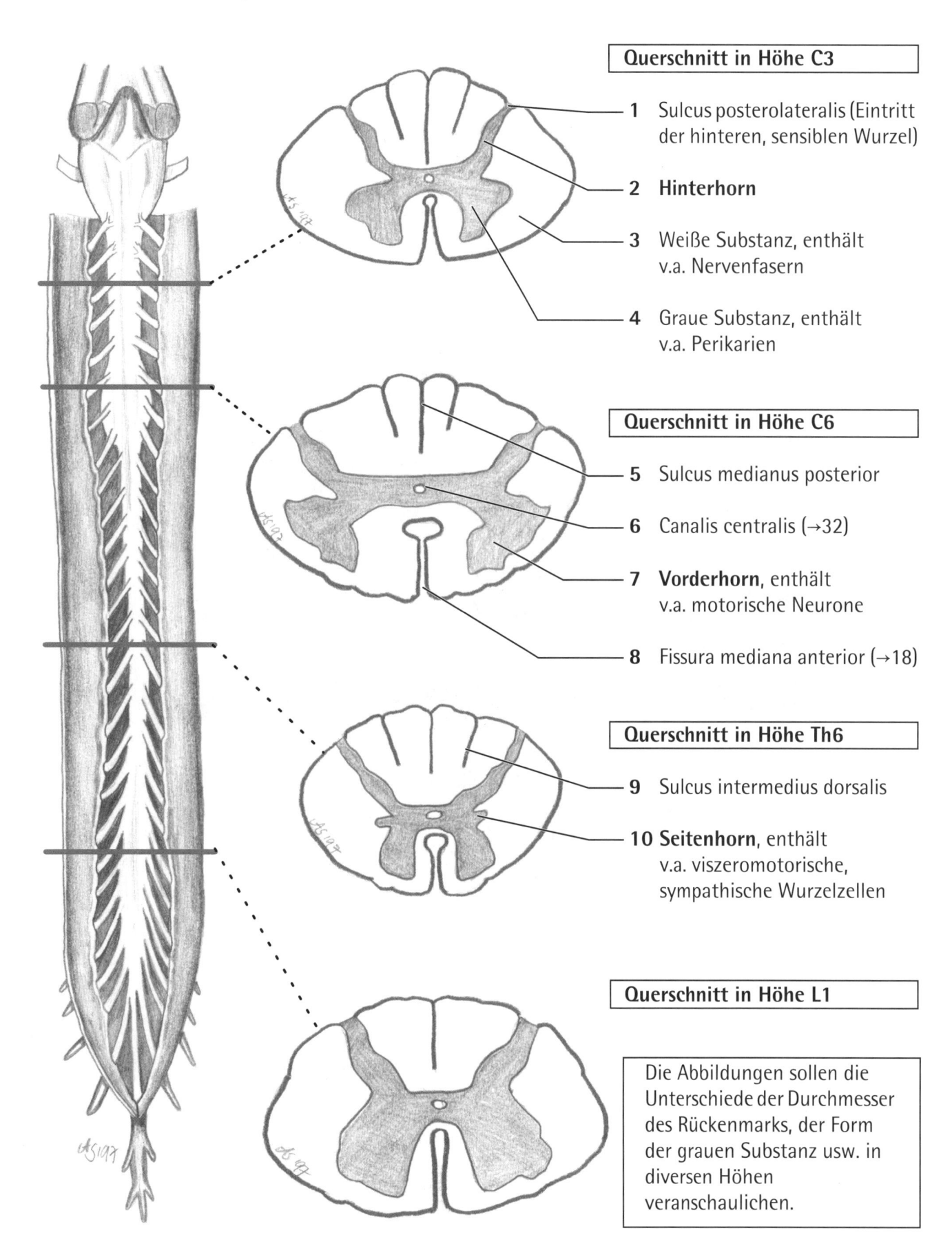

### Querschnitt in Höhe C3

1 Sulcus posterolateralis (Eintritt der hinteren, sensiblen Wurzel)
2 **Hinterhorn**
3 Weiße Substanz, enthält v.a. Nervenfasern
4 Graue Substanz, enthält v.a. Perikarien

### Querschnitt in Höhe C6

5 Sulcus medianus posterior
6 Canalis centralis (→32)
7 **Vorderhorn**, enthält v.a. motorische Neurone
8 Fissura mediana anterior (→18)

### Querschnitt in Höhe Th6

9 Sulcus intermedius dorsalis
10 **Seitenhorn**, enthält v.a. viszeromotorische, sympathische Wurzelzellen

### Querschnitt in Höhe L1

Die Abbildungen sollen die Unterschiede der Durchmesser des Rückenmarks, der Form der grauen Substanz usw. in diversen Höhen veranschaulichen.

Börm Bruckmeier Verlag

# anatomie kit III

## Wiederholung zu: Rückenmarksquerschnitte verschiedener Ebenen

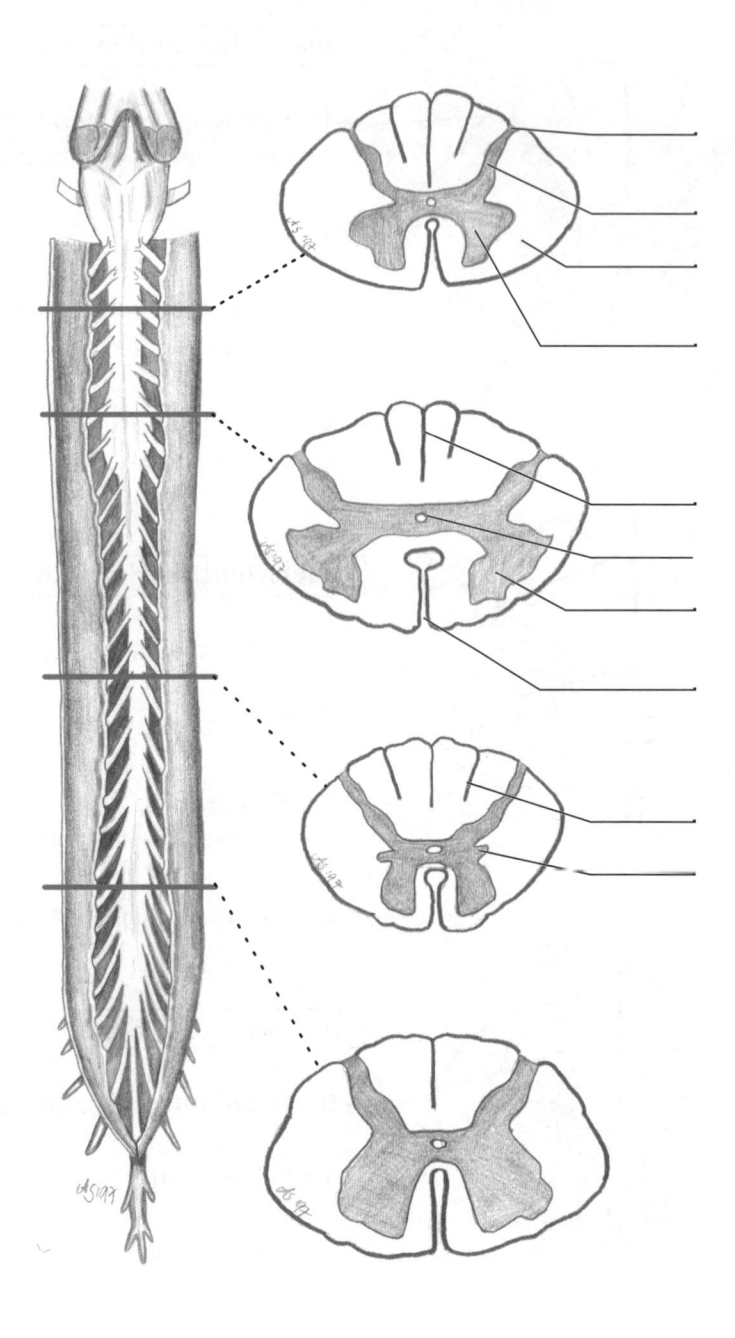

## 2. Rückenmark

# Aufsteigende Bahnen des Rückenmarks

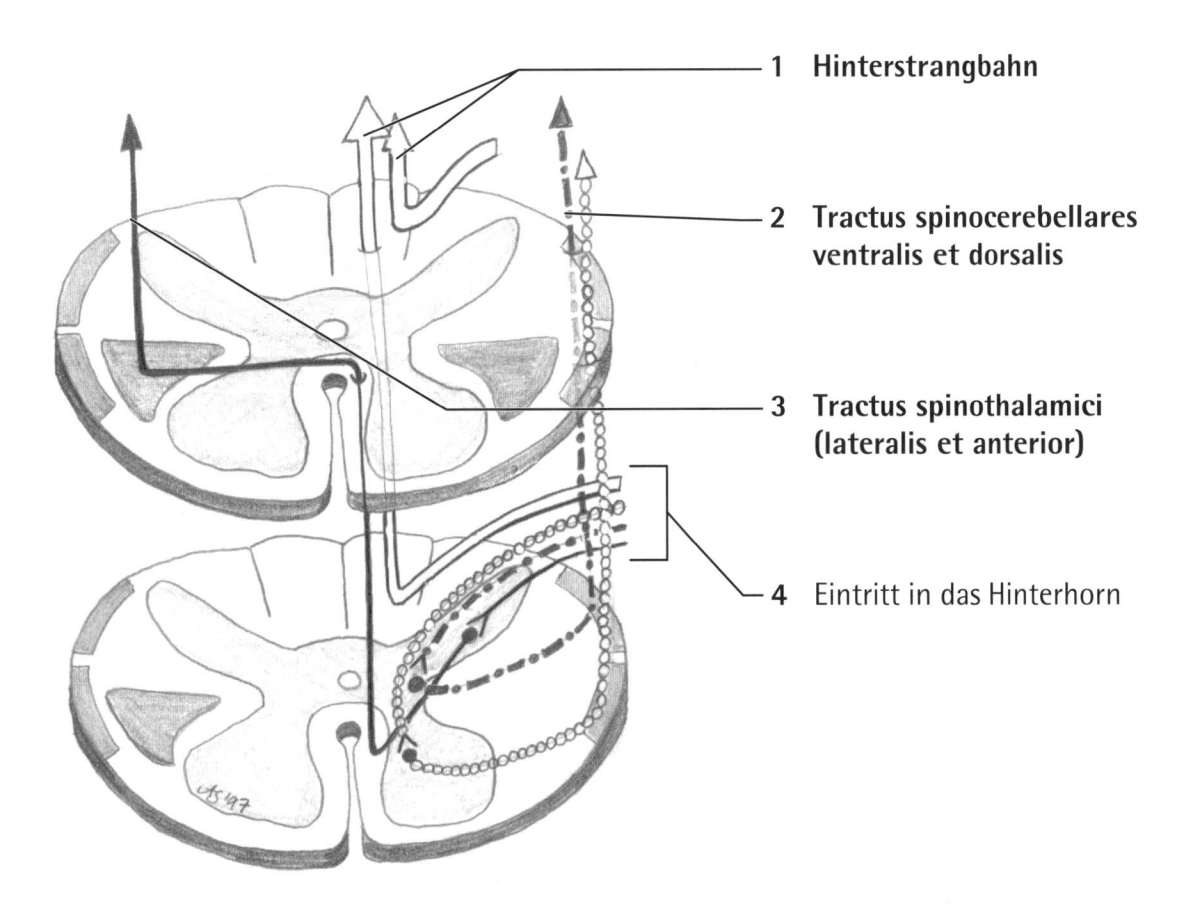

1 Hinterstrangbahn

2 Tractus spinocerebellares ventralis et dorsalis

3 Tractus spinothalamici (lateralis et anterior)

4 Eintritt in das Hinterhorn

| | |
|---|---|
| **Tractus spinothalamicus:** **Protopathische Sensibilität:** Schmerz, Temperatur | **1. Neuron**: Perikaryon im Ganglion spinale, Neurit zieht ins Rückenmark - im Hinterhorn Umschaltung auf das **2. Neuron**, Neuriten des 2. Neurons kreuzen, nachdem sie 1-2 Segmente ungekreuzt nach kranial gezogen sind, in der Commissura grisea et alba zur Gegenseite - Vereinigung zum Tractus spinothalamicus lateralis bzw. anterior - Thalamus - Gyrus postcentralis. |
| **Hinterstrangbahn; Funiculus dorsalis** **Epikritische Sensibilität** Differenzierung von Druck und Berührung, Vibration und Lagesinn | **1. Neuron**: Perikaryon im Ganglion spinale, Neurit zieht ins Rückenmark und ungekreuzt nach kranial - Umschaltung auf das **2. Neuron** in den Hinterstrangkernen der Medulla oblongata - Neuriten kreuzen in der Mitte der Medulla oblongata zur Gegenseite und ziehen als Lemniscus med. zu - Thalamus - Großhirnrinde. Der **Funiculus dorsalis** besteht aus den **Funiculi gracilis** (medial gelegen) et **cuneatus** (lateral gelegen). |
| **Tractus spinocerebellares ventralis et dorsalis** **Unbewußte Tiefensensibilität** | **1. Neuron**: Perikaryon im Ganglion spinale, Neurit zieht ins Rückenmark und wird auf das **2. Neuron** umgeschaltet - Neurit des 2. Neurons kann 2 verschiedene Verläufe nehmen: a) Kreuzung zur Gegenseite, Verlauf zur Medulla oblongata und zur Pons und Eintritt in das Kleinhirn über den Pedunculus cerebellaris superior (Tractus spinocerebellaris ventralis); b) die Fasern kreuzen nicht und erreichen somit über den ipsilateralen Pedunculus cerebellaris inferior das Kleinhirn (Tractus spinocerebellaris dorsalis). |

# anatomie kit III

## Wiederholung zu: Aufsteigende Bahnen des Rückenmarks

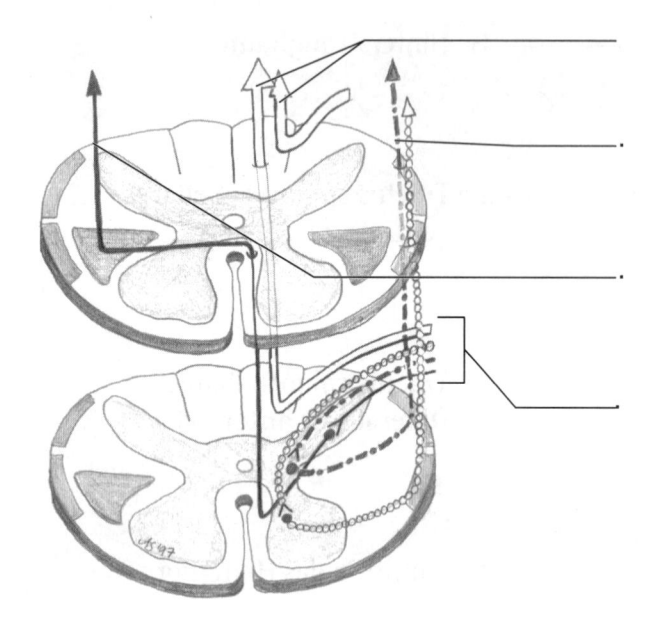

# 3. Regio glutaea

## Regio glutaealis von Mann und Frau

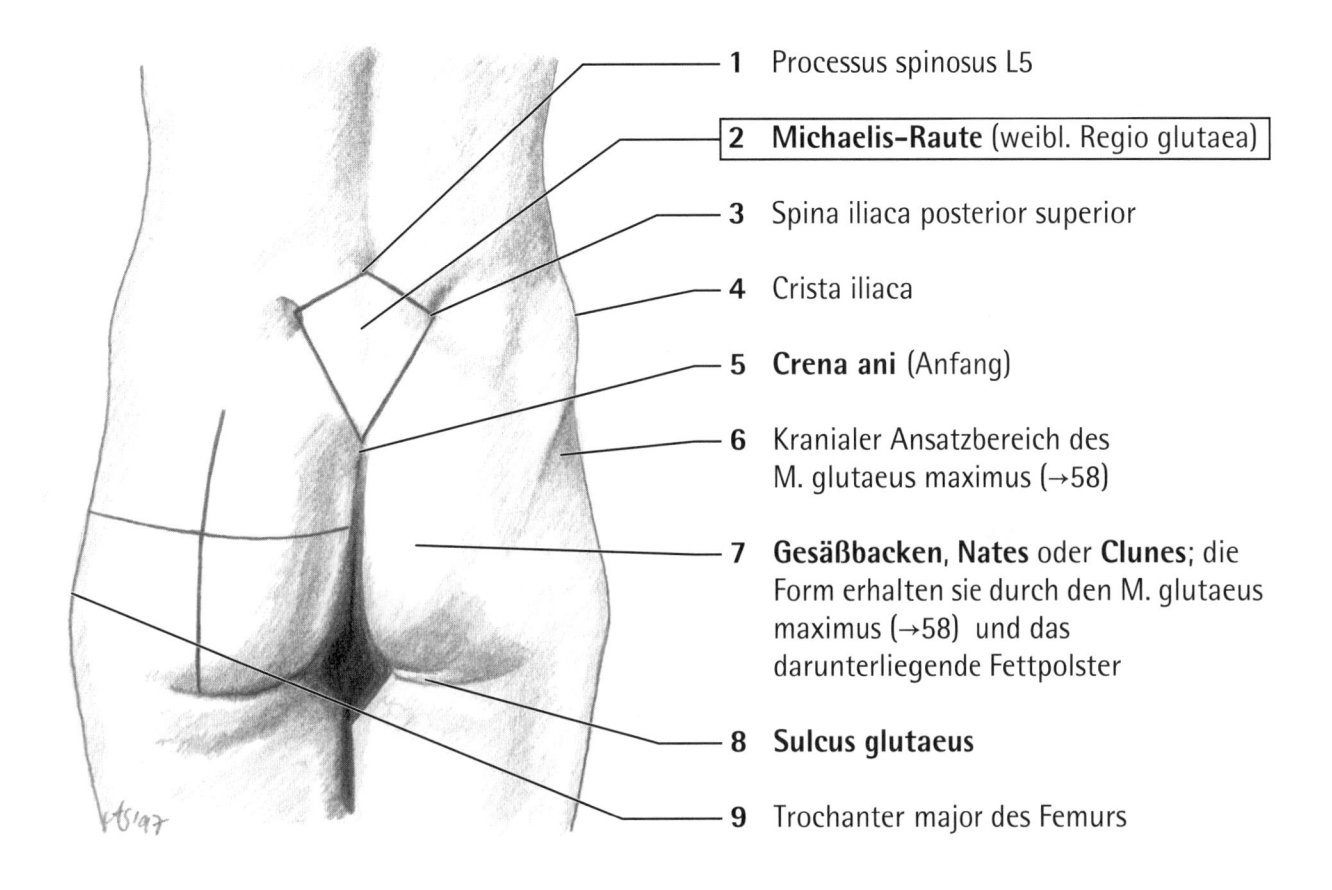

1 Processus spinosus L5

2 **Michaelis-Raute** (weibl. Regio glutaea)

3 Spina iliaca posterior superior

4 Crista iliaca

5 **Crena ani** (Anfang)

6 Kranialer Ansatzbereich des M. glutaeus maximus (→58)

7 **Gesäßbacken**, **Nates** oder **Clunes**; die Form erhalten sie durch den M. glutaeus maximus (→58) und das darunterliegende Fettpolster

8 **Sulcus glutaeus**

9 Trochanter major des Femurs

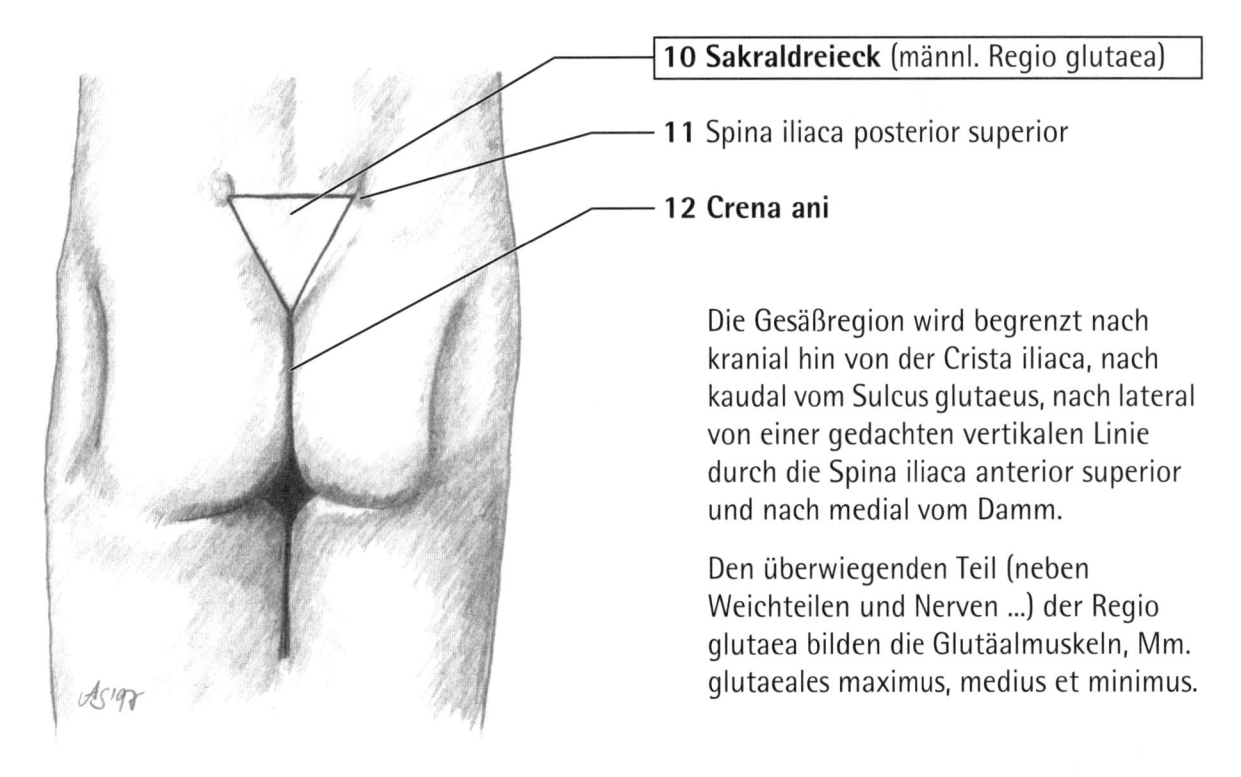

10 **Sakraldreieck** (männl. Regio glutaea)

11 Spina iliaca posterior superior

12 **Crena ani**

Die Gesäßregion wird begrenzt nach kranial hin von der Crista iliaca, nach kaudal vom Sulcus glutaeus, nach lateral von einer gedachten vertikalen Linie durch die Spina iliaca anterior superior und nach medial vom Damm.

Den überwiegenden Teil (neben Weichteilen und Nerven ...) der Regio glutaea bilden die Glutäalmuskeln, Mm. glutaeales maximus, medius et minimus.

# anatomie kit III

## Wiederholung zu: Regio glutaealis von Mann und Frau

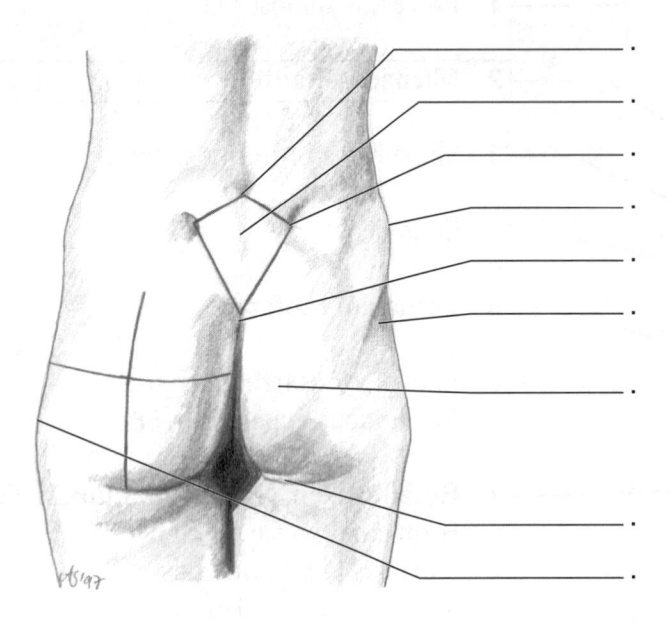

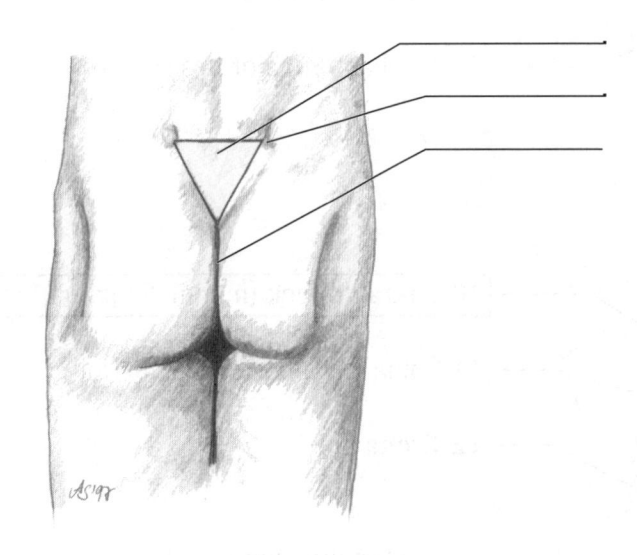

## 3. Regio glutaea

# Musculi glutaei von dorsal

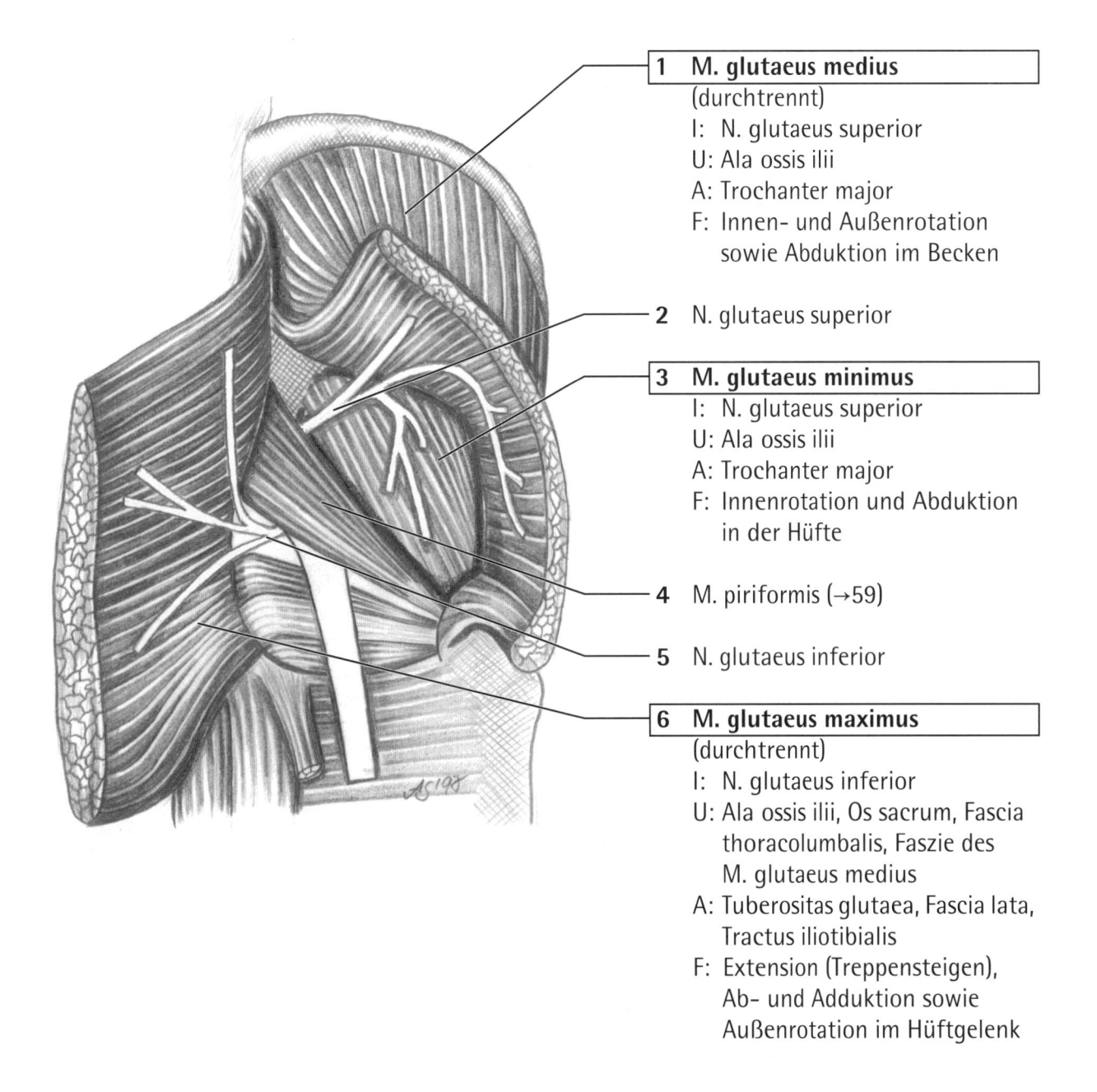

**1 M. glutaeus medius**
(durchtrennt)
I: N. glutaeus superior
U: Ala ossis ilii
A: Trochanter major
F: Innen- und Außenrotation sowie Abduktion im Becken

2 N. glutaeus superior

**3 M. glutaeus minimus**
I: N. glutaeus superior
U: Ala ossis ilii
A: Trochanter major
F: Innenrotation und Abduktion in der Hüfte

4 M. piriformis (→59)

5 N. glutaeus inferior

**6 M. glutaeus maximus**
(durchtrennt)
I: N. glutaeus inferior
U: Ala ossis ilii, Os sacrum, Fascia thoracolumbalis, Faszie des M. glutaeus medius
A: Tuberositas glutaea, Fascia lata, Tractus iliotibialis
F: Extension (Treppensteigen), Ab- und Adduktion sowie Außenrotation im Hüftgelenk

| Foramen | durchtretende Strukturen |
|---|---|
| Foramen suprapiriforme | A., V. und N. glutaeus superior |
| Foramen infrapiriforme | A., V. und N. glutaeus inferior<br>A., V. und N. pudendus internus<br>N. ischiadicus und N. cutaneus femoris posterior |
| Foramen ischiadicum minus (→II/56) | A., V. und N. pudendus internus (→64); sie ziehen hier wieder in das Becken und verlaufen im Alcockschen Kanal (→62) |

Die obige Darstellung zeigt anschaulich, welche Muskeln von den Nn. glutaei superior et inferior versorgt werden.

# anatomie kit III

## Wiederholung zu: Musculi glutaei von dorsal

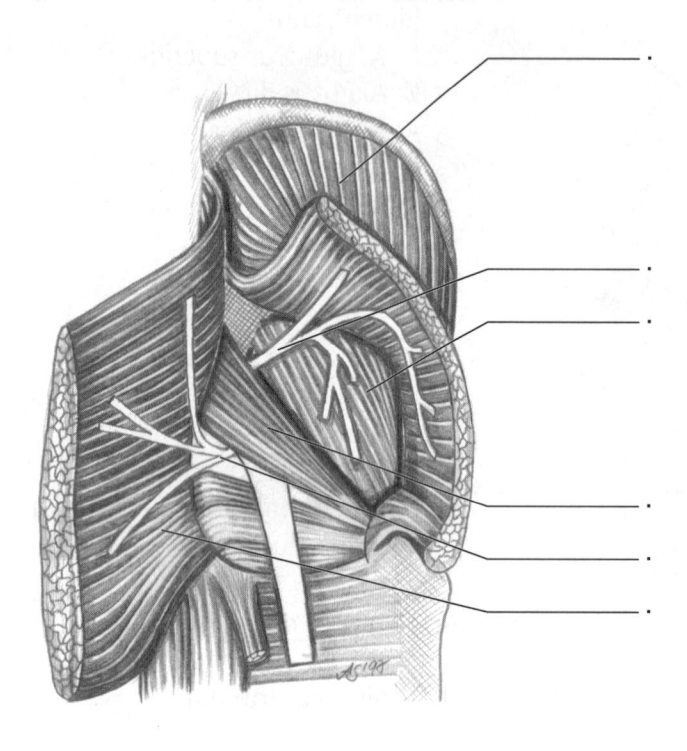

# 3. Regio glutaea

## Muskeln der Regio glutaealis von dorsal

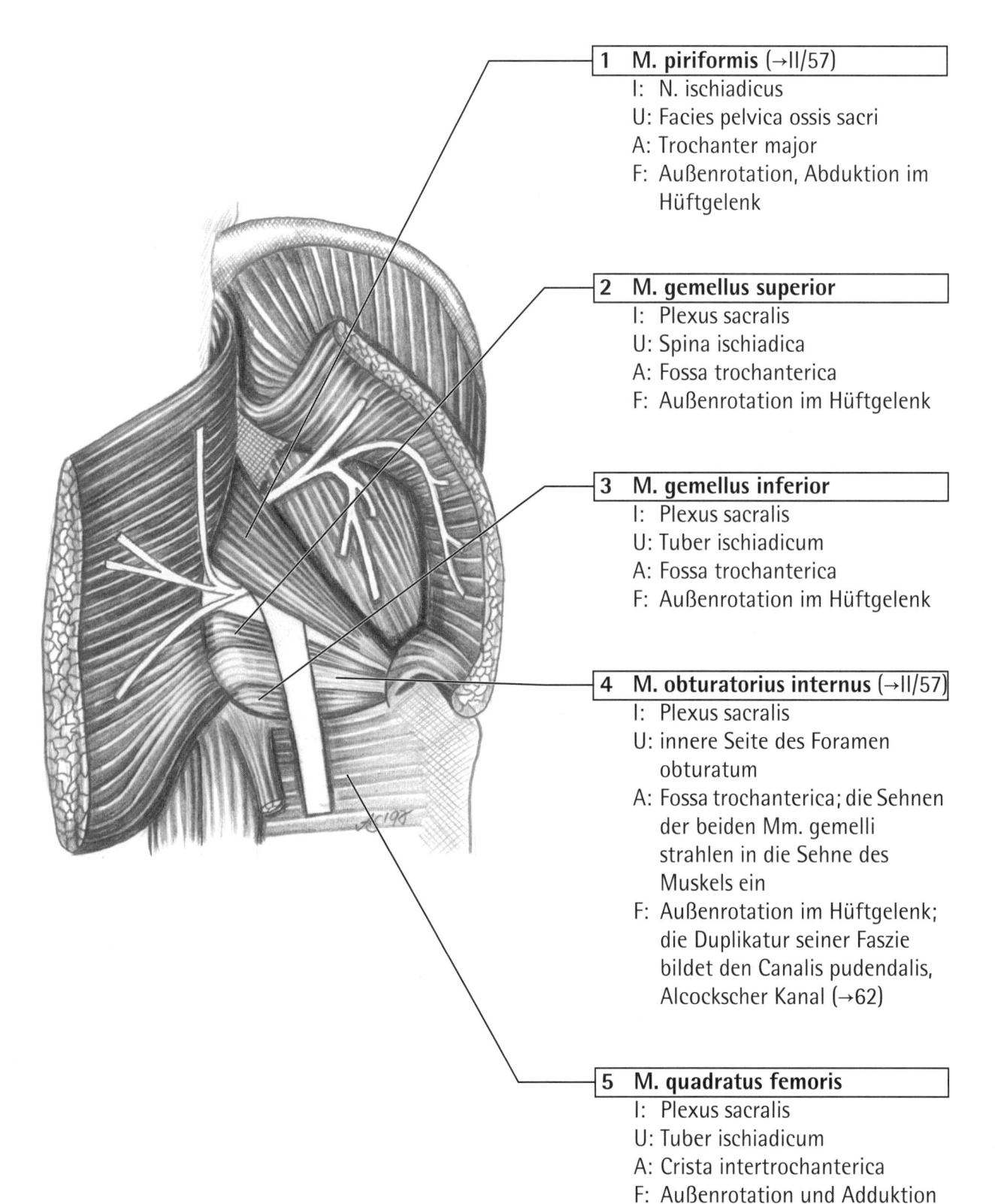

**1 M. piriformis (→II/57)**
- I: N. ischiadicus
- U: Facies pelvica ossis sacri
- A: Trochanter major
- F: Außenrotation, Abduktion im Hüftgelenk

**2 M. gemellus superior**
- I: Plexus sacralis
- U: Spina ischiadica
- A: Fossa trochanterica
- F: Außenrotation im Hüftgelenk

**3 M. gemellus inferior**
- I: Plexus sacralis
- U: Tuber ischiadicum
- A: Fossa trochanterica
- F: Außenrotation im Hüftgelenk

**4 M. obturatorius internus (→II/57)**
- I: Plexus sacralis
- U: innere Seite des Foramen obturatum
- A: Fossa trochanterica; die Sehnen der beiden Mm. gemelli strahlen in die Sehne des Muskels ein
- F: Außenrotation im Hüftgelenk; die Duplikatur seiner Faszie bildet den Canalis pudendalis, Alcockscher Kanal (→62)

**5 M. quadratus femoris**
- I: Plexus sacralis
- U: Tuber ischiadicum
- A: Crista intertrochanterica
- F: Außenrotation und Adduktion im Hüftgelenk

# anatomie kit III

## Wiederholung zu: Muskeln der Regio glutaealis von dorsal

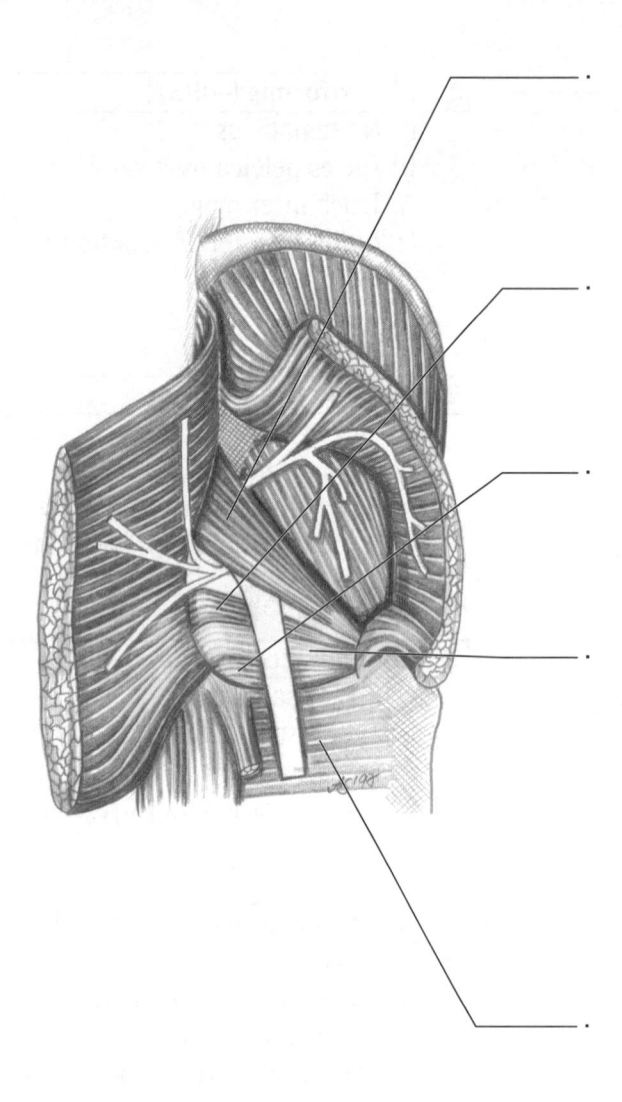

# 3. Regio glutaea

## Trendelenburgsches Zeichen

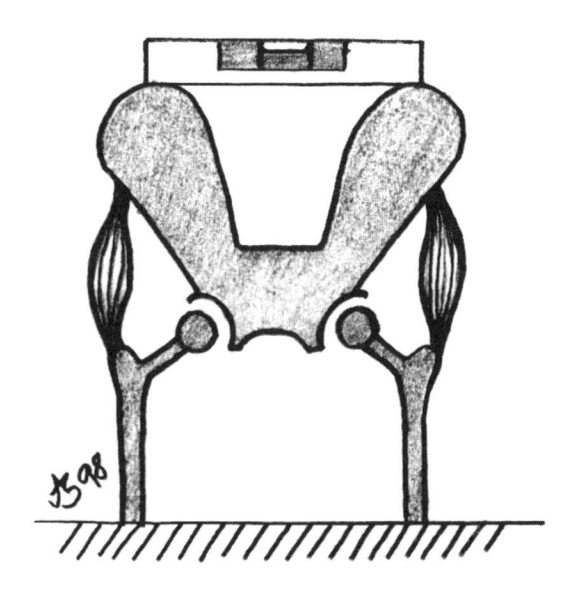

**Klinischer Hinweis**

**Die Mm. glutaei fixieren die Stellung des Beckens gegenüber dem Standbein** (also dem Bein, auf dem das Körpergewicht ruht). In diesem Beispiel seien die **rechten** Mm. glutaei geschädigt. Ruht das Körpergewicht auf beiden Beinen, so brauchen die Mm. glutaei nicht in Aktion zu treten, um das Becken in seiner horizontalen Stellung zu halten, der Funktionsausfall der Glutäusgruppe tritt nicht in Erscheinung.

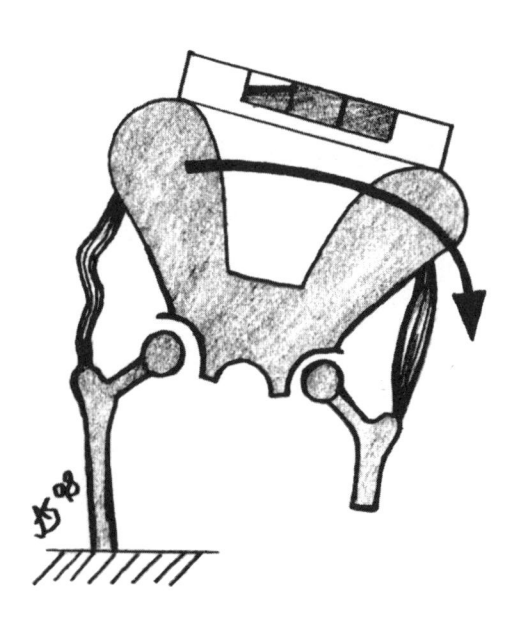

Ist nun das rechte Bein das Standbein und das linke das Spielbein, so bewirken die rechten Mm. glutaei, daß das Becken in seiner horizontalen Stellung bleibt. Tritt eine **Schwäche oder Lähmung** der rechten **Mm. glutaei** auf, so sind sie nicht mehr fähig, das Becken zu fixieren. Es kippt zur gesunden Seite ab. Der Kliniker bezeichnet dies als **positives Trendelenburgsches Zeichen**. Ebenfalls einen positiven Befund kann man bei einer Hüftgelenksluxation erheben.

# anatomie kit III

## Wiederholung zu: Trendelenburgsches Zeichen

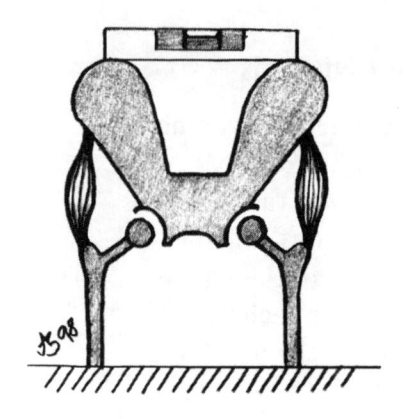

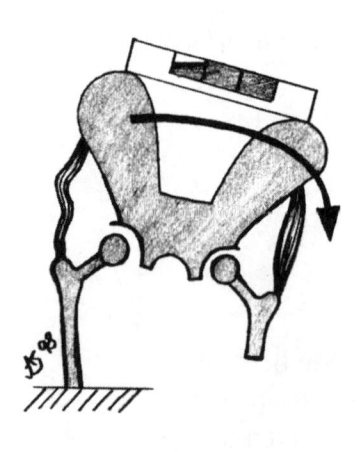

## 3. Regio glutaea

# Intramuskuläre Injektion (i.m.)

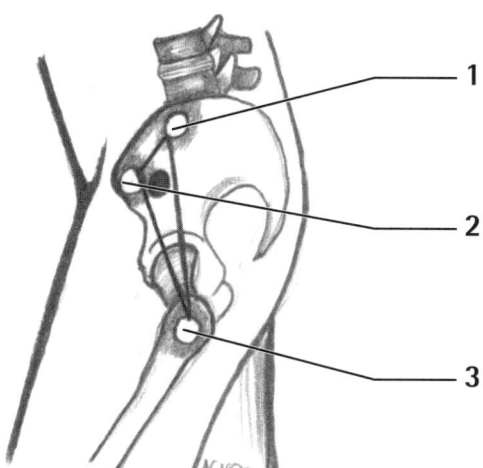

1 Eminentia cristae iliacae

2 Spina iliaca anterior superior

3 Trochanter major

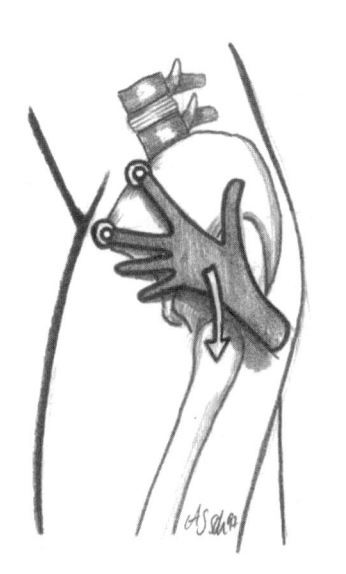

### Klinischer Hinweis

Um eine i.m. Injektion richtig zu plazieren und die Verletzung von Nerven und Gefäßen zu vermeiden, ist bei der **Methode nach von Hochstetter** wie folgt vorzugehen:

Der Patient liegt mit angezogenen Beinen auf der Seite. Man sucht mit Zeige- und Mittelfinger die Spina iliaca anterior superior und die Eminentia cristae iliacae auf. Der Handballen muß auf dem Trochanter major liegen, weswegen die Hand unter Beibehaltung des Winkels zwischen Zeige- und Mittelfinger ca. 2 cm in der auf der Zeichnung angegebenen Richtung verschoben wird. Der Mittelfinger bleibt dabei auf der Spina iliaca anterior superior liegen. Zwischen den gespreizten Fingern befindet sich nun die Fläche, in die der Einstich erfolgt.

Die Nadel zeigt nicht direkt auf die Körperachse, sondern etwas nach ventral und kranial. Um die Punktion eines Blutgefäßes auszuschließen, aspiriert man zur Kontrolle, wobei keine Blutspuren in der Spritze zu sehen sein dürfen. Klinische Studien haben gezeigt, daß ein hoher Prozentsatz der i.m. Injektionen fälschlich nicht im M. glutaeus medius, sondern im subkutanen Fettgewebe instilliert werden. Wichtig ist daher eine nicht zu geringe Einstichtiefe.

Eine weitere Vorgehensweise ist die **Cristamethode nach Sachtleben**. Die Injektionsstelle liegt 3 Querfinger unterhalb des Beckenkamms auf einer gedachten Linie zwischen Trochanter major und Eminentia cristae iliacae.

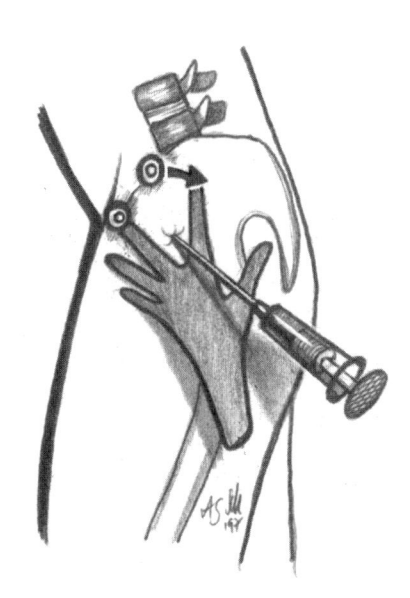

**anatomie kit III**

# Wiederholung zu: Intramuskuläre Injektion (i.m.)

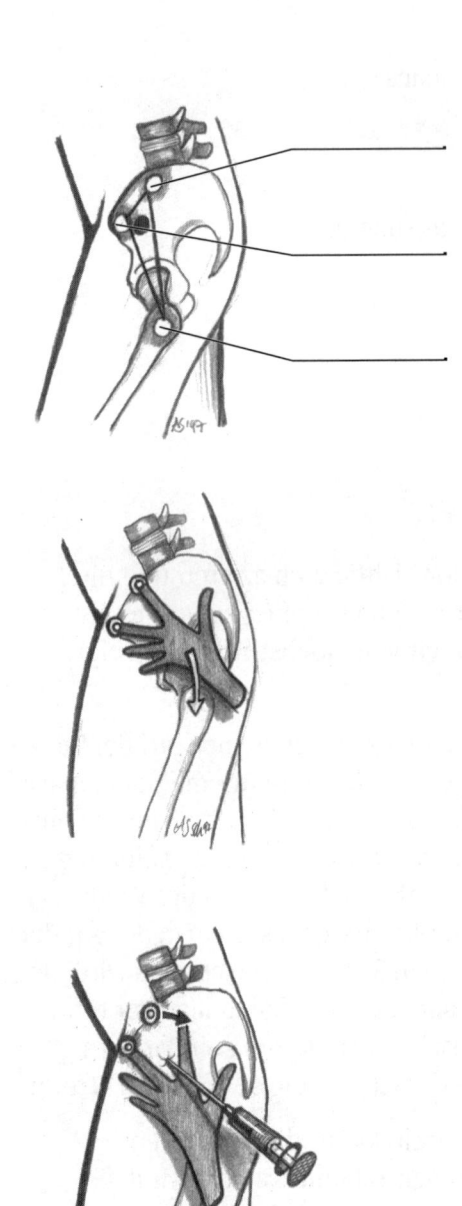

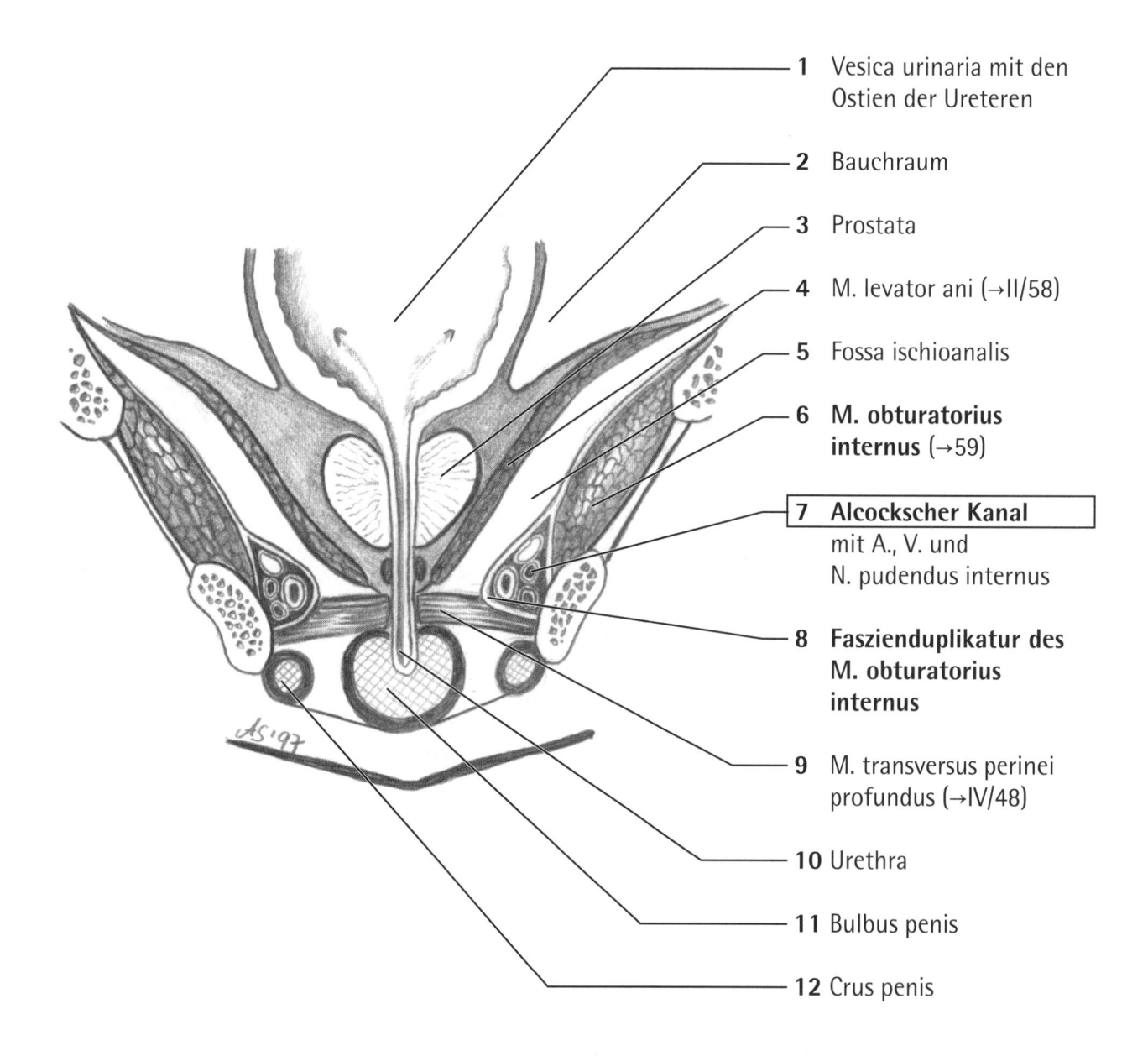

## 4. Regio femoris posterior I    62

# Alcockscher Kanal

1 Vesica urinaria mit den Ostien der Ureteren

2 Bauchraum

3 Prostata

4 M. levator ani (→II/58)

5 Fossa ischioanalis

6 **M. obturatorius internus** (→59)

7 **Alcockscher Kanal** mit A., V. und N. pudendus internus

8 **Faszienduplikatur des M. obturatorius internus**

9 **M. transversus perinei profundus** (→IV/48)

10 Urethra

11 Bulbus penis

12 Crus penis

Der **Canalis pudendalis (Alcockscher Kanal)** ist eine Faszienduplikatur des M. obturatorius internus und liegt in der Fossa ischioanalis. Durch ihn ziehen die Vasa pudenda interna und der N. pudendus entlang des Sitzbeinhöckers.

Zu bemerken ist, daß die A., V. und N. pudendus internus das Becken durch das Foramen infrapiriforme (→58) verlassen und nach Umschlingung des Lig. sacrospinale durch das Foramen ischiadicum minus wieder in den Beckenraum und damit in den Alcockschen Kanal eintreten. In der Fossa ischioanalis liegt das Corpus adiposum fossae ischioanalis.

Der **N. pudendus**, der unterste Ast des Plexus sacralis, innerviert sensibel die Haut von Anus, Damm und Geschlechtsorganen, motorisch die Beckenbodenmuskulatur und die Mm. sphincteres urethrae et ani externus und vegetativ die Geschlechtsorgane.

# anatomie kit III

## Wiederholung zu: Alcockscher Kanal

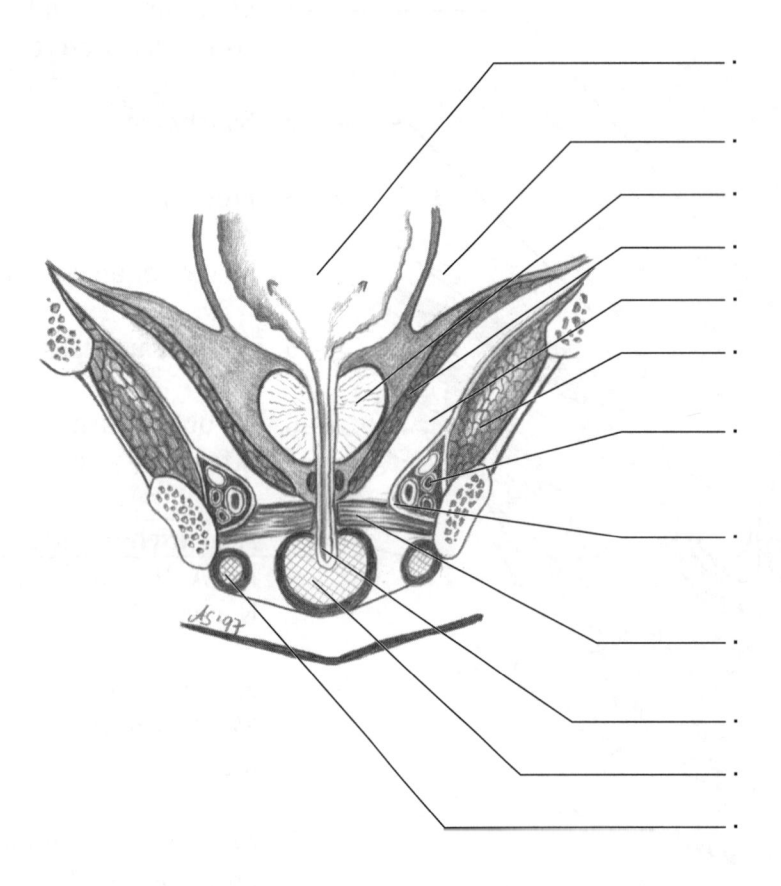

# 4. Regio femoris posterior I

## Muskeln der Regio femoris posterior

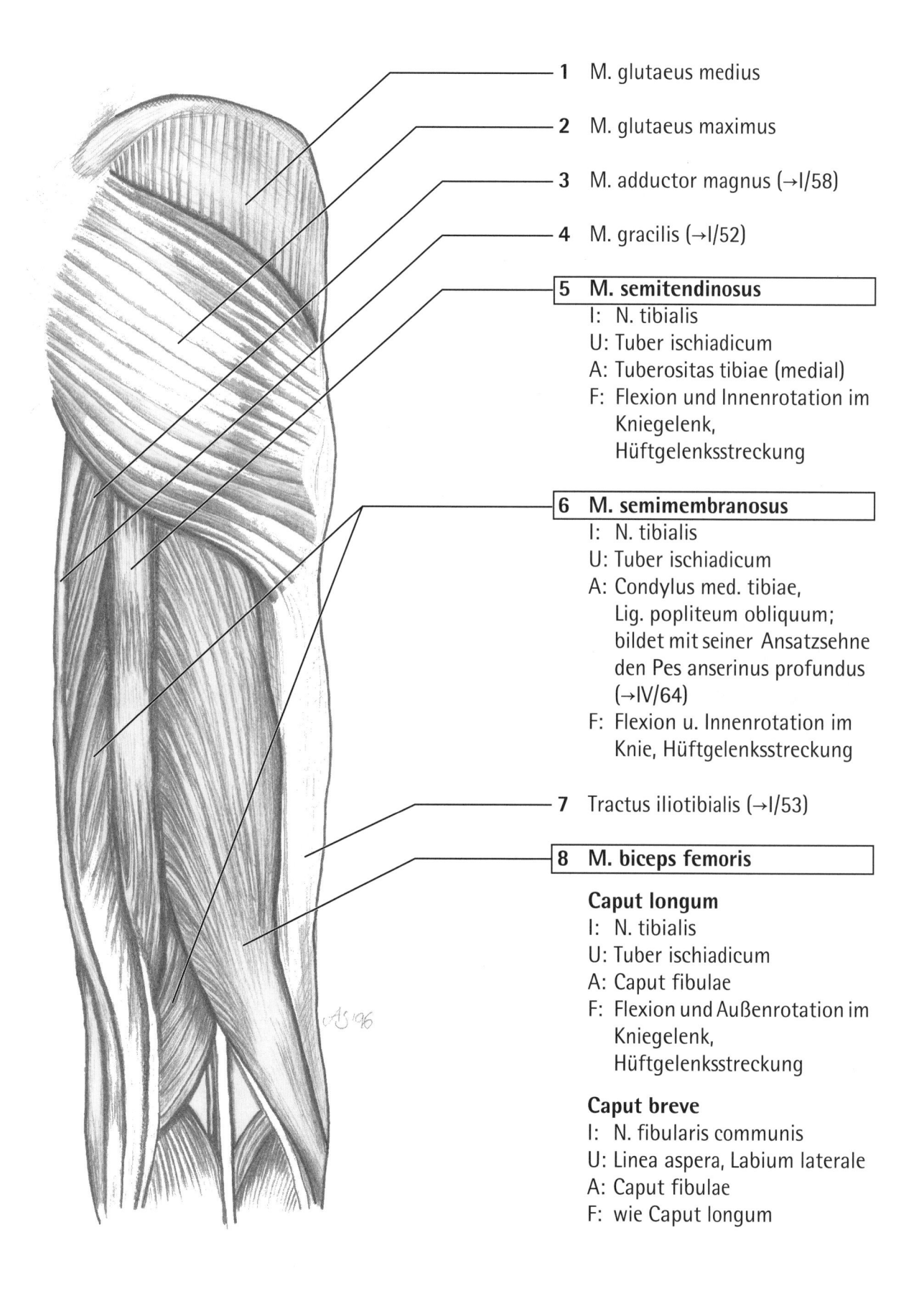

1 M. glutaeus medius

2 M. glutaeus maximus

3 M. adductor magnus (→I/58)

4 M. gracilis (→I/52)

**5 M. semitendinosus**
- I: N. tibialis
- U: Tuber ischiadicum
- A: Tuberositas tibiae (medial)
- F: Flexion und Innenrotation im Kniegelenk, Hüftgelenksstreckung

**6 M. semimembranosus**
- I: N. tibialis
- U: Tuber ischiadicum
- A: Condylus med. tibiae, Lig. popliteum obliquum; bildet mit seiner Ansatzsehne den Pes anserinus profundus (→IV/64)
- F: Flexion u. Innenrotation im Knie, Hüftgelenksstreckung

7 Tractus iliotibialis (→I/53)

**8 M. biceps femoris**

**Caput longum**
- I: N. tibialis
- U: Tuber ischiadicum
- A: Caput fibulae
- F: Flexion und Außenrotation im Kniegelenk, Hüftgelenksstreckung

**Caput breve**
- I: N. fibularis communis
- U: Linea aspera, Labium laterale
- A: Caput fibulae
- F: wie Caput longum

# anatomie kit III

## Wiederholung zu: Muskeln der Regio femoris posterior

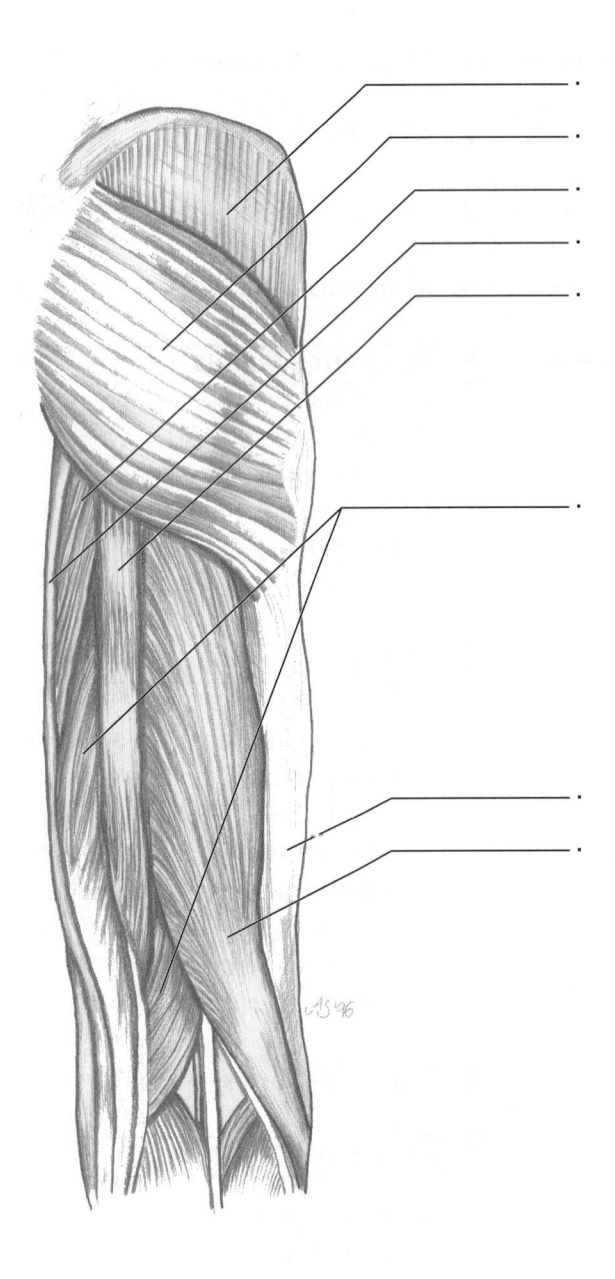

# 4. Regio femoris posterior I

## Topographie der Regio femoris posterior

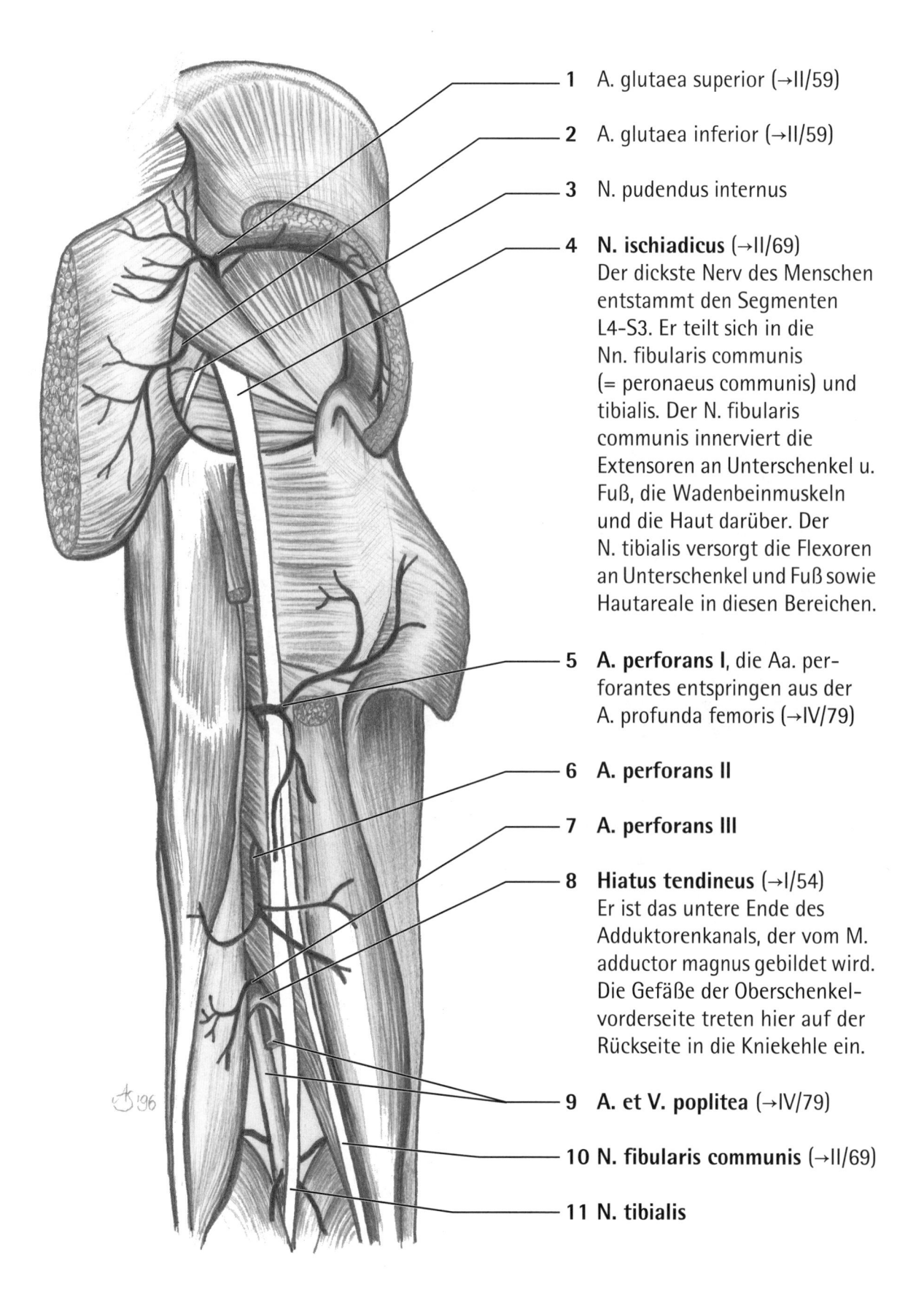

1 A. glutaea superior (→II/59)

2 A. glutaea inferior (→II/59)

3 N. pudendus internus

4 **N. ischiadicus** (→II/69)
Der dickste Nerv des Menschen entstammt den Segmenten L4-S3. Er teilt sich in die Nn. fibularis communis (= peronaeus communis) und tibialis. Der N. fibularis communis innerviert die Extensoren an Unterschenkel u. Fuß, die Wadenbeinmuskeln und die Haut darüber. Der N. tibialis versorgt die Flexoren an Unterschenkel und Fuß sowie Hautareale in diesen Bereichen.

5 **A. perforans I**, die Aa. perforantes entspringen aus der A. profunda femoris (→IV/79)

6 **A. perforans II**

7 **A. perforans III**

8 **Hiatus tendineus** (→I/54)
Er ist das untere Ende des Adduktorenkanals, der vom M. adductor magnus gebildet wird. Die Gefäße der Oberschenkelvorderseite treten hier auf der Rückseite in die Kniekehle ein.

9 **A. et V. poplitea** (→IV/79)

10 **N. fibularis communis** (→II/69)

11 **N. tibialis**

# anatomie kit III

## Wiederholung zu: Topographie der Regio femoris posterior

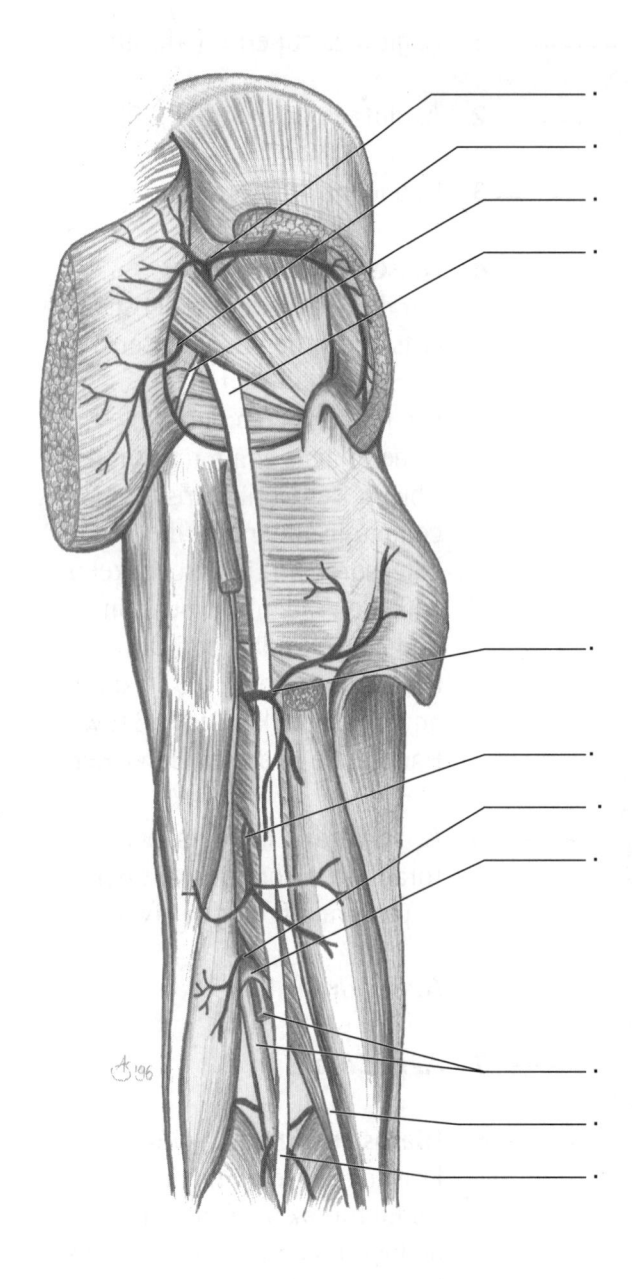

# 4. Regio femoris posterior I

## Hautnerven

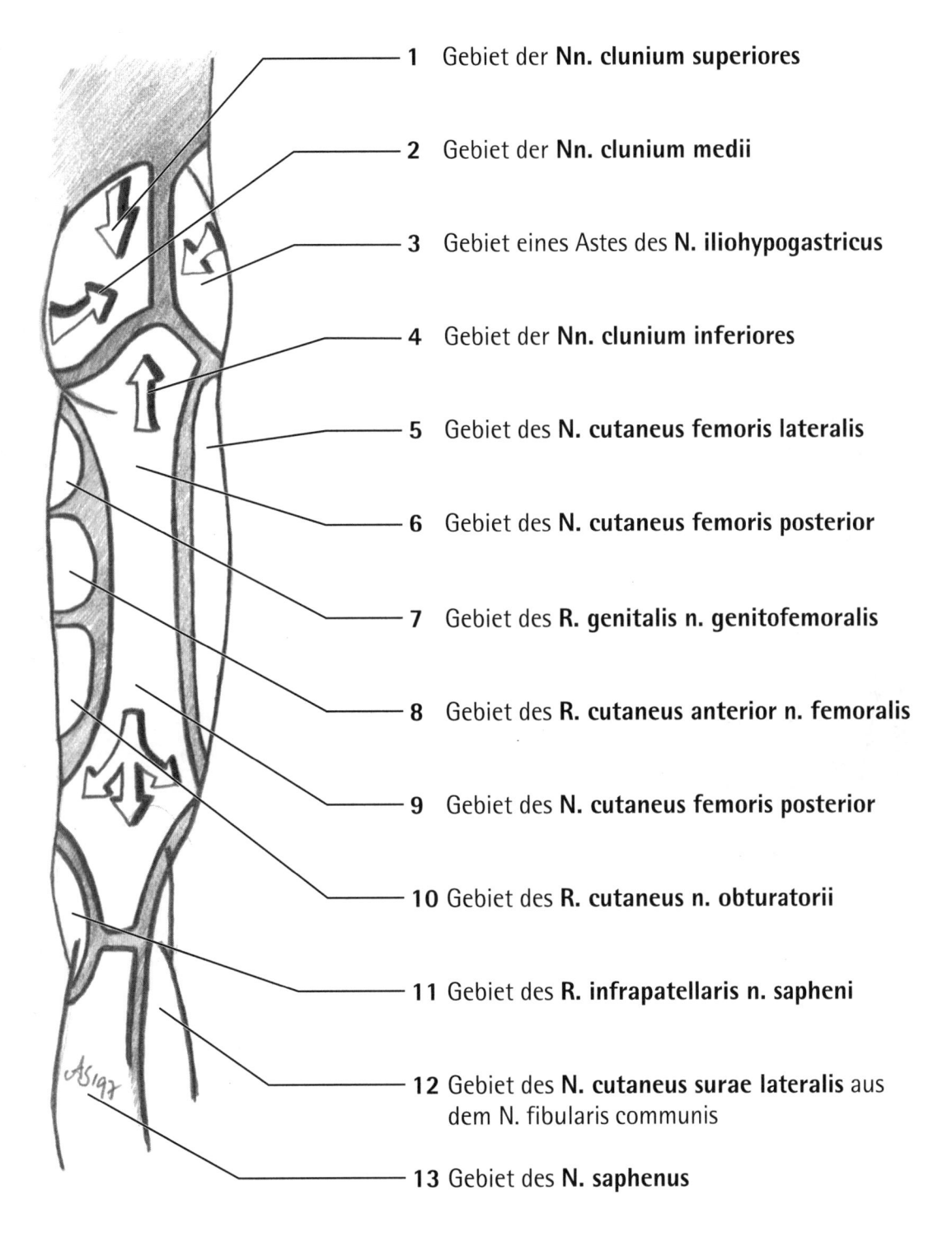

1 Gebiet der **Nn. clunium superiores**

2 Gebiet der **Nn. clunium medii**

3 Gebiet eines Astes des **N. iliohypogastricus**

4 Gebiet der **Nn. clunium inferiores**

5 Gebiet des **N. cutaneus femoris lateralis**

6 Gebiet des **N. cutaneus femoris posterior**

7 Gebiet des **R. genitalis n. genitofemoralis**

8 Gebiet des **R. cutaneus anterior n. femoralis**

9 Gebiet des **N. cutaneus femoris posterior**

10 Gebiet des **R. cutaneus n. obturatorii**

11 Gebiet des **R. infrapatellaris n. sapheni**

12 Gebiet des **N. cutaneus surae lateralis** aus dem N. fibularis communis

13 Gebiet des **N. saphenus**

Zu den Nerven des Plexus lumbosacralis:
(→II/68)

# anatomie kit III

## Wiederholung zu: Hautnerven

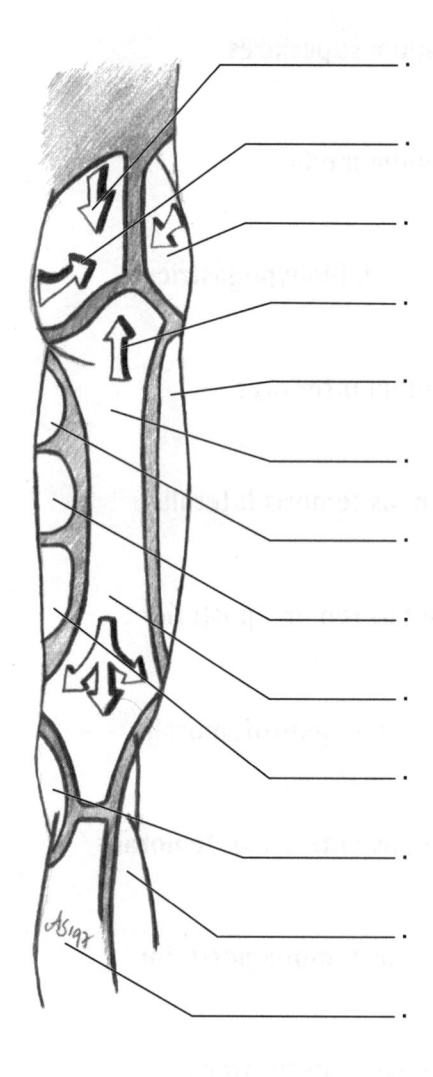

# 5. Dorsale Rumpfwand

## Regionen der dorsalen Rumpfwand

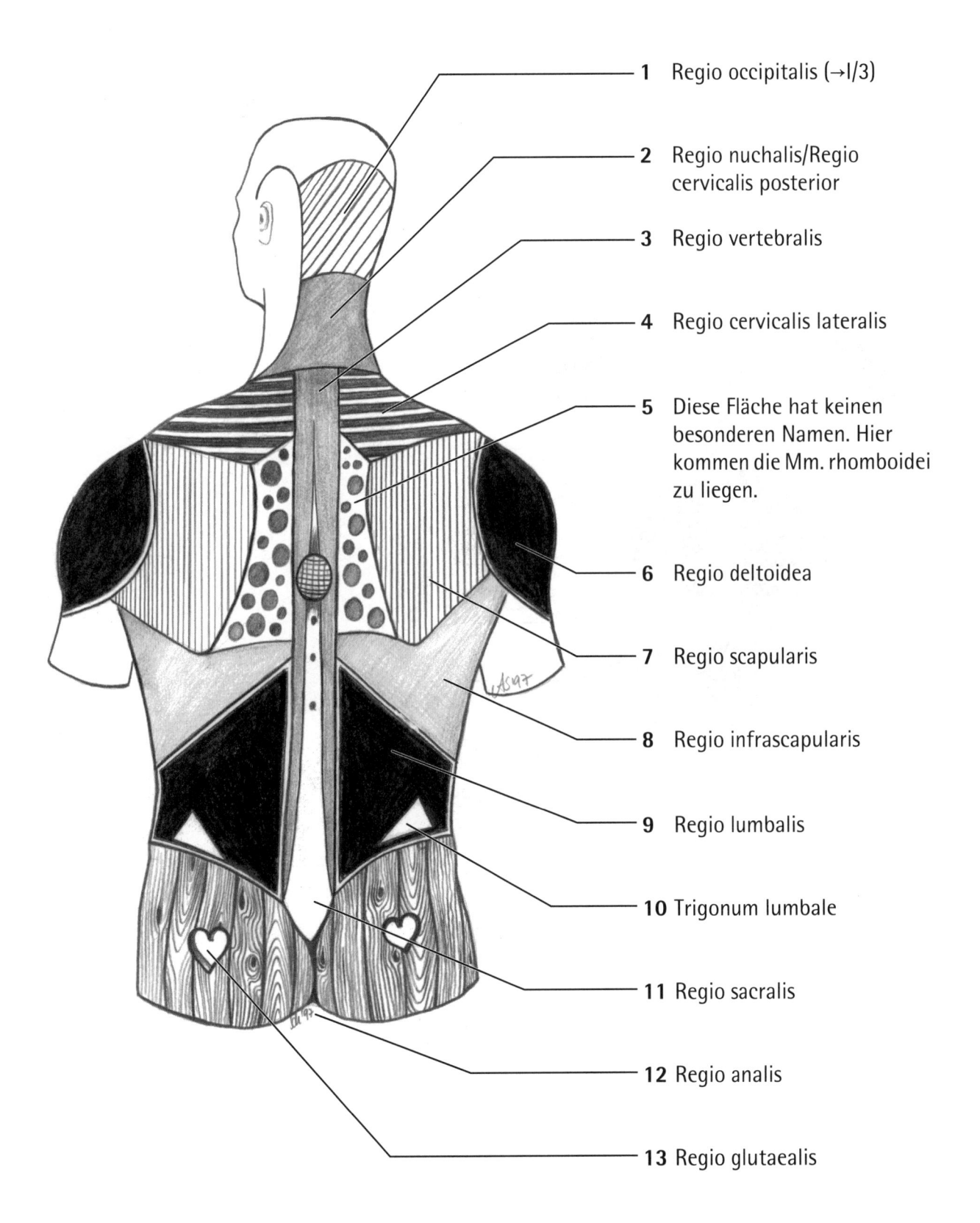

1 Regio occipitalis (→I/3)
2 Regio nuchalis/Regio cervicalis posterior
3 Regio vertebralis
4 Regio cervicalis lateralis
5 Diese Fläche hat keinen besonderen Namen. Hier kommen die Mm. rhomboidei zu liegen.
6 Regio deltoidea
7 Regio scapularis
8 Regio infrascapularis
9 Regio lumbalis
10 Trigonum lumbale
11 Regio sacralis
12 Regio analis
13 Regio glutaealis

# anatomie kit III

## Wiederholung zu: Regionen der dorsalen Rumpfwand

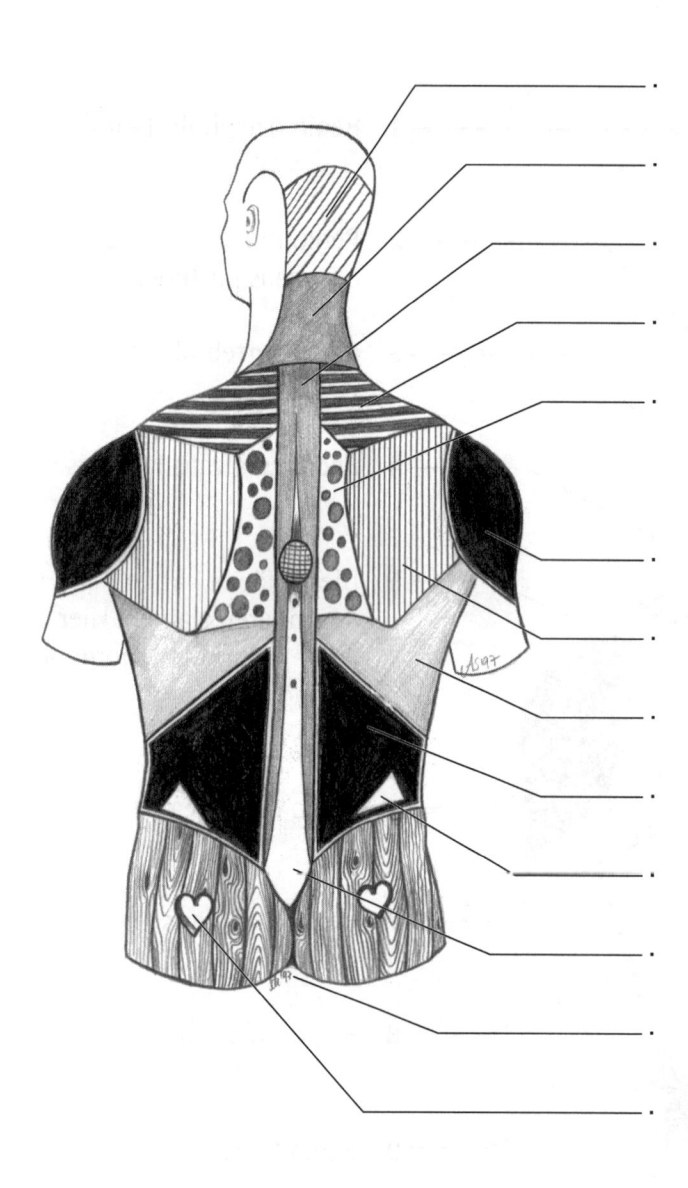

# 5. Dorsale Rumpfwand

## Oberflächliche Rückenmuskulatur

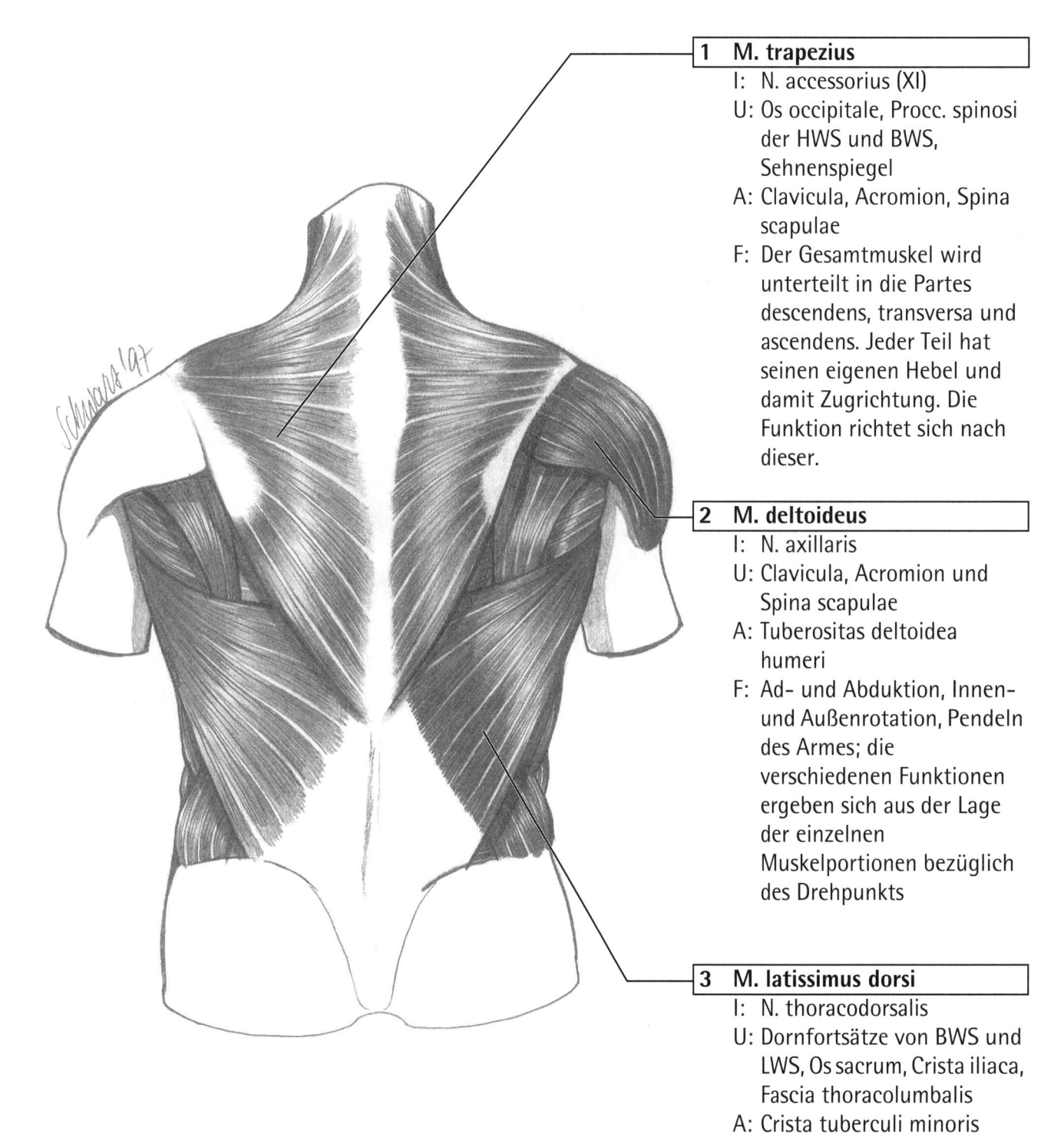

**1 M. trapezius**
- I: N. accessorius (XI)
- U: Os occipitale, Procc. spinosi der HWS und BWS, Sehnenspiegel
- A: Clavicula, Acromion, Spina scapulae
- F: Der Gesamtmuskel wird unterteilt in die Partes descendens, transversa und ascendens. Jeder Teil hat seinen eigenen Hebel und damit Zugrichtung. Die Funktion richtet sich nach dieser.

**2 M. deltoideus**
- I: N. axillaris
- U: Clavicula, Acromion und Spina scapulae
- A: Tuberositas deltoidea humeri
- F: Ad- und Abduktion, Innen- und Außenrotation, Pendeln des Armes; die verschiedenen Funktionen ergeben sich aus der Lage der einzelnen Muskelportionen bezüglich des Drehpunkts

**3 M. latissimus dorsi**
- I: N. thoracodorsalis
- U: Dornfortsätze von BWS und LWS, Os sacrum, Crista iliaca, Fascia thoracolumbalis
- A: Crista tuberculi minoris
- F: „Schürzenbinder- oder Arschkratzermuskel"

Börm Bruckmeier Verlag

# anatomie kit III

## Wiederholung zu: Oberflächliche Rückenmuskulatur

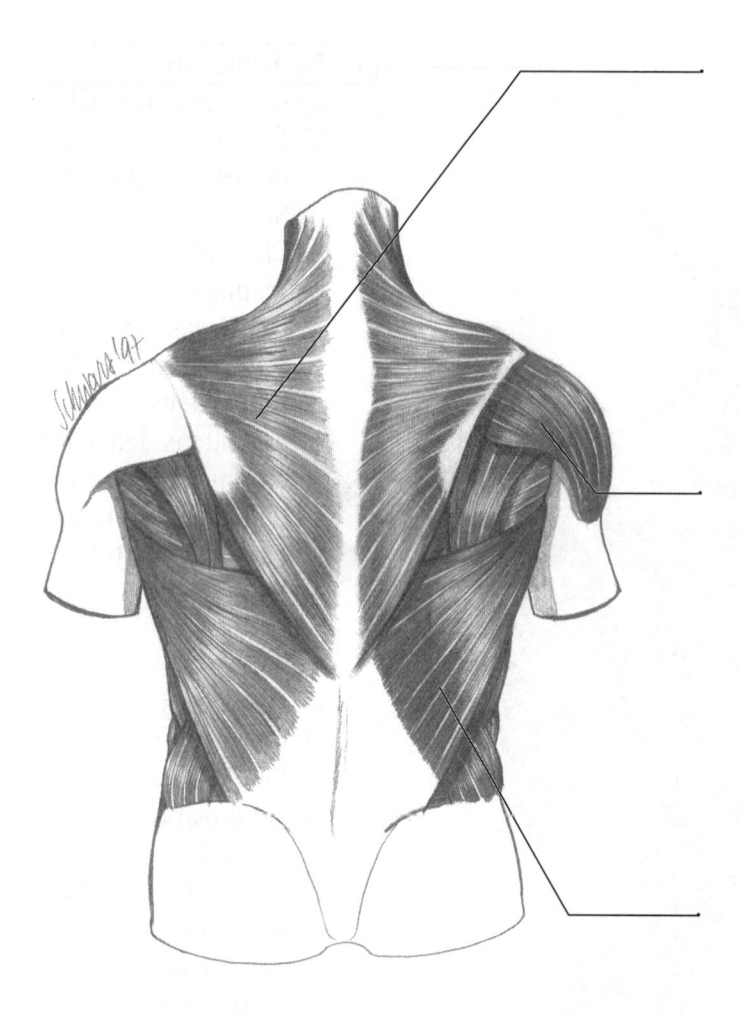

# 5. Dorsale Rumpfwand

## Tiefere Rückenmuskulatur I

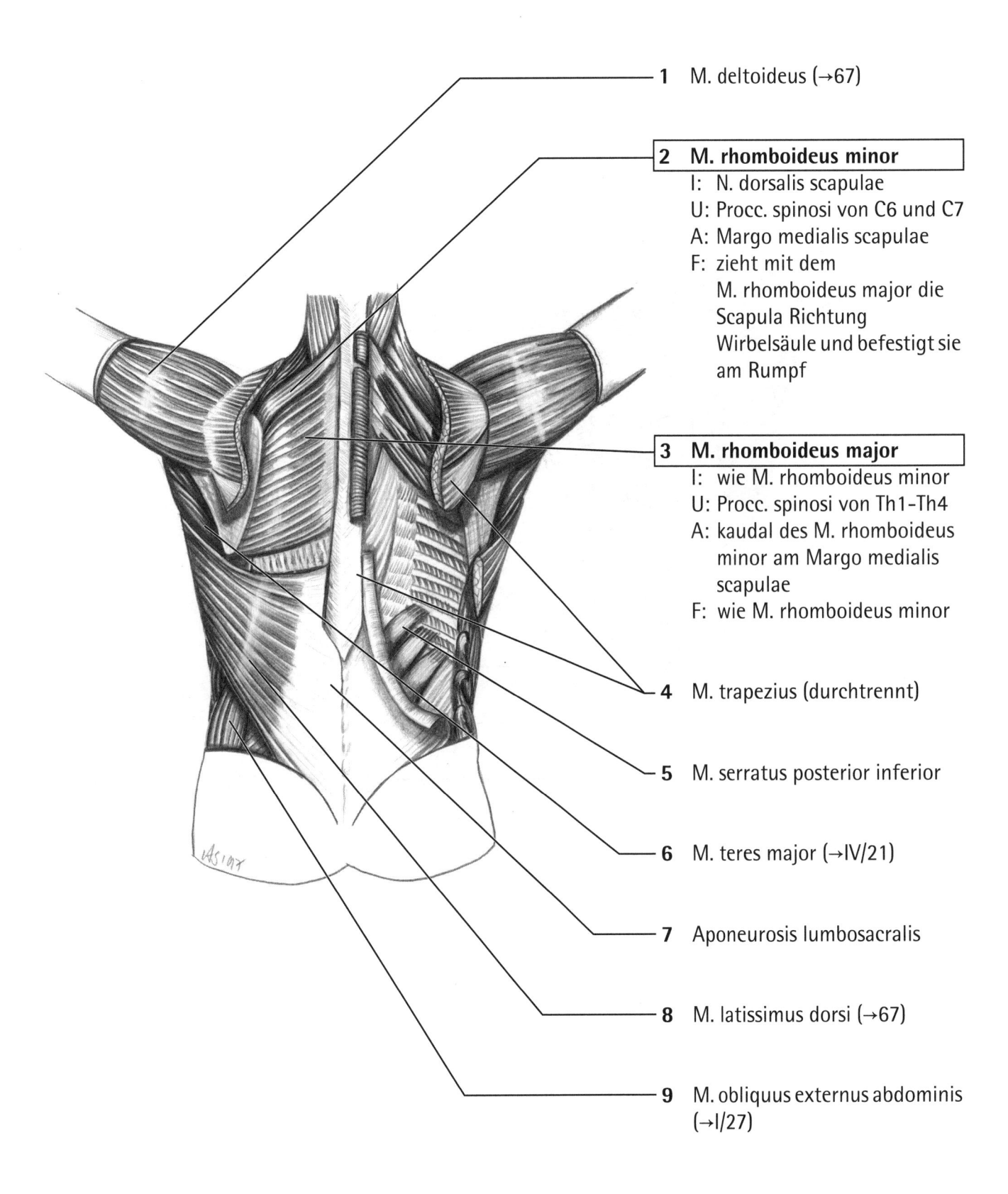

1 M. deltoideus (→67)

**2 M. rhomboideus minor**
I: N. dorsalis scapulae
U: Procc. spinosi von C6 und C7
A: Margo medialis scapulae
F: zieht mit dem
M. rhomboideus major die
Scapula Richtung
Wirbelsäule und befestigt sie
am Rumpf

**3 M. rhomboideus major**
I: wie M. rhomboideus minor
U: Procc. spinosi von Th1–Th4
A: kaudal des M. rhomboideus
minor am Margo medialis
scapulae
F: wie M. rhomboideus minor

4 M. trapezius (durchtrennt)

5 M. serratus posterior inferior

6 M. teres major (→IV/21)

7 Aponeurosis lumbosacralis

8 M. latissimus dorsi (→67)

9 M. obliquus externus abdominis
(→I/27)

# anatomie kit III

## Wiederholung zu: Tiefere Rückenmuskulatur I

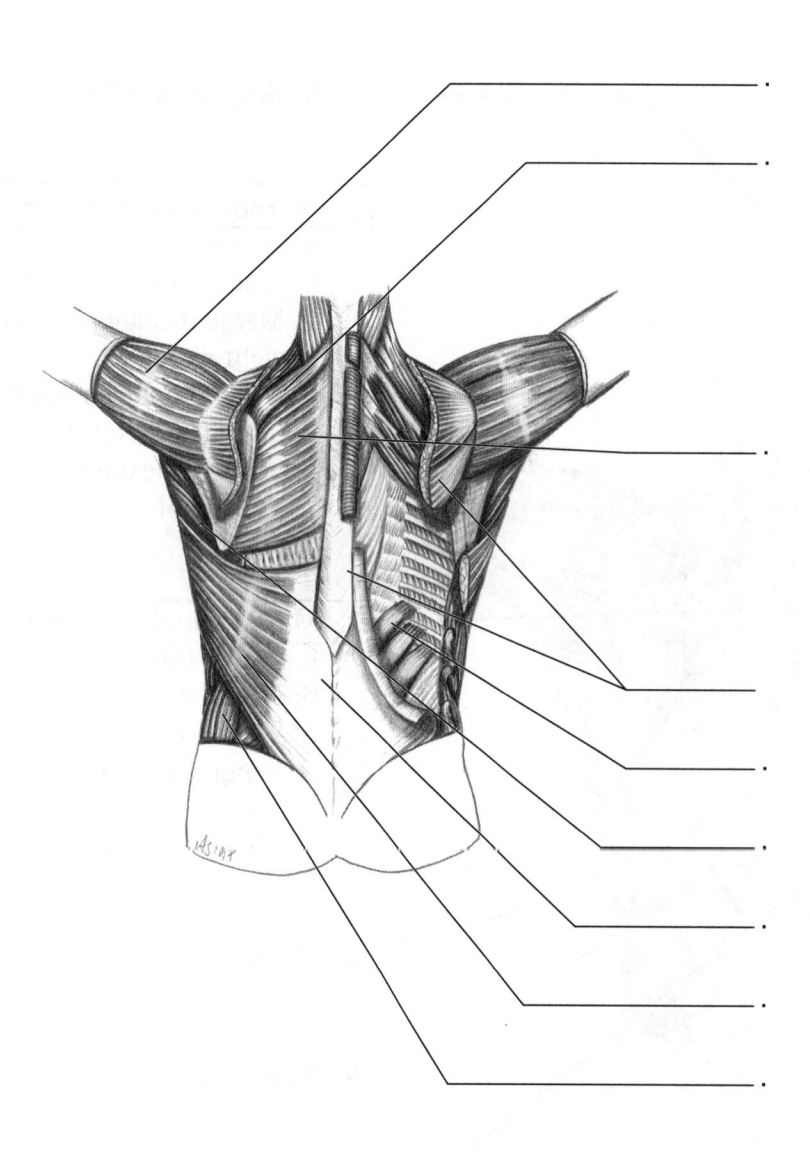

## 5. Dorsale Rumpfwand

# Tiefere Rückenmuskulatur II

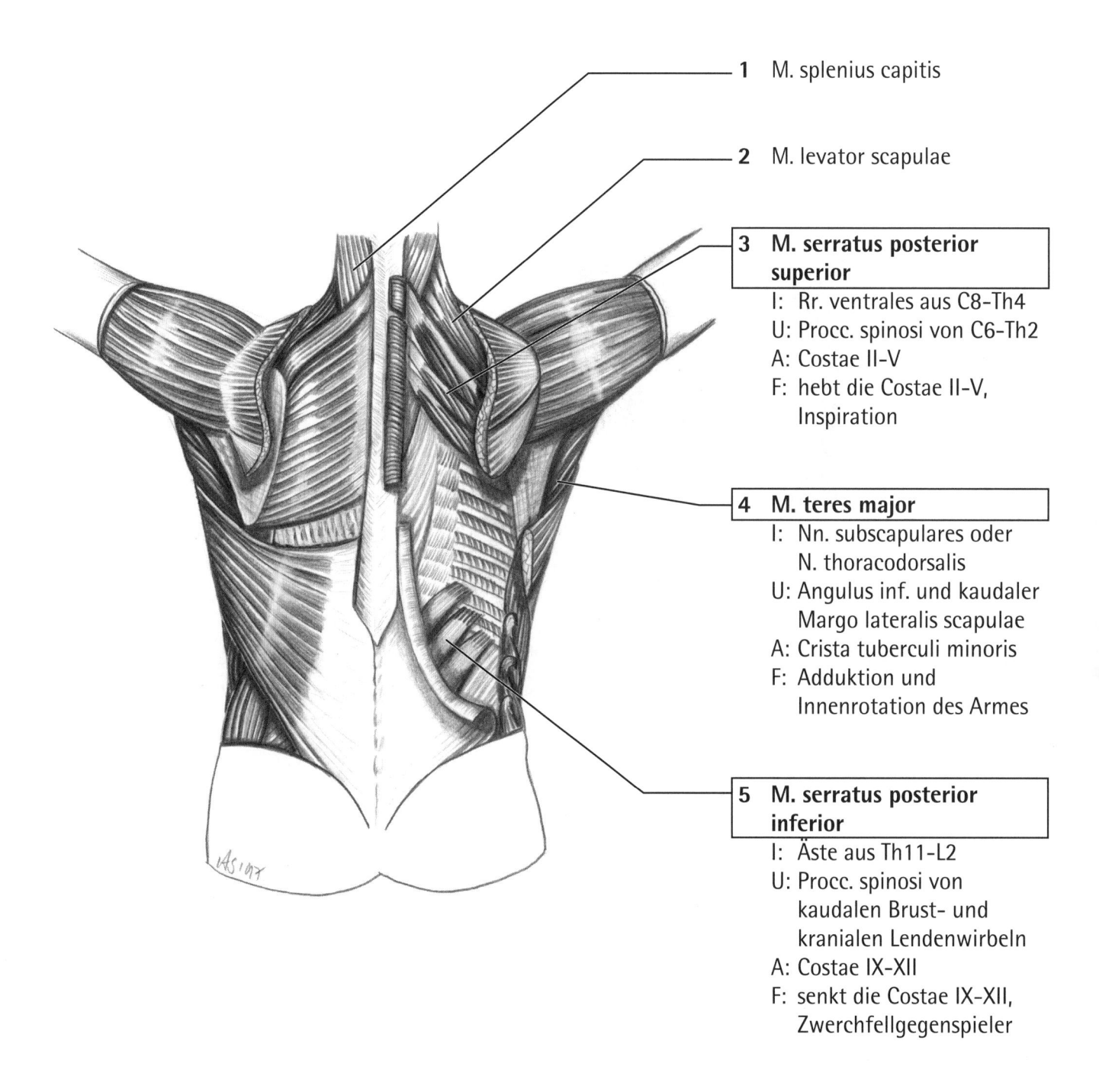

1 M. splenius capitis

2 M. levator scapulae

3 **M. serratus posterior superior**
I: Rr. ventrales aus C8–Th4
U: Procc. spinosi von C6–Th2
A: Costae II–V
F: hebt die Costae II–V, Inspiration

4 **M. teres major**
I: Nn. subscapulares oder N. thoracodorsalis
U: Angulus inf. und kaudaler Margo lateralis scapulae
A: Crista tuberculi minoris
F: Adduktion und Innenrotation des Armes

5 **M. serratus posterior inferior**
I: Äste aus Th11–L2
U: Procc. spinosi von kaudalen Brust- und kranialen Lendenwirbeln
A: Costae IX–XII
F: senkt die Costae IX–XII, Zwerchfellgegenspieler

# anatomie kit III

## Wiederholung zu: Tiefere Rückenmuskulatur II

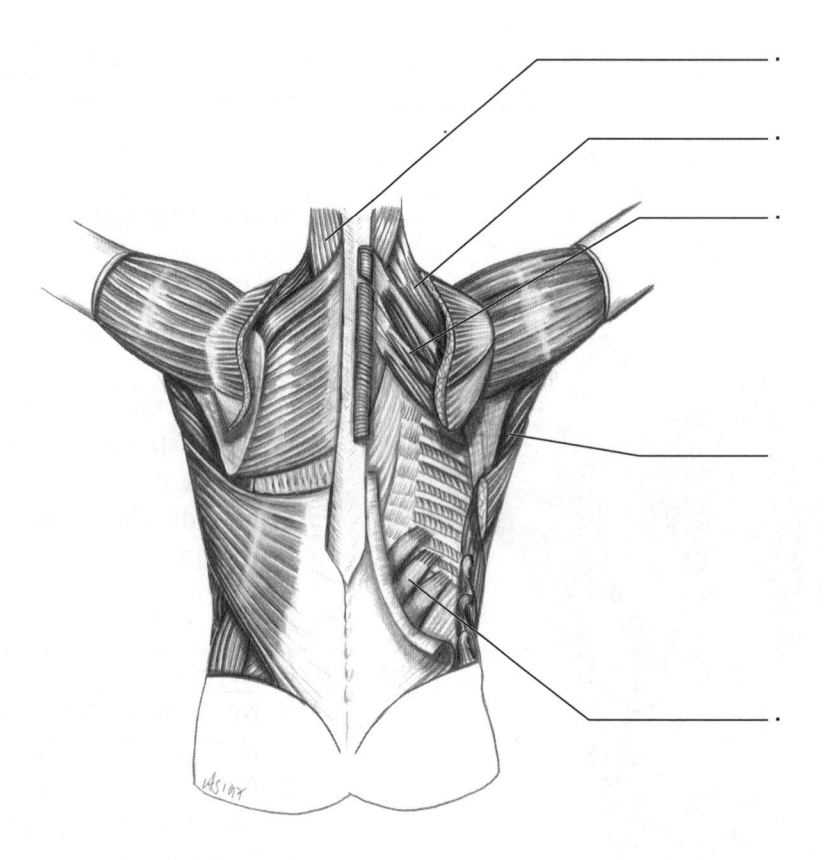

# 5. Dorsale Rumpfwand

## Autochthone Rückenmuskulatur

Als **autochthone Rückenmuskulatur** wird derjenige Anteil der Muskulatur des Rückens bezeichnet, der während der Embryonalentwicklung nicht aus anderen Gebieten nach dorsal verlagert wird, sondern an seinem Ursprungsort verbleibt.

Die auch insgesamt als **M. erector spinae** genannten Muskelzüge werden von den **Rr. dorsales der Spinalnerven** (→52) versorgt, die anderen Rückenmuskeln dagegen von den Rr. ventrales.

Die **autochthone Rückenmuskulatur** stützt die Wirbelsäule dadurch, daß der Druck, den sie durch ihre Kontraktion innerhalb ihrer osteofibrösen Röhre aufbaut, zu einer Versteifung des Achsenskeletts führt. Außerdem nimmt sie an allen Bewegungen der Wirbelsäule teil.

**Im folgenden die Gliederung der autochthonen Rückenmuskulatur:**

|  | Geradsystem | Schrägsystem |
|---|---|---|
| **Medialer Trakt** | **Interspinales Geradsystem** (→72)<br><br>Mm. interspinales<br>M. spinalis<br>M. intertransversarii | **Transversospinales Schrägsystem** (→73)<br><br>Mm. rotatores<br>M. multifidus<br>M. semispinalis |
| **Lateraler Trakt** | **Intertransversales Geradsystem** (→74)<br><br>M. longissimus<br>M. iliocostalis | **Spinotransversales Schrägsystem** (→75)<br><br>M. splenius |

# anatomie kit III

## Wiederholung zu: Autochthone Rückenmuskulatur

# 5. Dorsale Rumpfwand

## Osteofibröse Röhre

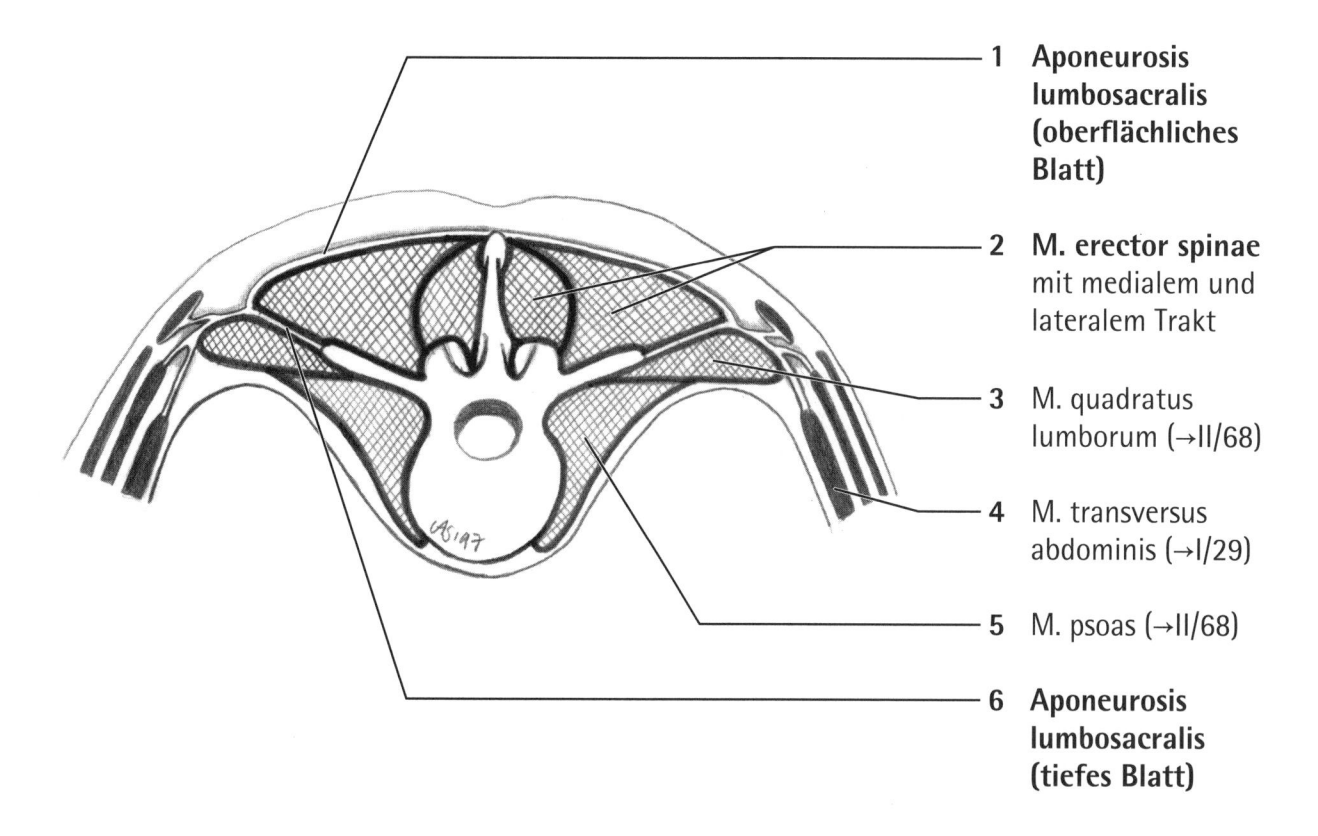

1 **Aponeurosis lumbosacralis (oberflächliches Blatt)**

2 **M. erector spinae** mit medialem und lateralem Trakt

3 **M. quadratus lumborum** (→II/68)

4 **M. transversus abdominis** (→I/29)

5 **M. psoas** (→II/68)

6 **Aponeurosis lumbosacralis (tiefes Blatt)**

Der obige Transversalschnitt zeigt die **autochthone Rückenmuskulatur** in ihrer **osteofibrösen Röhre**. Die **Aponeurosis lumbosacralis (= Fascia thoracolumbalis)** bildet diesen Kanal mit den Procc. spinosus und costalis der Wirbel. Im Bereich der Brustwirbelsäule haben die Züge der autochthonen Muskulatur aber auch Kontakt mit den Rippen.

Das **tiefe Blatt** der Aponeurosis lumbosacralis entspringt an den Procc. costales der Lumbalwirbel. Es verläuft zwischen der ventrolateralen und der autochthonen Muskulatur. Die Mm. obliquus abdominis internus und transversus abdominis nehmen ihren Ursprung von diesem Blatt der Fascia thoracolumbalis.

Das **oberflächliche Blatt** der Aponeurosis lumbosacralis geht von den Procc. spinosi, der Crista iliaca und den Anguli costarum aus, zieht nach kranial und setzt sich in die Fascia nuchae fort. Vom oberflächlichen Blatt der Aponeurose aus ziehen die Mm. serratus posterior, inferior und latissimus dorsi zu ihren jeweiligen Ansatzpunkten.

# anatomie kit III

## Wiederholung zu: Osteofibröse Röhre

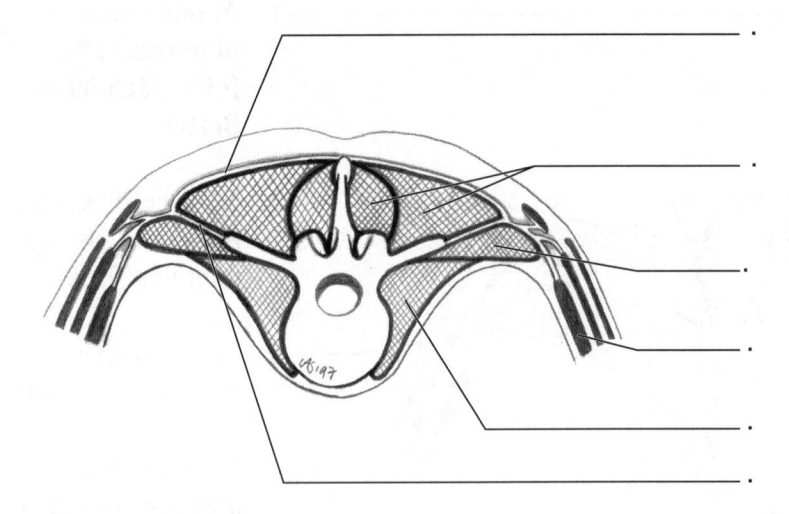

## 5. Dorsale Rumpfwand

# Medialer Trakt – Geradsystem

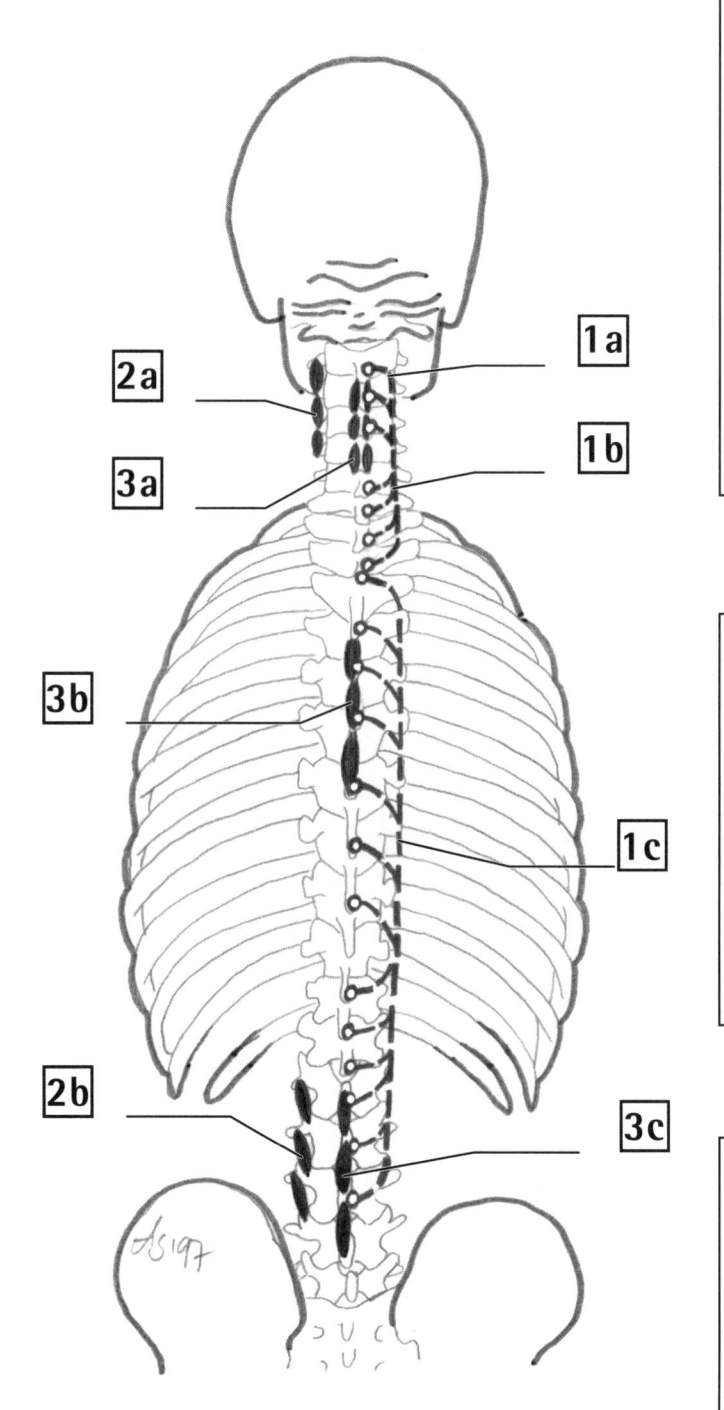

1 **M. spinalis**
   **(überspringt mind. 1 Wirbel)**
   - **M. spinalis capitis** (1a): verläuft von den Procc. spinosi der kaudalen Halswirbel zur Linea nuchalis superior
   - **M. spinalis cervicis** (1b): verläuft von den Procc. spinosi der kranialen Brustwirbel zu den Procc. spinosi der mittleren Halswirbel
   - **M. spinalis thoracis** (1c): verläuft von den Procc. spinosi der kranialen Lendenwirbel zu den Procc. spinosi der mittleren Brustwirbel

2 **M. intertransversarii**
   - **Mm. intertransversarii posteriores cervicis** (2a): verlaufen zwischen den Procc. transversii benachbarter Halswirbel
   - **Mm. intertransversarii mediales lumborum** (2b): verlaufen vom Proc. accessorius eines Lendenwirbels zum Proc. mamillaris des nächsttieferen Lendenwirbels

3 **M. interspinalis**
   Man unterscheidet:
   **Mm. interspinales cervicis** (3a), **thoracis** (3b) und **lumborum** (3c).
   Sie ziehen paarig vom Proc. spinosus eines Wirbels zum Proc. spinosus des nächsten Wirbels, überspringen also kein Segment. Diese Muskeln gibt es im Bereich der mittleren Brustwirbelsäule nicht

# anatomie kit III

## Wiederholung zu: Medialer Trakt – Geradsystem

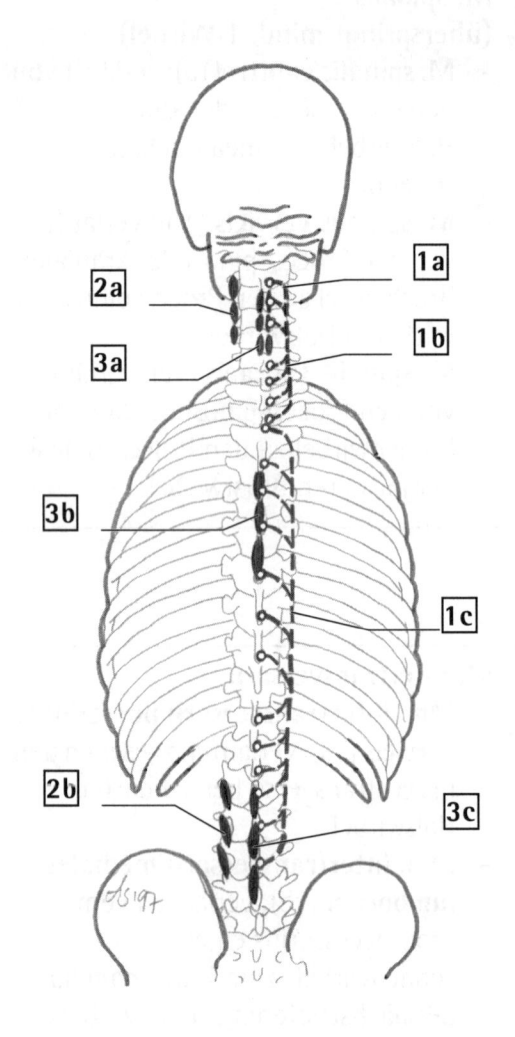

# 5. Dorsale Rumpfwand

## Medialer Trakt – Schrägsystem

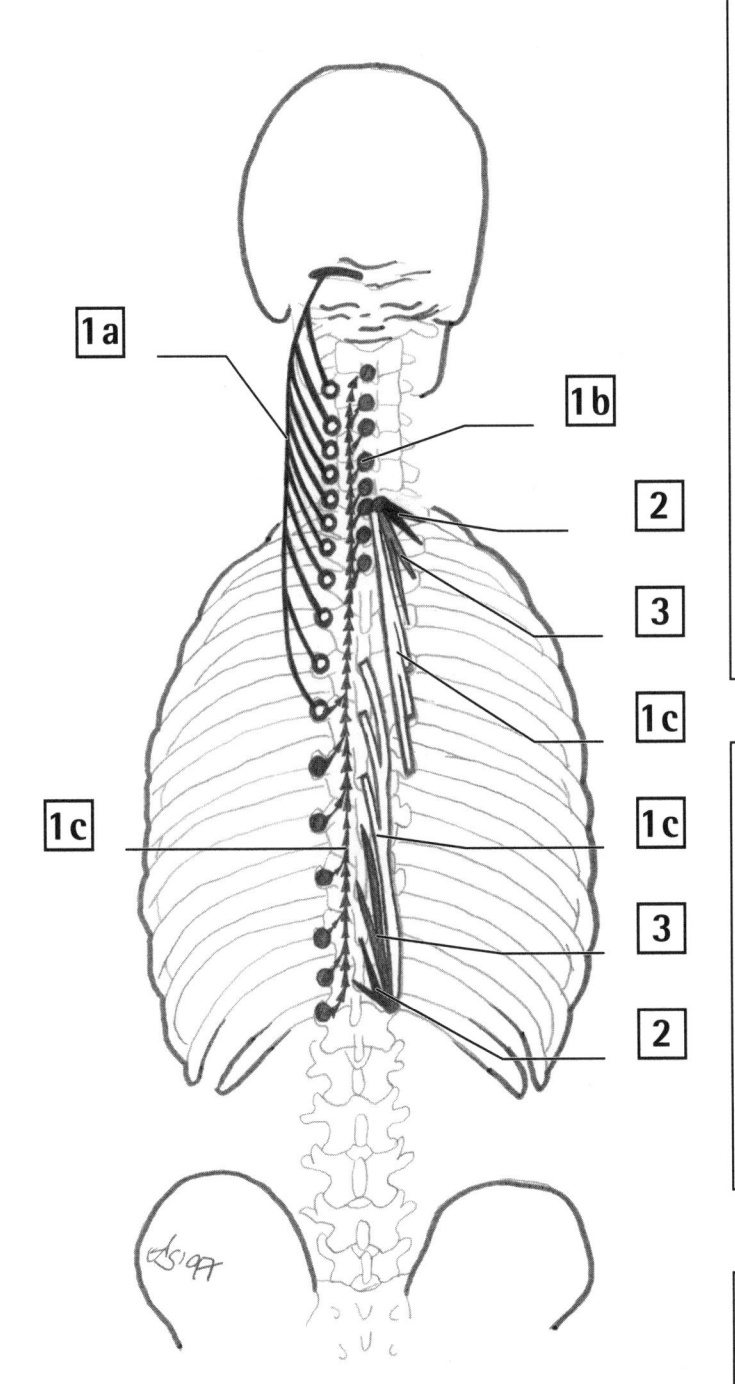

**1 M. semispinalis**
   **(überspringt ca. 5 Segmente)**
   - **M. semispinalis capitis** (1a): verläuft von den Procc. transversi der kaudalen Hals- und kranialen Brustwirbel zu den Lineae nuchales superior et inferior
   - **M. semispinalis cervicis** (1b): verläuft von den Procc. transversi der Brustwirbel zu den Procc. spinosi höher gelegener Brust- und Halswirbel
   - **M. semispinalis thoracis** (1c): verläuft von den Procc. transversi der unteren Brustwirbel zu den Procc. spinosi der oberen Brustwirbel; 1b und 1c sind nicht voneinander zu trennen

**2 Mm. rotatores**
   Es existieren Mm. rotatores im Zervikal-, Thorakal- und Lumbalbereich. Man unterscheidet **Mm. rotatores breves**, die zwischen benachbarten Wirbeln verlaufen, von **Mm. rotatores longi**, die jeweils 1 Segment überspringen. Die Mm. rotatores ziehen von einem Proc. transversus zu einem höheren Proc. spinosus

**3 Mm. multifidi**
   **(überspringen bis zu 3 Segmente)**
   Die Mm. multifidi verlaufen wie die Mm. rotatores, überspringen aber mehr Wirbel als diese.

# anatomie kit III

## Wiederholung zu: Medialer Trakt – Schrägsystem

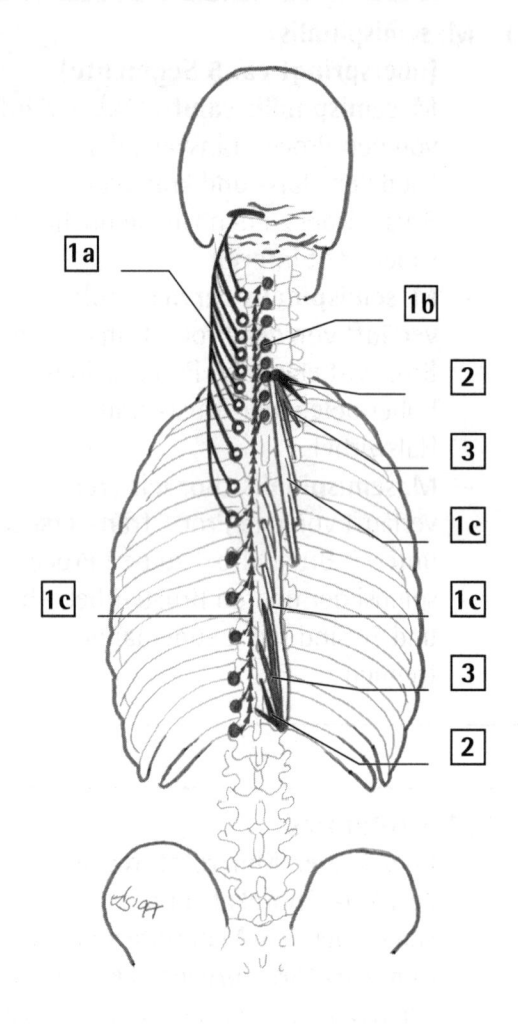

# 5. Dorsale Rumpfwand

## Lateraler Trakt – Geradsystem

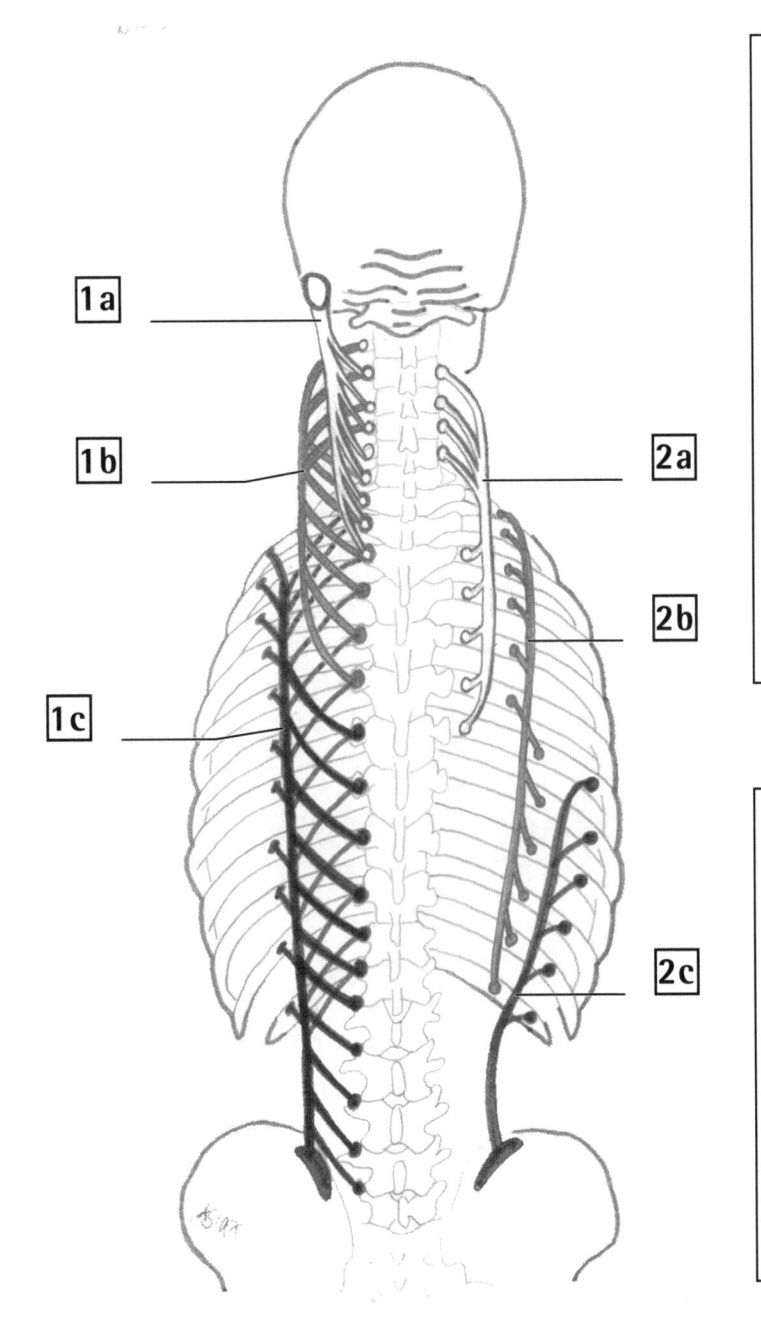

1 **M. longissimus** (medial von 2)
  - **M. longissimus capitis** (1a):
    verläuft von den Procc. transversi der Hals- und Brustwirbel zum Proc. mastoideus
  - **M. longissimus cervicis** (1b):
    verläuft von den Procc. transversi der Brustwirbel zu den Procc. transversi der Halswirbel
  - **M. longissimus thoracis** (1c):
    verläuft vom Os sacrum und den Procc. transversi der Lendenwirbel zu den Procc. transversi der darübergelegenen Lenden- und Brustwirbel sowie zu allen Rippen

2 **M. iliocostalis**
  - **M. iliocostalis cervicis** (2a):
    verläuft von den kranialen Rippen zu den Procc. transversi der mittleren Halswirbel
  - **M. iliocostalis thoracis** (2b):
    verläuft von den unteren Rippen zu den oberen Rippen
  - **M. iliocostalis lumborum** (2c):
    verläuft vom Os sacrum und der Crista iliaca zu den kaudalen Rippen

**anatomie kit III**

## Wiederholung zu: Lateraler Trakt – Geradsystem

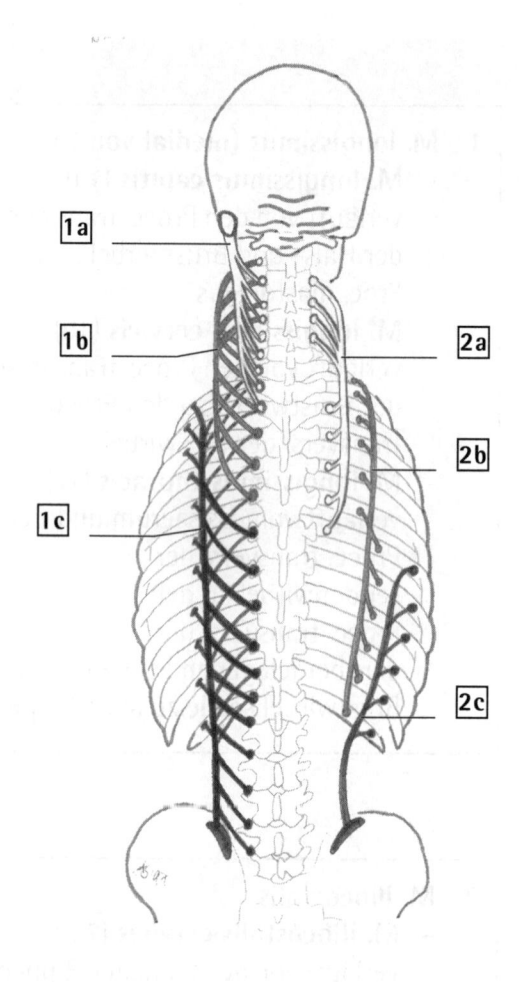

## 5. Dorsale Rumpfwand 75

# Lateraler Trakt – Schrägsystem

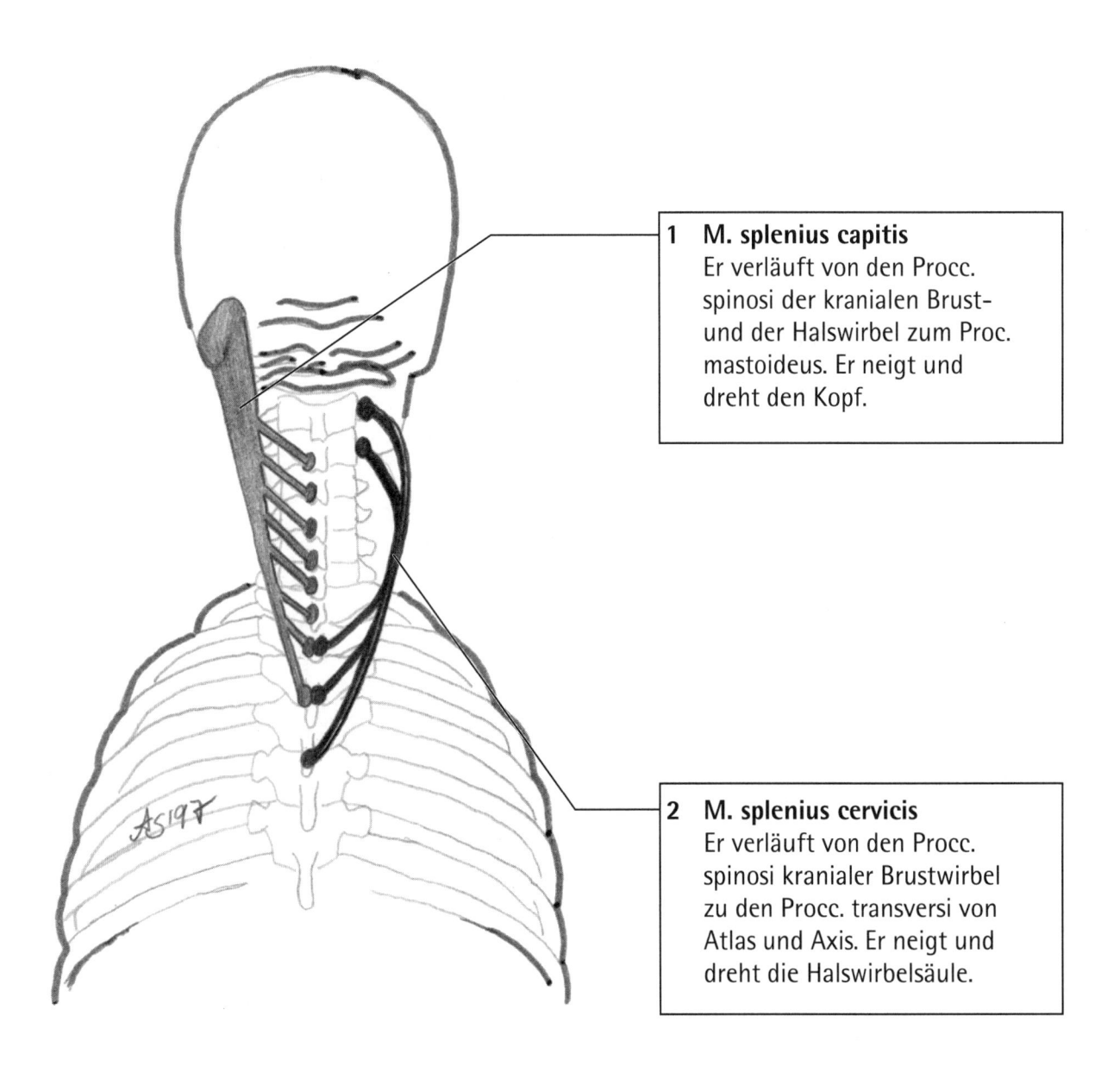

**1 M. splenius capitis**
Er verläuft von den Procc. spinosi der kranialen Brust- und der Halswirbel zum Proc. mastoideus. Er neigt und dreht den Kopf.

**2 M. splenius cervicis**
Er verläuft von den Procc. spinosi kranialer Brustwirbel zu den Procc. transversi von Atlas und Axis. Er neigt und dreht die Halswirbelsäule.

# anatomie kit III

## Wiederholung zu: Lateraler Trakt – Schrägsystem

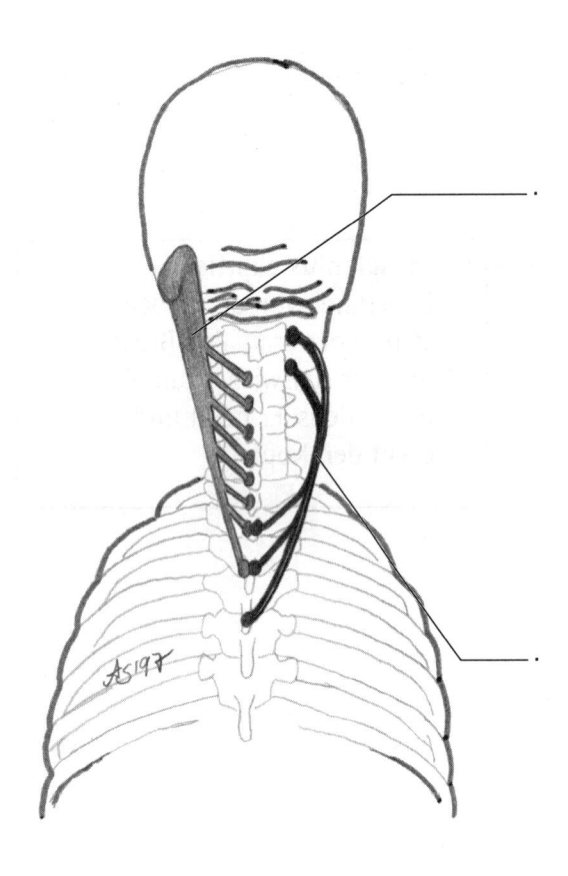

# 5. Dorsale Rumpfwand

## Nackenmuskulatur I

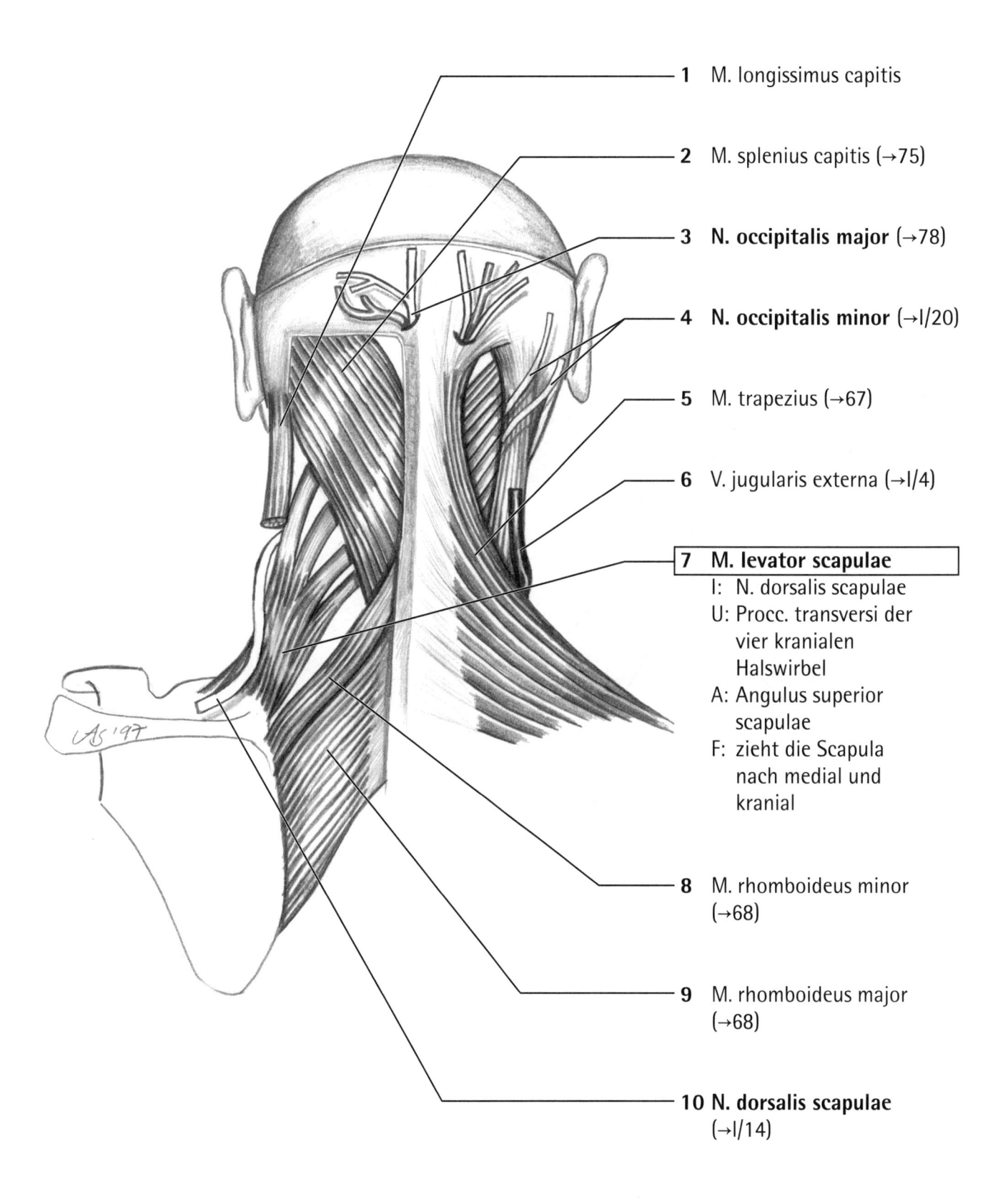

1 M. longissimus capitis

2 M. splenius capitis (→75)

3 **N. occipitalis major** (→78)

4 **N. occipitalis minor** (→I/20)

5 M. trapezius (→67)

6 V. jugularis externa (→I/4)

7 **M. levator scapulae**
I: N. dorsalis scapulae
U: Procc. transversi der vier kranialen Halswirbel
A: Angulus superior scapulae
F: zieht die Scapula nach medial und kranial

8 M. rhomboideus minor (→68)

9 M. rhomboideus major (→68)

10 **N. dorsalis scapulae** (→I/14)

**anatomie kit III**

# Wiederholung zu: Nackenmuskulatur I

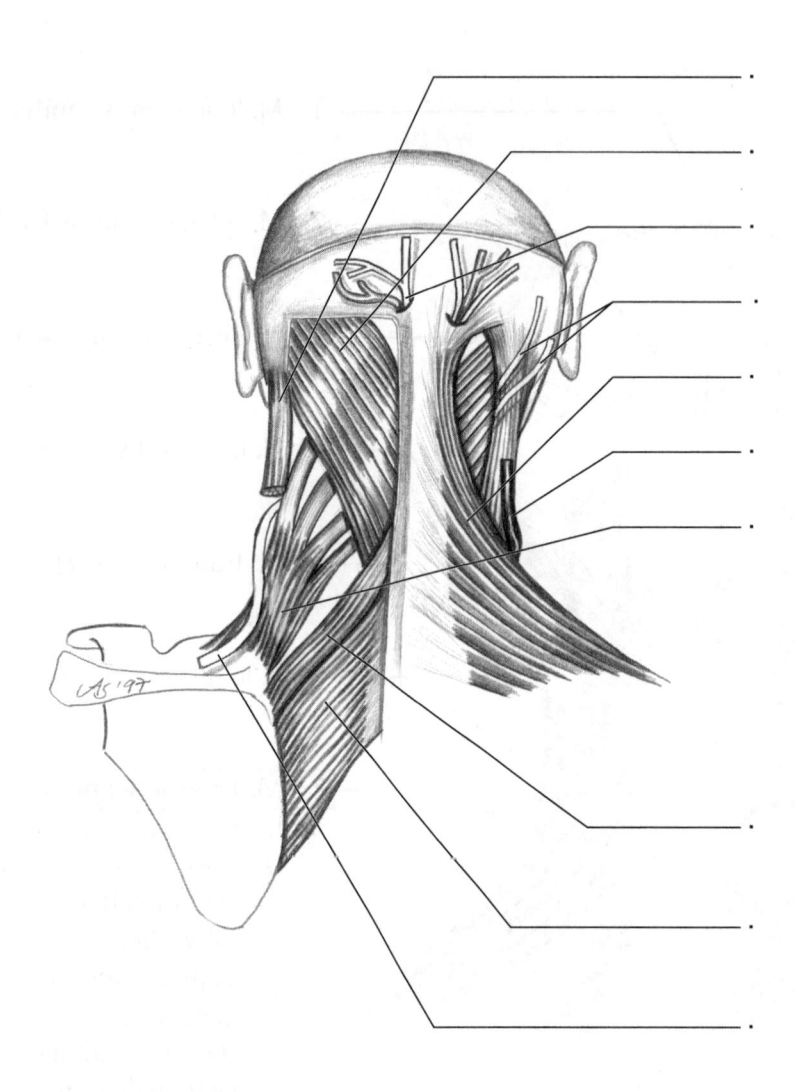

# 5. Dorsale Rumpfwand

## Nackenmuskulatur II

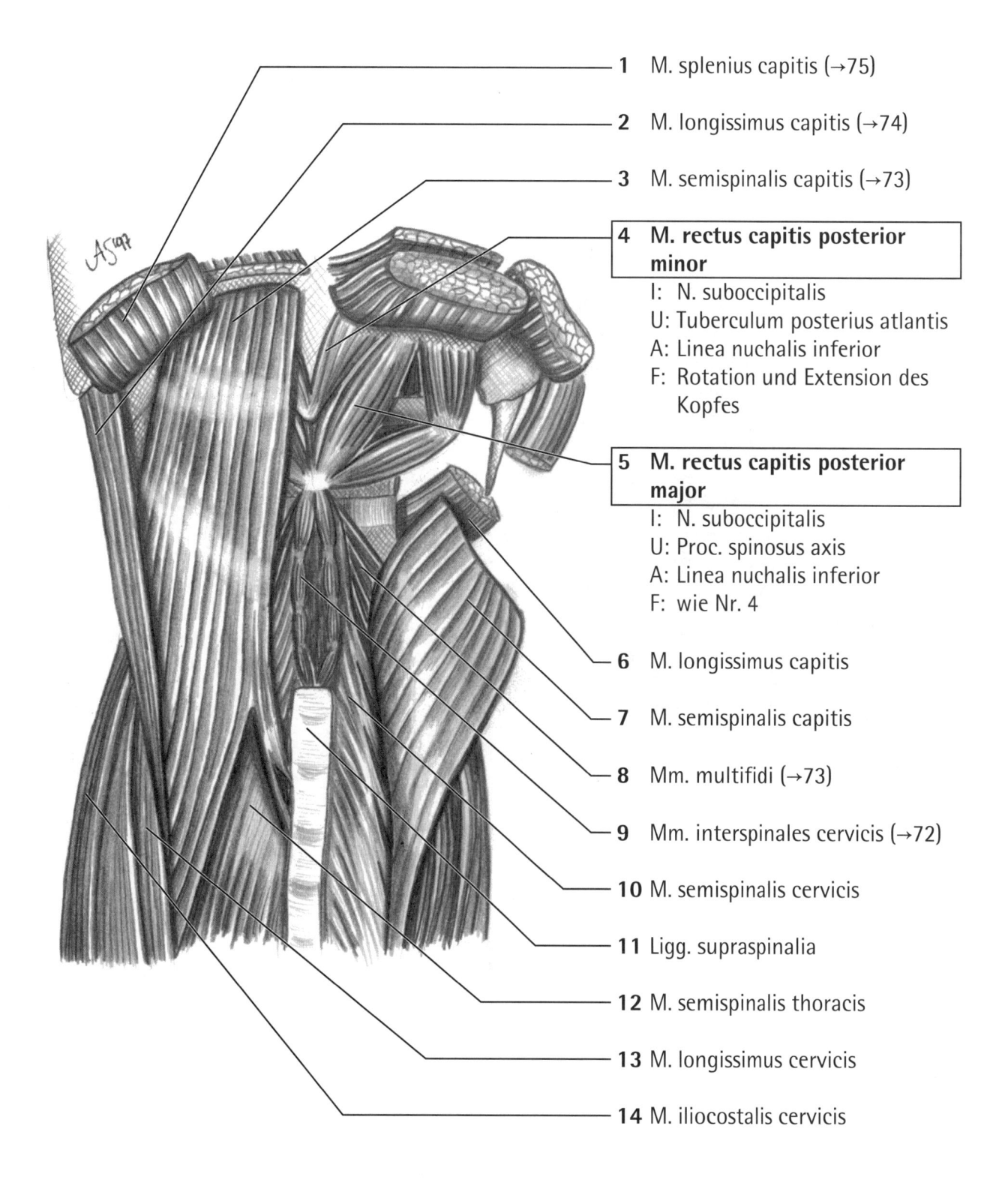

1 M. splenius capitis (→75)
2 M. longissimus capitis (→74)
3 M. semispinalis capitis (→73)

**4 M. rectus capitis posterior minor**
 I: N. suboccipitalis
 U: Tuberculum posterius atlantis
 A: Linea nuchalis inferior
 F: Rotation und Extension des Kopfes

**5 M. rectus capitis posterior major**
 I: N. suboccipitalis
 U: Proc. spinosus axis
 A: Linea nuchalis inferior
 F: wie Nr. 4

6 M. longissimus capitis
7 M. semispinalis capitis
8 Mm. multifidi (→73)
9 Mm. interspinales cervicis (→72)
10 M. semispinalis cervicis
11 Ligg. supraspinalia
12 M. semispinalis thoracis
13 M. longissimus cervicis
14 M. iliocostalis cervicis

Folgende Muskeln werden als **kurze Nackenmuskeln** zusammengefaßt:
M. obliquus capitis superior, M. obliquus capitis inferior, M. rectus capitis posterior minor, M. rectus capitis posterior major und M. rectus capitis lateralis.

# anatomie kit III

## Wiederholung zu: Nackenmuskulatur II

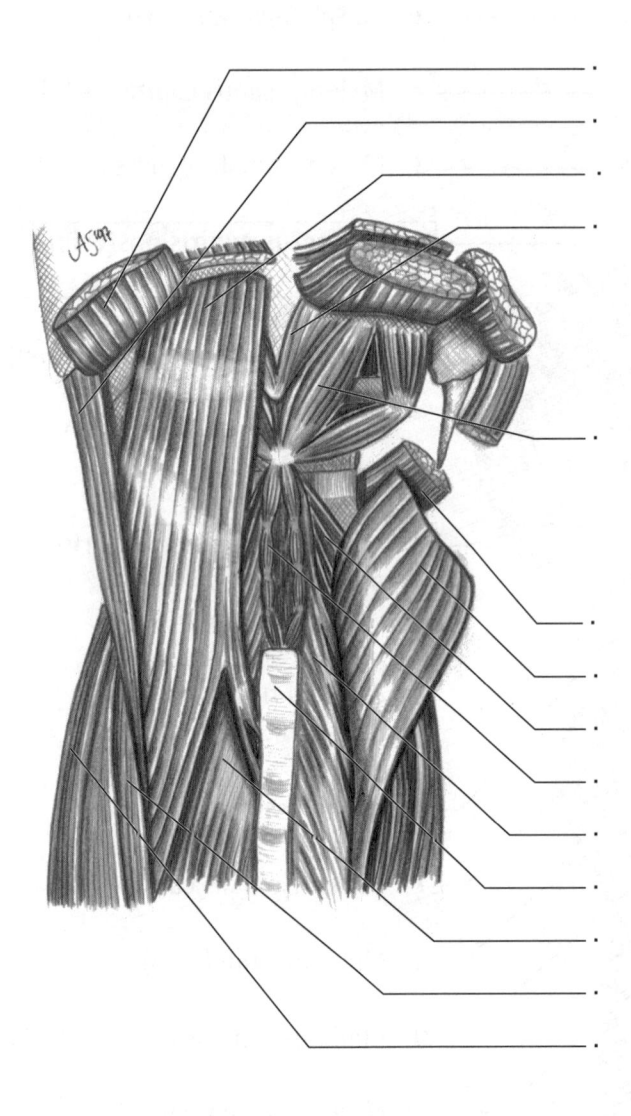

# 5. Dorsale Rumpfwand

## Nackenmuskulatur III / Nerven des Nackens

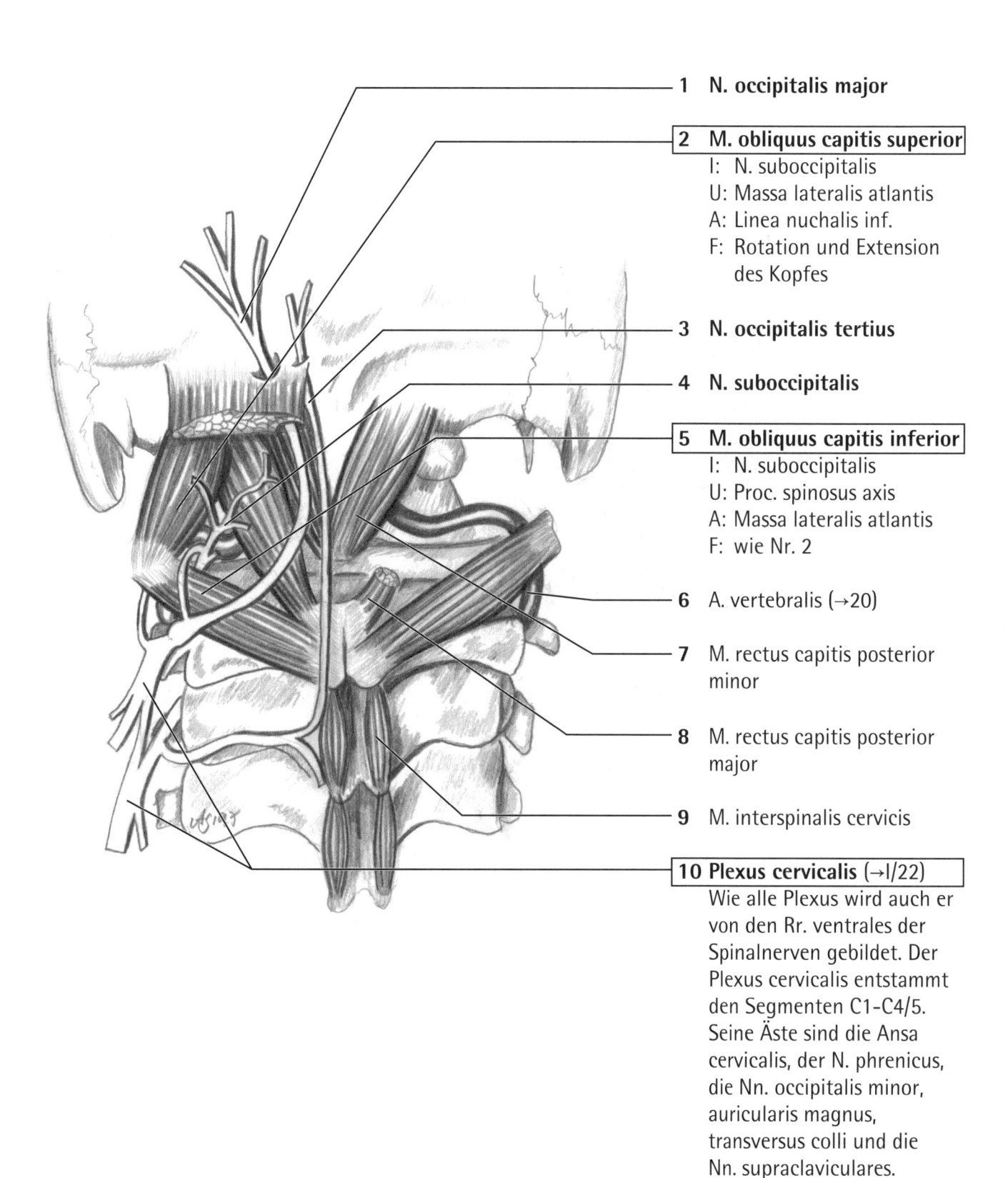

1 N. occipitalis major

2 **M. obliquus capitis superior**
I: N. suboccipitalis
U: Massa lateralis atlantis
A: Linea nuchalis inf.
F: Rotation und Extension des Kopfes

3 N. occipitalis tertius

4 N. suboccipitalis

5 **M. obliquus capitis inferior**
I: N. suboccipitalis
U: Proc. spinosus axis
A: Massa lateralis atlantis
F: wie Nr. 2

6 A. vertebralis (→20)

7 M. rectus capitis posterior minor

8 M. rectus capitis posterior major

9 M. interspinalis cervicis

10 **Plexus cervicalis (→I/22)**
Wie alle Plexus wird auch er von den Rr. ventrales der Spinalnerven gebildet. Der Plexus cervicalis entstammt den Segmenten C1-C4/5. Seine Äste sind die Ansa cervicalis, der N. phrenicus, die Nn. occipitalis minor, auricularis magnus, transversus colli und die Nn. supraclaviculares.

# anatomie kit III

## Wiederholung zu: Nackenmuskulatur III / Nerven des Nackens

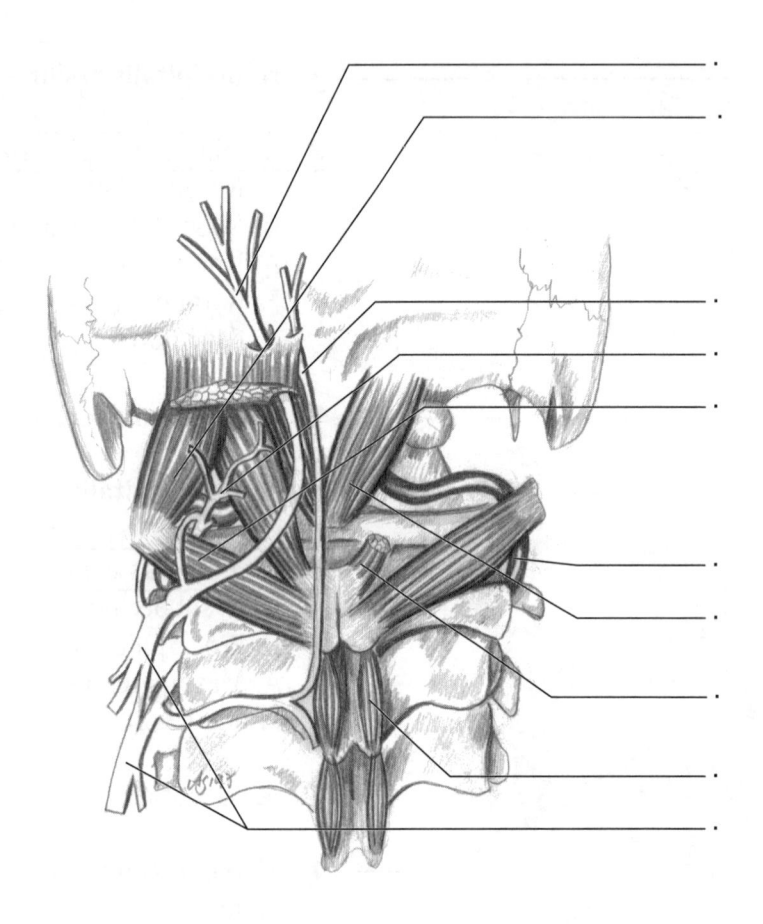

# 5. Dorsale Rumpfwand

## Arteria vertebralis

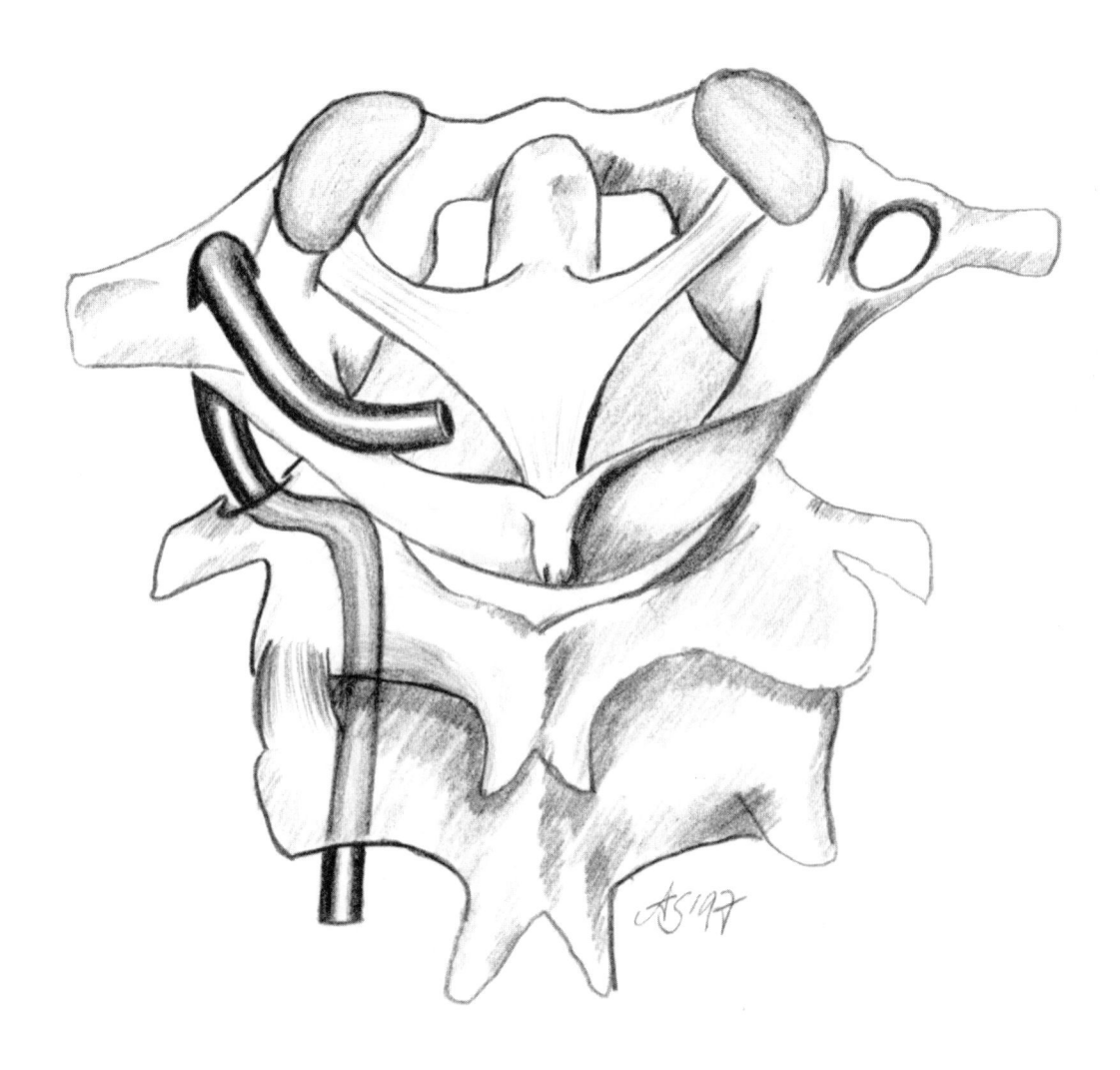

Die **A. vertebralis** (→78) verläuft als erster Ast der A. subclavia umgeben von den Mm. scalenus anterior (→I/16) und M. longus colli nach kranial.
Ab dem 6. Halswirbel zieht sie durch die Foramina der Processus transversi in Richtung Atlas, wendet sich nach Verlassen des Foramen transversarium des obersten Halswirbels nach medial. Sie liegt dabei im Sulcus vertebralis atlantis.
Dann tritt sie durch die Membrana atlantooccipitalis in das Spatium subarachnoidale. Nachdem sie durch das Foramen magnum in das Schädelinnere gelangt ist, bildet sie mit der A. vertebralis der Gegenseite die A. basilaris.

Über die Aa. cerebri posteriores ist die A. basilaris mit dem Circulus arteriosus cerebri **(Willisii)** verbunden (→20).

# anatomie kit III

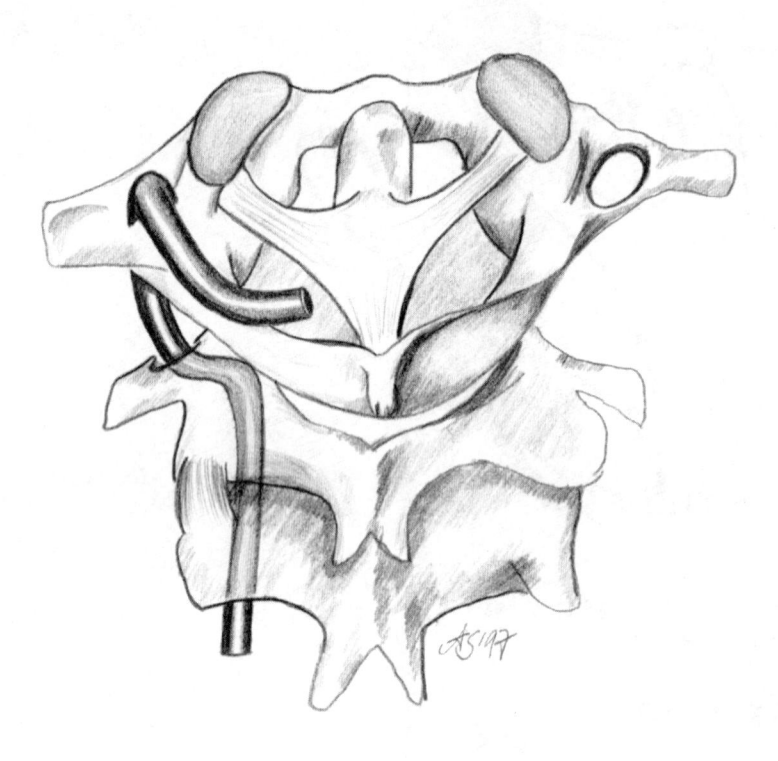

## Wiederholung zu: Arteria vertebralis

## Wiederholung zu: Arteria vertebralis

# Testatfragen

## Kopf I

### Schädel, Hirnhäute, Hirnanteile

**Schädeldach und Schädelbasis von oben (Seite 1)**
 a) Erkläre den Begriff Diploe!

**Öffnungen der Schädelbasis I (Seite 2)**
 a) Nenne die vier Fossae der Schädelbasis!

**Öffnungen der Schädelbasis II (Seite 3)**
 a) Welche Strukturen treten durch die Fissura orbitalis superior?
 b) Durch welches Foramen tritt der N. petrosus minor?
 c) Welche Strukturen treten durch das Foramen jugulare?
 d) Durch welches Foramen treten die Radices spinales nervi accessorii?

**Falx cerebri und Tentorium cerebelli (Seite 4)**
 a) Wo ist die Falx cerebri befestigt?
 b) Welche Funktionen haben die Falx cerebri und das Tentorium cerebelli?

**Schichtung der Hirnhäute (Seite 5)**
 a) Erkläre die Schichtung der Hirnhäute!
 b) Aus welcher Arterie erfolgt meistens eine epidurale Blutung?

**Gliederung des Hirns I (Seite 6)**
 a) In welche Anteile gliedert sich das Gehirn?

**Gliederung des Hirns II (Seite 7)**
 a) Welche Strukturen bilden das Dienzephalon?
 b) Welche Strukturen bilden das Mesenzephalon?
 c) Zu welchem Hirnanteil gehört die Medulla oblongata?
 d) Woraus setzt sich der Hirnstamm zusammen?
 e) Zähle die Basalganglien auf!

### Großhirn

**Lappen des Hirnmantels (Seite 8)**
 a) Was sind die Opercula?
 b) Welche Begrenzungen trennen den Lobus parietalis vom Lobus occipitalis und vom Lobus frontalis?

**Wichtige Gyri und Sulci des Palliums (Seite 9)**
 a) Wo liegt der Lobulus parietalis inferior?
 b) Wie viele Gyri temporales existieren?

**Gehirn von oben (Seite 10)**
 a) Neben welcher median gelegenen Struktur liegen die Granulationes arachnoideales?

**Gehirn von basal (Seite 11)**
 a) In welche Struktur geht der Bulbus olfactorius nach kaudal über?
 b) Beschreibe die Lage der Corpora mamillaria!

**Insel von lateral und Gehirn von medial (Seite 12)**
 a) Liegen die Gyri breves der Insel eher rostral oder eher kaudal?
 b) Über welcher Struktur erstreckt sich der Gyrus cinguli?
 c) Von welchen Strukturen wird der Cuneus begrenzt?

## Kleinhirn

**Kleinhirn I (Seite 13)**
 a) Zähle die Teile auf, aus denen sich das Hemisphaerium cerebelli zusammensetzt!
 b) Beschreibe die Lagebeziehung zwischen Kleinhirn und Hirnstamm!

# anatomie kit III

**Kleinhirn II (Seite 14)**
a) Wie heißen die Verbindungen zwischen Kleinhirn und Hirnstamm?
b) Beschreibe grob die Funktion des Kleinhirns!

**Kleinhirnkerne (Seite 15)**
a) Nenne die Nuclei cerebelli!
b) Was ist der Arbor vitae cerebelli?

## Thalamus, Hypothalamus, Hypophyse
**Hypothalamus und Hypophyse (Seite 16)**
a) Beschreibe die Lage des Hypothalamus!
b) Nenne die Hormone, die die Hypophyse produziert!

**Thalamus (Seite 17)**
a) Nenne die Verbindungen und Aufgaben des Nucleus centromedialis des Thalamus!

## Hirnstamm
**Hirnstamm von rechts lateral, Medulla oblongata (Seite 18)**
a) Beschreibe die Lage der Decussatio pyramidum und erläutere, was diese Struktur ist!

**Hirnstamm von dorsal (Seite 19)**
a) Wo liegt die Vierhügelplatte?
b) Was versteht man unter Rautengrube?
c) Erläutere die Begrenzungen des vierten Ventrikels!
d) Erläutere Lage und Funktion des Fasciculus cuneatus!

## Gefäße
**Arterienring des Gehirns (Circulus arteriosus) (Seite 20)**
a) Aus welchen Arterien wird der Circulus arteriosus gespeist?
b) Aus welchem Gefäß entstammt die A. inferior posterior cerebelli?
c) Zwischen welchen Gefäßen verläuft die A. communicans posterior?
d) Aus welcher Arterie entspringt die A. superior cerebelli?
e) Welcher Arterie entstammt die A. cerebri anterior?

**Arteriae cerebri (Seite 21)**
a) Beschreibe das Versorgungsgebiet der A. cerebri media!
b) Von welchen Gefäßen werden Putamen, Globus pallidus und das Claustrum versorgt?

**Venöser Abfluß des Gehirns (Seite 22)**
a) In welcher Struktur verläuft der Sinus sagittalis inferior?
b) Welche Sinus münden in den Sinus cavernosus?
c) In welche Vene münden die Sinus?

**Sinus cavernosi (Seite 23)**
a) Welche Strukturen treten durch den Sinus cavernosus?
b) Welcher Hirnnerv verläuft innerhalb des Sinus cavernosus mehr medial in unmittelbarer Umgebung der A. carotis interna?
c) Über welche Vene erhält der Sinus cavernosus Zuflüsse aus dem Gesicht?

## Hirnnerven

**Hirnnerven I (Seite 24)**
a) Zähle die 12 Hirnnerven auf!
b) Wie heißt der IX. Hirnnerv?

**Hirnnerven II (Austrittsstellen aus dem Hirn) (Seite 25)**
a) Welche Besonderheit hat die Austrittsstelle des N. trochlearis?
b) Beschreibe sie und den Verlauf des Nervus trochlearis!
c) Wo tritt der N. abducens aus, wo der N. oculomotorius?

**Hirnnerven III (Seite 26)**

a) Wo tritt der N. olfactorius durch den Schädel?
b) Beschreibe den Verlauf des N. olfactorius!
c) Wie kreuzen die Fasern des N. opticus?
d) Beschreibe den Verlauf der Fasern von der Retina bis zum Polus occipitalis!
e) Welche Fasern führt der N. oculomotorius?
f) Zähle die Kerngebiete sowie die vom Nervus oculomotorius innervierten Strukturen auf!

**Hirnnerven IV (Seite 27)**
a) Wo tritt der N. trochlearis aus dem Schädel?
b) Was innerviert der N. trochlearis?
c) Welche Faserqualitäten führt der N. trigeminus?
d) Zähle die Kerngebiete des N. trigeminus auf!
e) Zähle die Äste des N. trigeminus und deren wichtige Äste auf!
f) Welche Muskeln versorgt der N. trigeminus motorisch?

**Hirnnerven V (Seite 28)**
a) Wo tritt der N. abducens aus dem Schädel?
b) Welche Faserqualitäten führt der N. facialis?
c) Nenne die Kerngebiete des N. facialis und seinen Verlauf!
d) Welche Strukturen innerviert der N. facialis parasympathisch?

**Hirnnerven VI (Seite 29)**
a) Beschreibe den Verlauf und die Kerngebiete des N. vestibulocochlearis!
b) Nenne die Kerngebiete des N. glossopharyngeus und ordne sie den jeweiligen Faserqualitäten zu!
c) Welches Gebiet innerviert der N. glossopharyngeus sensorisch?

**Hirnnerven VII (Seite 30)**
a) Welche Faserqualitäten hat der N. vagus und welches Kerngebiet läßt sich der jeweiligen Faserqualität zuordnen?
b) Welche Strukturen innerviert der N. vagus mototrisch?
c) Beschreibe den Verlauf des N. accessorius?
d) Wo tritt der N. accessorius aus dem Schädel?
e) Beschreibe den Verlauf des N. hypoglossus!

**Hirnnervenkerne in der Medianebene (Seite 31)**
a) Keine Frage.

## Liquorsystem
**Überblick über die Liquorräume (Seite 32)**
a) Über welche Struktur sind die beiden Seitenventrikel mit dem dritten Ventrikel verbunden?
b) Benenne die Anteile eines Seitenventrikels!
c) Welches ist die lateral gelegene Apertur des vierten Ventrikels: das Foramen Luschkae oder das Foramen Magendii?
d) Wieviel Liquor (in ml) wird täglich gebildet?

**Ventrikelsystem des Gehirns (Seite 33)**
a) Erkläre die Aufgaben des Liquors!
b) Wie heißt die Struktur, die den Liquor bildet und wo liegt sie?

**Zisternen des äußeren Liquorraums (Seite 34)**
a) Erkläre den Begriff Zisterne!

## Hirnschnitte
**Frontalschnitt durch das Gehirn von kaudal (Seite 35)**
a) Woraus setzt sich das Corpus striatum zusammen?
b) Was versteht man unter dem Nucleus lentiformis?
c) Wo liegt das Septum pellucidum?
d) Erkläre die Lagebeziehung zwischen Putamen und Capsula interna!

# anatomie kit III

**Transversalschnitt durch das Gehirn von oben (Seite 36)**
   a) Zwischen welchen Strukturen liegt im Horizontalschnitt das Putamen?
   b) Wo liegt das Splenium corporis callosi im Horizontalschnitt?

**Transversalschnitt durch das Mesenzephalon (Seite 37)**
   a) Welche Strukturen gehören zum Mesenzephalon?
   b) Wo liegt die Substantia nigra?

## Funktionelle Aspekte

**Faserarten des Gehirns (Seite 38)**
   a) Was sind Kommissurenfasern?
   b) Nenne die wichtigste Kommissurenbahn!
   c) Welcher Faserart läßt sich die Capsula interna zuordnen?
   d) Wie heißen die Fasern, die je zwei Gyri miteinander verbinden?

**Limbisches System (Seite 39)**
   a) Nenne die nichtkortikalen Anteile des limbischen Systems!
   b) Was ist der Papez-Kreis?
   c) Welche Funktionen beeinflußt das limbische System?

**Funktionsschleifen (Seite 40)**
   a) Keine Frage.

**Funktionelle Rindenfelder (Seite 41)**
   a) Wo liegt das Wernicke-Sprachzentrum und wozu dient es?
   b) Beschreibe die Lage des Assoziationsfeldes der Sensorik!

## Auge, Orbita

**Orbita (Seite 42)**
   a) Aus welchen Knochen setzt sich die Orbita zusammen?
   b) Welche Strukturen treten durch das Foramen infraorbitale, welche durch den Canalis opticus?

**Nerven der Orbita (Frontalschnitt von vorn) (Seite 43)**
   a) Welche Nasennebenhöhle liegt unmittelbar unter der Orbita?
   b) In welche Äste verzweigt sich der N. maxillaris und welche Strukturen innervieren diese Äste?

**Augenmuskeln I (Seite 44)**
   a) Welche Hirnnerven innervieren die äußeren Augenmuskeln?
   b) Wie heißt der gemeinsame Ansatz der Augenmuskeln?

**Augenmuskeln II (Seite 45)**
   a) Welche Funktion hat die Trochlea des M. obliquus superior?
   b) Welche Zugrichtungen hat der M. obliquus superior?

**Nerven in der Orbita, Ganglion ciliare (Seite 46)**
   a) Was versteht man unter dem Ganglion ciliare und wo liegt es?
   b) Was ist der Unterschied zwischen der Verschaltung des parasympathischen Zuflusses und der des sympathischen Zuflusses des Ganglion ciliare?

**Arterien der Orbita, Arteria ophthalmica superior (Seite 47)**
   a) Auf welchem Muskel verläuft die A. supraorbitalis?
   b) Aus welchem Gefäß entspringt die A. meningea anterior?

**Sehbahn und ihre Stationen (Seite 48)**
   a) Beschreibe die Sehbahn und ihre Stationen!
   b) Wo liegt das vierte Neuron der Sehbahn zur Steuerung der Pupillenweite?

## Ohr

**Ohr (Seite 49)**
   a) Beschreibe die Lage des Labyrinths im Felsenbein!
   b) Wie erfolgt die Umsetzung einer Schallwelle in einen elektrischen Impuls des N. cochlearis?

**Hörbahn (Ansicht von kaudal) (Seite 50)**
   a) Beschreibe die Hörbahn!

## Rückenmark

**Rückenmark (Medulla spinalis) von dorsal (Seite 51)**
   a) Was ist die Intumescentia lumbosacralis?
   b) Wo endet das Rückenmark beim Erwachsenen?

**Rückenmarksnerven (Seite 52)**
   a) Welche Äste des Spinalnerven sind an der Plexusbildung beteiligt?
   b) Welche Faserqualität führt die Radix posterior des Spinalnervs?
   c) Welche Strukturen innerviert der Ramus ventralis eines Spinalnervs?

**Meningen im Spinalkanal (Seite 53)**
   a) Erkläre den Unterschied zwischen den Verhältnissen der Meningen im Spinalkanal und den Verhältnissen der Meningen im Schädel!
   b) Wie weit erstreckt sich der Durasack im Spinalkanal?
   c) Wo liegen die Plexus venosi vertebrales interni?

**Arterien des Rückenmarks (Seite 54)**
   a) Beschreibe den Verlauf der A. vertebralis!

**Rückenmarksquerschnitte verschiedener Ebenen (Seite 55)**
   a) Beschreibe das Charakteristikum eines Rückenmarkquerschnitts in Höhe von Th6!

**Aufsteigende Bahnen des Rückenmarks (Seite 56)**
   a) Beschreibe den Verlauf des Tractus spinocerebellaris ventralis!
   b) Was versteht man unter epikritischer -, was unter protopathischer Sensibilität?
   c) Wo wird die protopathische Sensibilität fortgeleitet?

## Regio glutaea

**Regio glutaea von Mann und Frau (Seite 57)**
   a) Was ist die Michaelis-Raute?
   b) Beschreibe die Begrenzungen der Regio glutaea!

**Musculi glutaei von dorsal (Seite 58)**
   a) Von welchen Nerven wird der M. glutaeus minimus innerviert?
   b) Welche Strukturen treten durch das Foramen infrapiriforme?

**Muskeln der Regio glutaea von dorsal (Seite 59)**
   a) Nenne die Funktion des M. gemellus inferior!
   b) Nenne den Ansatz des M. obturatorius internus; welche Strukturen strahlen in die Sehne des Muskels ein?

**Trendelenburgsches Zeichen (Seite 60)**
   a) Erkläre die Fehlfunktion der Mm. glutaei bei einem positiven Trendelenburgschen Zeichen!

**Intramuskuläre Injektion (i.m.) (Seite 61)**
   a) Erkläre die i.m. Injektionstechnik in der Methode nach von Hochstetter!

## Regio femoris posterior I

**Alcockscher Kanal (Seite 62)**
   a) Welche Strukturen ziehen durch den Canalis pudendalis?
   b) Welche Strukturen innerviert der N. pudendalis?

**Muskeln der Regio femoris posterior (Seite 63)**
   a) Nenne die Funktion des M. semitendinosus!
   b) Wo setzt der M. semimembranosus an?
   c) Von welchen Nerven werden die beiden Köpfe des M. biceps femoris innerviert?

# anatomie kit III

**Topographie der Regio femoris posterior (Seite 64)**
a) In welche Äste teilt sich der N. ischiadicus und welche Strukturen versorgt er so?

**Hautnerven (Seite 65)**
a) Durch welche Hautnerven wird die Fossa poplitea versorgt?

## Dorsale Rumpfwand
### Regionen
**Regionen der dorsalen Rumpfwand (Seite 66)**
a) Nenne mindestens fünf Regionen der dorsalen Rumpfwand!

### Muskeln
**Oberflächliche Rückenmuskulatur (Seite 67)**
a) Von welchem Nerv wird der M. trapezius innerviert?
b) Erkläre Ursprung und Ansatz des M. trapezius!
c) Nenne Ursprung und Ansatz des M. deltoideus!
d) Erkläre die Funktion des M. latissimus dorsi!

**Tiefere Rückenmuskulatur I (Seite 68)**
a) Von welchem Nerv werden die Mm. rhomboidei innerviert?
b) Nenne Ursprung und Ansatz des M. rhomboideus major!

**Tiefere Rückenmuskulatur II (Seite 69)**
a) Welche Funktion hat der M. serratus posterior superior?
b) Erläutere Innervation und Funktion des M. teres major!

**Autochthone Rückenmuskulatur (Seite 70)**
a) Welche Muskeln gehören zum transversospinalen Schrägsystem des medialen Anteils der autochthonen Rückenmuskulatur?

**Osteofibröse Röhre (Seite 71)**
a) Woraus setzt sich die osteofibröse Röhre der autochthonen Rückenmuskulatur zusammen?

**Medialer Trakt – Geradsystem (Seite 72)**
a) Erkläre den Verlauf der Mm. intertransversarii!

**Medialer Trakt – Schrägsystem (Seite 73)**
a) Wie viele Segmente überspringt der M. semispinalis in etwa?
b) Erläutere den Verlauf des M. semispinalis cervicis!
c) Wie verlaufen die Mm. rotatores breves?

**Lateraler Trakt – Geradsystem (Seite 74)**
a) Wo verläuft der M. longissimus cervicis?
b) Erläutere den Verlauf des M. iliocostalis lumborum!

**Lateraler Trakt – Schrägsystem (Seite 75)**
a) Erkläre die Funktion des M. splenius cervicis!

**Nackenmuskulatur I (Seite 76)**
a) Nenne Ursprung und Ansatz des M. levator scapulae!

**Nackenmuskulatur II (Seite 77)**
a) Welche Muskeln werden als kurze Nackenmuskeln zusammengefaßt?

## Nerven, Gefäße

**Nackenmuskulatur III / Nerven des Nackens (Seite 78)**
a) Wo setzt der M. obliquus capitis inferior an?

**Arteria vertebralis (Seite 79)**
a) Wie heißt die Struktur, in der die A. vertebralis auf dem Atlas verläuft?

# internet-service

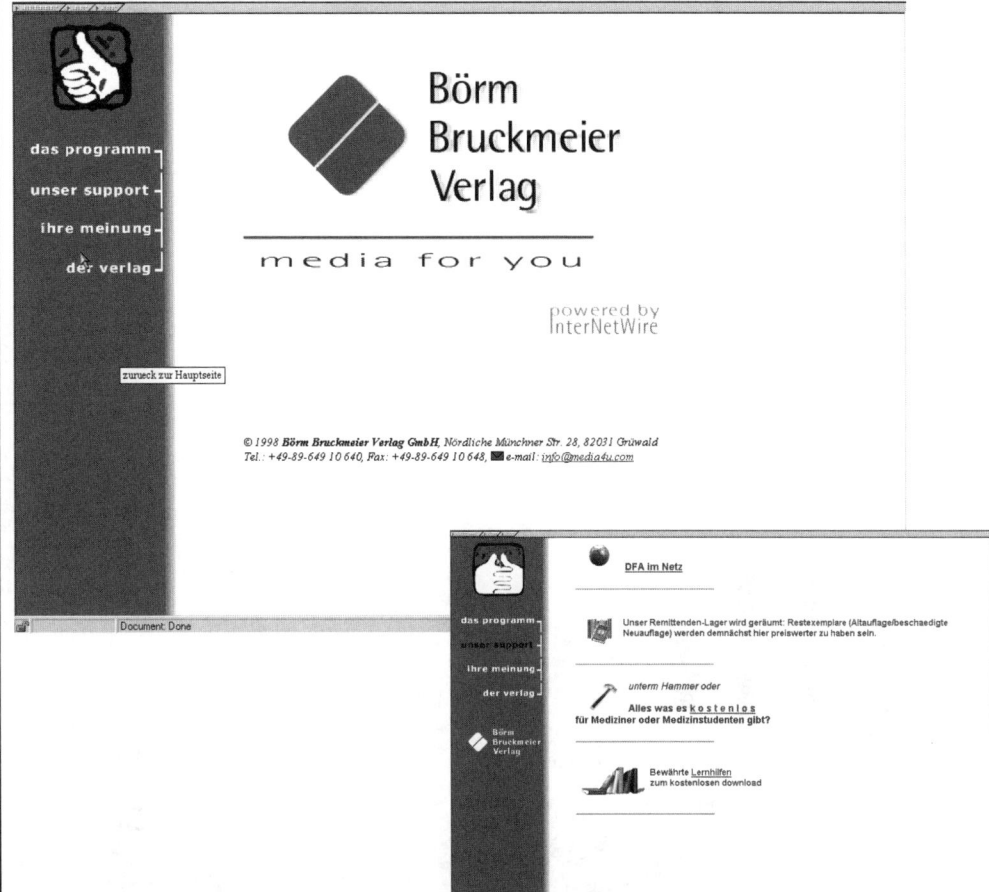

Börm Bruckmeier Verlag

**alles was es KOSTENLOS für medizinstudenten gibt**

**dfa-homepage**

**online direkt bestellservice**

# pockets

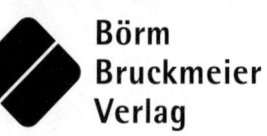

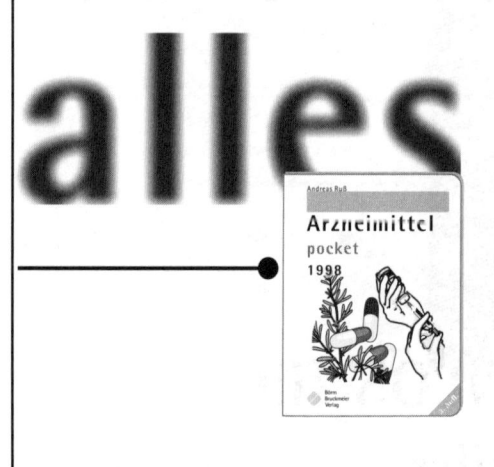

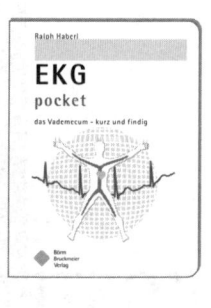

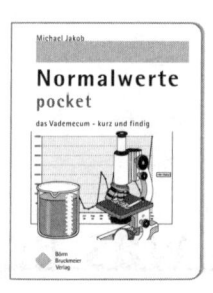

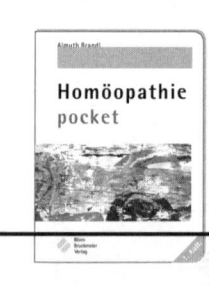

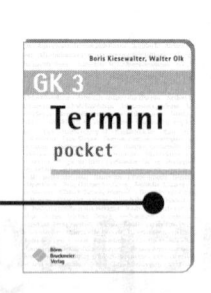

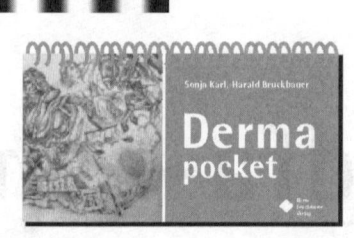

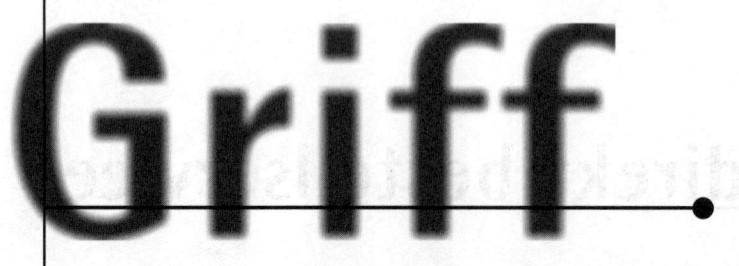

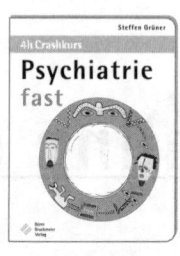

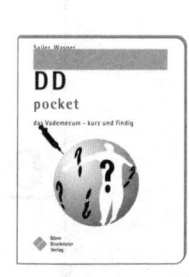

**Börm Bruckmeier Verlag**

## alles im Griff

- Arzneimittel pocket 1998
- EKG pocket
- Normalwerte pocket
- Homöopathie pocket
- GK 3 Termini pocket
- Derma pocket
- Psychiatrie fast
- DD pocket

# Bestellung

### pur - Karteikarten
. Ex. anästhesiologie/intensivmedizin pur (DM 49,80)
. Ex. arbeitsmedizin pur (DM 25,80)
. Ex. gynäkologie pur (DM 49,80)
. Ex. hno pur, zmk pur (DM 34,80)
. Ex. innere medizin pur 1 1998/99 (DM 49,80)
. Ex. innere medizin pur 2 1998/99 (DM 49,80)
. Ex. mikrobio pur/immuno pur (DM 49,80)
. Ex. ophthalmo pur (DM 29,80)
. Ex. pharma pur 1997/98 (DM 46,80)
. Ex. psychiatrie pur (DM 29,80)
. Ex. rechtsmedizin pur (DM 31,80)
. Ex. urologie pur (DM 25,80)
. Ex. "leere Karteibox medizin pur" (4,90)

→ www.media4u.com

börm bruckmeier Verlag
nördliche münchener str. 28
82031 grünwald

### pur - Skripten
. Ex. gynäkologie pur (DM 39,80)
. Ex. innere medizin pur (ab 7/98)
. Ex. mikrobio pur/immuno pur (ab 7/98)
. Ex. pharma pur (ab 7/98)

### pockets
. Ex. Psychiatrie fast (DM 19,80)
. Ex. EKG pocket (DM 24,80)
. Ex. Normalwerte pocket (DM 22,80)
. Ex. Derma pocket (DM 97,60)
. Ex. GK3 Termini pocket (DM 19,80)
. Ex. Arzneimittel pocket 98 (DM 22,80)

### pocketcards (je DM 5,80)
... Ex. Antibiotika pocketcard
... Ex. EKG pocketcard
... Ex. Normalwerte pocketcard
... Ex. ICD 9 pocketcard
... Ex. Lungenfunktion pocketcard
... Ex. Reanimation pocketcard
... Ex. Anästhesie-Intensiv-Meds pc 1
... Ex. Anästhesie-Intensiv-Meds pc 2
... Ex. Notfall-Meds pocketcard 1
... Ex. Notfall-Meds pocketcard 2

**Direktbestellungen unter**
Tel.: 034206-65129
Alle Preise inkl. Porto und Verpackung

# anatomie kit – Ihr Votum

Ihre Meinung ist uns wichtig!

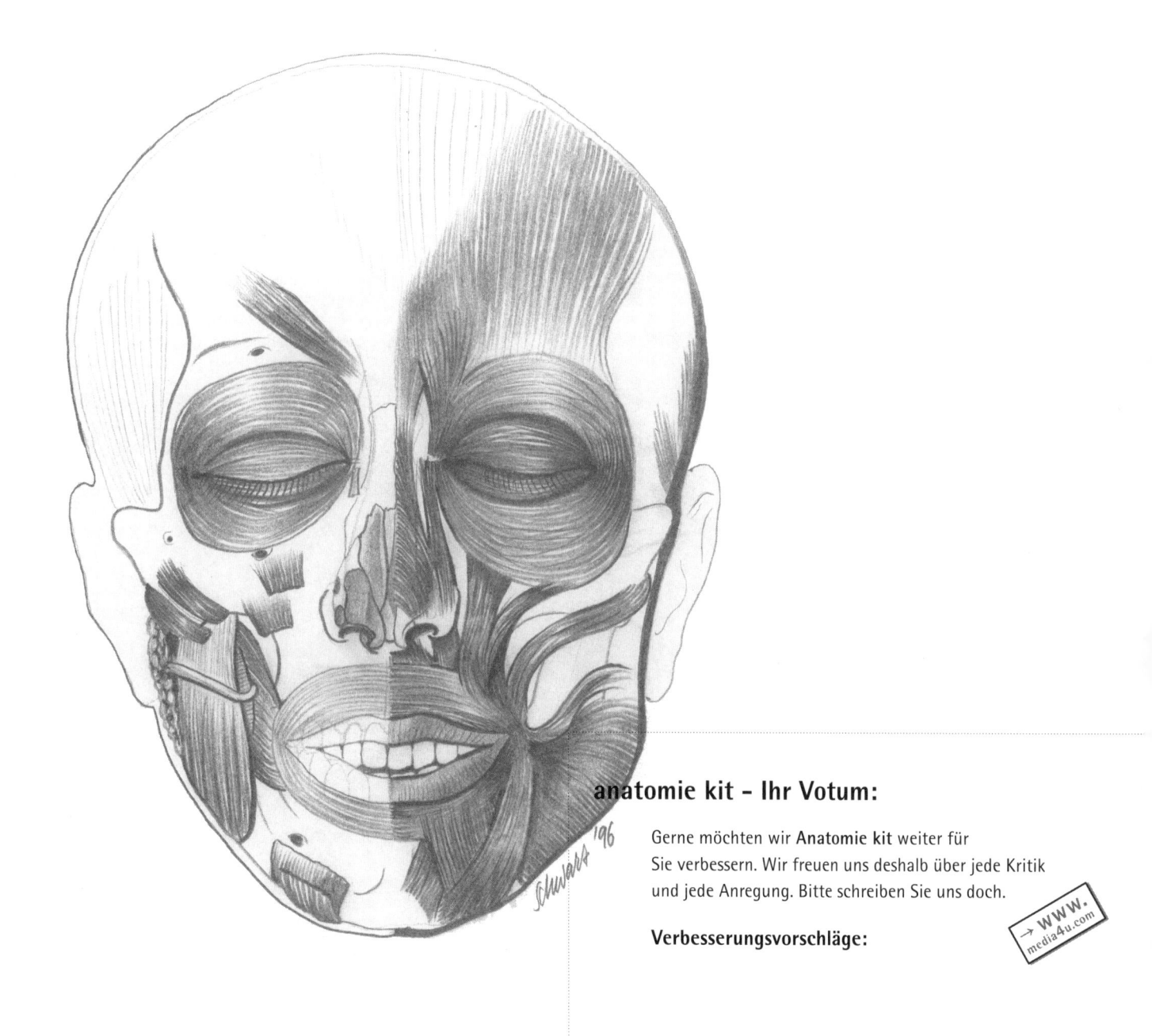

### anatomie kit – Ihr Votum:

Gerne möchten wir **Anatomie kit** weiter für Sie verbessern. Wir freuen uns deshalb über jede Kritik und jede Anregung. Bitte schreiben Sie uns doch.

**Verbesserungsvorschläge:**

→ www.media4u.com

**Wie haben Sie ursprünglich von diesem Titel erfahren?**

# Index

## A

A.
- alveolaris inferior IV-8
- alveolaris superior posterior IV-8
- angularis I-13, IV-8, IV-9
- appendicularis II-49
- arcuata II-64, I-79
- auricularis posterior I-13, IV-8
- axillaris I-11, I-45, I-46, IV-24, IV-37, IV-38
- basilaris I-12, **III-20**, III-54, III-79
- brachialis I-11, I-23, I-45, I-46, I-47, IV-24, **IV-37, IV-38**, IV-39, IV-41
- buccalis IV-8
- canalis pterygoidei IV-8
- carotis communis I-4, I-5, I-6, I-8, I-11, **I-13, I-16**, I-45, II-11, II-12, II-22
- carotis dextra IV-37
- carotis externa **I-13**, I-18, IV-4
- carotis interna I-13, I-21, II-12, III-3, III-4, III-20, III-22, III-23, III-47, IV-8
- cerebelli inferior anterior III-20
- cerebelli inferior posterior III-20
- cerebelli superior III-20
- cerebri anterior III-20, **III-21**
- cerebri media III-20, **III-21**
- cerebri posterior III-20, **III-21**, III-79
- cervicalis ascendens I-12, I-14
- cervicalis profunda I-12
- circumflexa femoris lateralis I-54, I-79
- circumflexa femoris medialis I-54, I-79
- circumflexa humeri anterior I-11, I-45, IV-37, **IV-38**
- circumflexa humeri posterior I-11, I-42, I-45, IV-37, **IV-38**
- circumflexa ilium profunda I-79
- circumflexa ilium superficialis I-49, I-79
- circumflexa scapulae I-11, I-42, IV-21, IV-24, **IV-38**
- circumflexae humeri posterior IV-21
- colica dextra II-49, II-51
- colica media II-49, II-50, II-51
- colica sinistra II-50, II-51
- collateralis ulnaris inferior I-45, IV-37
- collateralis ulnaris superior I-45, IV-37
- communicans III-20
- communicans anterior III-20
- communicans posterior III-20
- coronaria II-23
- coronaria dextra II-23
- coronaria sinistra II-23
- cremasterica I-39
- cystica II-48
- dorsalis pedis I-79
- dorsalis penis I-39
- ductus deferentis II-59, IV-46
- ductus uterinae II-59, IV-46
- epigastrica inferior I-30, I-60, IV-45, I-79
- epigastrica superficialis I-49, I-79
- epigastrica superior I-12, I-30, II-19
- ethmoidalis anterior III-2, III-47
- ethmoidalis posterior III-47
- facialis I-13, IV-8, **IV-9**, IV-9
- femoralis I-49, I-51, I-54, II-59, IV-59, IV-63, **I-79**
- fibularis IV-65
- frontalis III-47
- gastrica I-67, II-47
- gastrica dextra II-48
- gastrica sinistra II-48
- gastroduodenalis II-48, II-51
- gastroepiploica dextra II-48
- gastroepiploica sinistra II-48
- gastroomentalis I-67, II-47
- genus descendens I-79
- genus inferior lateralis I-79
- genus inferior medalis I-79
- genus spuerior lateralis IV-64
- genus superior lateralis IV-63, I-79
- genus superior medialis IV-63, **IV-64**, I-79
- glutaea inferior II-56, **II-59**, III-58, III-64, **IV-46**, IV-63
- glutaea superior II-56, **II-59**, III-58, III-64, **IV-46**, IV-63
- hepatica communis II-48
- hepatica propria I-63, I-66, II-44, II-45, II-48
- ileocolica II-49, II-51
- iliaca communis II-54, II-57, II-59, II-60, II-63, II-69, IV-45, **IV-46**, I-79
- iliaca externa I-54, II-59, **IV-46**, I-79
- iliaca interna II-51, **II-59**, II-63, II-68, **IV-46**, IV-46, I-79
- iliolumbalis II-59, IV-46
- infraorbitalis III-42, III-43, IV-8
- intercostalis I-34
- intercostalis posterior II-9
- intercostalis suprema I-12
- interlobaris II-64
- interlobularis II-64
- labialis inferior I-13, IV-8
- labialis superior I-13, IV-8
- labyrinthi III-3, III-20
- lacrimalis III-47
- laryngea inferior II-5
- laryngea superior I-10, II-1, II-5
- lienalis I-67, II-46, II-47, II-48
- ligamenti teretis uteri I-38
- lingualis I-13, IV-8
- masseterica IV-8
- maxillaris IV-8
- meningea anterior III-47
- meningea media III-2, III-42, IV-8
- meningea meida I-13
- meningea posterior III-3
- mentalis IV-8, IV-9
- mesenterica inferior II-48, **II-50**, II-51, II-54, II-60, II-63, IV-45
- mesenterica superior II-34, II-46, II-48, **II-49**, II-50, II-51, II-54, II-60, II-63, IV-45
- obturatoria II-59, **IV-46**, IV-47
- occipitalis I-13, IV-8
- ophthalmica superior III-2, III-42, **III-47**
- ovarica I-48, II-63, IV-45
- palatina descendens IV-8
- palatina major IV-8
- pancreaticoduodenalis anterior II-49
- pancreaticoduodenalis inferior II-46, II-48, II-49
- pancreaticoduodenalis posterior II-49
- pancreaticoduodenalis superior II-46, II-48, II-49
- perforans III-64, IV-63
- pericardiacophrenica II-9, II-10
- peronaea I-79
- pharyngea ascendens I-13, III-3, IV-8
- phrenica inferior II-48, II-63
- plantaris lateralis I-79
- plantaris medialis I-79
- poplitea III-64, IV-63, **IV-64**, IV-64, IV-68, **I-79**
- profunda brachii I-45, IV-33, **IV-37, IV-38**
- profunda femoris I-54, IV-63, **I-79**
- pudenda externa I-49, I-79
- pudenda interna I-51, II-56, II-59, III-58, III-62, **IV-46**, IV-46, IV-63
- pulmonalis II-15, II-16, II-29
- pulmonalis dextra II-11
- pulmonalis sinistra II-22
- radialis I-45, IV-37, IV-38
- radicularis magna III-54
- rectalis inf. IV-46
- rectalis inferior **II-51**, II-59, IV-46
- rectalis media **II-51**, II-59, IV-46
- rectalis superior II-50, **II-51**
- recurrens radialis I-45, IV-37
- recurrens ulnaris I-45, IV-37
- renalis II-48, II-61, **II-63**, II-64
- renalis dextra II-61
- renalis sinistra II-61
- sacralis mediana I-79
- sphenopalatina IV-8
- spinalis anterior III-3, III-20, III-54
- subclavia I-7, **I-11**, I-12, I-14, I-16, I-45, **I-47**, II-9, II-12, II-22, III-54, III-79, **IV-37**, IV-38
- subclavia dextra II-5
- subclavia sinistra II-11
- submentalis I-13
- subscapularis I-11, IV-24
- supraorbitalis III-47, **IV-8**, IV-9
- suprarenalis inferior **II-63**
- suprarenalis media II-48, **II-63**
- suprarenalis superior **II-63**
- suprascapularis I-11, I-12, I-14, IV-38
- supratrochlearis III-47, IV-8, IV-9
- suralis IV-63, IV-64
- temporalis media IV-8
- temporalis superficialis I-13, **IV-8**, IV-9
- testicularis I-39, I-68, II-48, II-60, II-63, IV-45
- thoracica interna I-11, I-12, I-45, II-9, II-10, II-12, IV-37
- thoracica lateralis I-11, **I-47**
- thoracica superior I-11
- thoracoacromialis I-11, I-45, IV-37
- thoracodorsalis I-11, **I-47**, IV-24, IV-38
- thyroidea inferior I-12, I-18, II-5
- thyroidea superior I-13, I-18, II-5, IV-8
- tibialis anterior I-55, IV-65, **I-79**
- tibialis posterior IV-65, **I-79**
- transversa cervicis I-12, I-14, IV-38
- transversa faciei IV-8
- tympanica superior IV-8
- ulnaris I-45, IV-37, **IV-38**, IV-38
- umbilicalis I-37, I-68, II-59, IV-46
- uterina I-59, IV-46
- vertebralis I-11, I-12, I-45, III-3, III-20, **III-54**, III-78, **III-79**, IV-37
- vesicalis inf. IV-46
- vesicalis inferior II-59, IV-46
- vesicalis sup. IV-46
- vesicalis superior II-59, IV-46
- zygomatici III-42

Aa.
- alveolares superiores anteriores IV-8
- caecales anteriores II-49
- caecales posteriores II-49
- cerebri **III-21**
- ciliares posteriores III-47
- collaterales medialis IV-39
- collaterales radialis IV-39
- digitales palmares communes IV-38
- digitales plantares I-79
- gastricae breves I-67, II-40, II-47
- gastricae breves anteriores II-48
- gastricae breves posteriores II-48
- ileales II-49, II-51
- intercostales anteriores II-12
- intercostales posteriores II-12
- interosseae I-45, IV-37
- jejunales II-49, II-51
- metatarsales plantares I-79
- ovaricae II-58, IV-49
- pancreaticae II-48
- perforantes I-79
- phrenicae inferiores II-60, IV-45
- pulmonales II-15, II-20
- rectae II-49
- sacrales laterales II-59, IV-46
- sigmoideae II-50, II-51
- temporales profundae IV-8
- umbilicales II-21

Achselhöhle
- **I-41**
- Begrenzungen **I-41**
- Faszien **I-41**

Achsellücke I-42
- laterale IV-21
- mediale IV-21

Acromion I-33, **IV-16**, IV-20, IV-22

Adduktoren **I-57, I-58**

Adduktorenkanal **III-64**, IV-62

Adenohypophyse III-16

Adhaesio interthalamica III-32

Ala
- lobuli centralis III-14

Alae minores ossis sphenoidalis III-4

Alcockscher Kanal II-56, **II-57**, II-59, III-58, III-59, **III-62**, IV-46, **IV-62**

Alveolen II-16

Ampulla
- hepatopancreatica II-45
- recti II-38, II-43
- tubae uterinae IV-49

Anastomose, portokavale IV-80

Anastomosen, portokavale I-36, II-53

Aneurysma II-60

Angulus
- inferior scapulae III-69
- mandibulae IV-5
- superior scapulae III-76

Angulus mandibulae IV-5

Ansa cervicalis I-22, III-78

Anteflexio II-58

anterior I-1

Anteversio II-58

Antrum I-64, II-40

Anuli fibrosi II-28

Anulus

# anatomie kit III

- fibrosus dex. II-28
- fibrosus sinister II-28
- inguinalis profundus I-37, I-68, II-60, IV-45
- inguinalis superficialis I-37, I-39, I-49, I-51
- tendineus communis III-44

Anulus tendineus communis III-44
Aorta II-26, III-54
- II-19, II-20, II-21, II-25, II-29, II-39, II-63
- abdominalis **II-48**, II-54, II-60, IV-45, I-79
- ascendens II-11, II-12, II-26
- descendens I-21, II-10, II-11, II-12, II-16
- Pars thoracica **II-12**

Aortenaneurysmen II-60
Aortenbogen I-5
Aortenklappe II-20, II-28, **II-29**
- Auskultationsstelle II-31

Apertura
- lateralis ventriculi quarti III-32
- mediana ventriculi quarti III-32

Apex
- cordis II-22
- pulmonis II-15

Aponeurose I-37
Aponeurosis
- lingualis IV-6
- lumbosacralis III-68, **III-71**, IV-60
- plantaris IV-26, IV-72

Appendices epiploicae I-65, II-41
Appendix
- fibrosa hepatis I-66, II-44
- vermiformis I-60, I-61, **I-65**, II-38, **II-41**, II-42

Appendizitis I-27, I-65
Aquaeductus mesencephali III-7, III-32, III-33, III-37
Arachnoidea
- III-5, III-10, III-53
- mater cranialis III-5
- mater spinalis III-53

Arbor vitae cerebelli III-15
Arcus
- aortae I-11, II-9, II-10, II-11, II-12, II-22
- axillaris I-41
- brachialis I-41
- cartilaginis cricoideae II-1
- iliopectineus I-51
- palatoglossus IV-7
- palatopharyngeus IV-7
- palmaris profundus I-45, IV-37, IV-38
- palmaris superficialis I-45, IV-37, **IV-38**
- plantaris profundus I-79
- tendineus IV-69
- tendineus musculi levatoris ani II-58
- tendineus musculi solei IV-68
- venosus dorsalis pedis IV-80
- zygomaticus IV-5

Area
- cribrosa II-62
- intercondylaris IV-56, IV-57
- intercondylaris anterior IV-57
- intercondylaris posterior IV-57
- nervosa **I-20**
- nuda I-66, II-37, II-44
- olfactoria III-26
- praetectalis III-48
- subcallosa III-26

Arm
- Arterien I-45
- Hautnerven, Dermatome **IV-44**
- Muskeln IV-23, **IV-24**
- Nerven I-46
- oberflächliche Venen **IV-40**
- Pronator, Supinator IV-27
- Querschnitt I-47

Arschkratzermuskel I-31
Arterienring III-20
Arteriolae rectae II-64
Articulatio
- coxae **IV-55**
- cricothyroidea II-1
- cubiti **IV-17**
- genus IV-57
- humeri **IV-16**
- sacroiliaca **IV-53**
- sternoclavicularis **I-15**
- temporomandibularis IV-5

Ary-Knorpel II-4
Aschoff-Tawara-Knoten II-30
Assoziationsfasern **III-38**

Assoziationsfeld
- der Motorik III-41
- der Sensorik III-41
- des Sehens III-41

assoziative Rindenareale III-40
Aszites **I-61**
Atemmechanik **I-35**
Atemstillstand, reflektorischer II-8
Atria II-22
atrioventrikuläre Ostien II-28
Atrium
- dextrum II-20, II-21, II-22, II-26, II-27
- sinistrum II-20, II-21, II-22

Augenhöhle III-42
Augenmuskeln **III-44**, **III-45**
Auricula III-49
- dextra II-22
- sinistra II-22

Auris
- externa III-49
- interna III-49
- media III-49

Auskultationsstellen **II-31**
Äußerer Liquorraum **III-32**
Autochthone Rückenmuskulatur **III-70**
AV-Knoten II-30
Axillarlinie II-17
A-Zellen, Pancreas II-46

# B

Balken III-7, III-38
Basalganglien III-7, **III-35**, III-40
Basis ossis metatarsalis IV-66, IV-73
Basis pulmonis II-15
Bauchfell I-60
Bauchmuskulatur **I-30**
Bauchorgane
- Embryonalentwicklung **II-33**, **II-34**, **II-35**, **II-36**
- vegetative Versorgung **II-54**

Bauchraum III-62
- Überblick **I-60**

Bauchspeicheldrüse **II-46**
Bauchwand
- lücke I-40
- vordere I-68

Bauhinsche Klappe II-43
Bechterewscher Kern III-29
Beckenbodenmuskulatur IV-47
Bein
- Arterien **I-79**
- Nerven **IV-81**
- oberflächige Venen **IV-80**

Belegzellen, Magen II-40
Bewußtsein III-17
Bifurcatio carotidis I-13
Bifurcatio tracheae II-13
Bikuspidalklappe II-29
Bischofsmütze II-29
Blase
- Innervation IV-52

Blinddarm I-60
Blutung
- epidurale III-5
- subarachnoidale III-5
- subdurale III-5
- subgalische III-5
- subperiostale III-5

Bochdaleksches Dreieck II-19
Botalli II-21
Bowmanschen Kapsel II-64
Broca-Sprachzentrum III-41
Brodmann III-41
Bronchialbaum **II-16**
Bronchien II-15
Bronchioli
- II-16
- respiratorii II-16
- terminales II-16

Bronchus
- principalis dexter II-13
- principalis sinister II-13

Bruch
- **I-40**
- inhalt I-40
- lücke I-40
- sack I-40

Brücke III-6, III-7
Brustwirbelsäule II-10
Bulbus
- jugularis III-22
- olfactorius III-11, III-26
- penis III-62, IV-50

Burdachscher Strang III-19
Bursa omentalis I-61, **I-62**, **I-63**, II-33, II-34, II-37
B-Zellen, Pancreas II-46

# C

Caecum I-60, I-61, I-64, **I-65**, II-38, **II-41**, II-42, II-51
Calcaneus IV-70, IV-73, **IV-74**
Calix renalis I-62
Canaliculus lacrimalis IV-2
Canalis
- adductorius **I-54**, I-57
- analis II-38
- caroticus **III-3**
- carpi IV-19
- centralis III-32, III-33, III-55
- hypoglossalis **III-3**, III-30
- infraorbitalis III-42
- obturatorius II-68, II-69, **IV-47**, IV-51
- opticus **III-2**, III-26, III-42
- pudendalis III-59, **III-62**
- semicircularis anterior III-49
- semicircularis lateralis III-49
- semicircularis posterior III-49

Canalis adductorius I-57
Cannon-Böhmscher Punkt IV-50, II-54
Capsula
- adiposa II-61
- articularis I-55
- externa III-35
- extrema III-35
- fibrosa II-61, II-62
- interna III-35, III-36, **III-38**

Caput III-36
- breve m. bicipitis brachii I-44, **IV-24**, IV-32
- breve m. bicipitis femoris III-63, IV-61
- fibulae I-53, III-63, IV-60, IV-61
- humeri IV-16
- humeroulnare IV-26, IV-34
- laterale m. gastrocnemii IV-76
- longum m. bicipitis brachii I-44
- longum m. bicipitis femoris III-63, IV-61
- longum m. tricipitis I-33
- longum m. tricipitis brachii IV-16, **IV-20**, **IV-22**, **IV-23**, IV-24, IV-32
- mediale m. gastrocnemii **IV-68**, IV-76
- medusae I-36, II-53, IV-80
- Ncl. caudatus III-35
- pancreatis II-46
- radii IV-17

Carotissinus
- I-13
- druckversuch I-13
- reflex I-13
- syndrom I-13

Cartilagines
- bronchiales II-13
- tracheales II-13

Cartilago
- alaris major IV-3
- arytaenoidea II-1
- corniculata **II-1**
- costae I-15
- cricoidea **II-1**, II-13, II-39
- cuneiformis II-1
- epiglottica II-1
- nasi IV-3
- septi nasi IV-3
- thyroidea I-8, I-9, I-10, I-19, II-1, II-13
- triticea II-1

Caruncula sublingualis IV-7
Cauda
- III-35
- equina III-51, III-54
- pancreatis II-46

Cavitas
- glenoidalis scapulae I-33, IV-16
- peritonealis I-61
- tympanica III-49

Cavitas glenoidalis scapulae IV-16
Cellulae

# Index III

- ethmoidales III-43, III-47
- mastoideae II-6

Centrum tendineum II-19
Cerebellum III-6, III-7, **III-13**, **III-14**
Cervix uteri II-58, IV-49
Chemorezeptoren I-13
Chiasma
- crurale IV-69, **IV-77**
- opticum III-11, III-23, III-26, III-48
- plantare **IV-74**, **IV-77**

Cholezystokinin II-45
Chorda
- obliqua IV-17
- tympani III-28, IV-7, **IV-10**, IV-13

Chordae tendineae II-27
Circulus
- arteriosus cerebri **III-20**, III-79

Cisterna
- ambiens III-34
- basalis III-34
- carotica III-34
- cerebellomedullaris III-34
- chiasmatis III-34
- chyli II-55
- cruralis III-34
- Fissurae laterales III-34
- interpeduncularis III-34
- laminae terminalis III-34
- olfactoria III-34
- Pontis mediana III-34
- pontocerebellaris III-32
- pontomedullaris III-34
- subarachnoidalis III-34

Claustrum III-7, III-35, III-36
Clavicula I-11, I-14, **I-15**, I-16, **I-16**, I-26, I-43, IV-22
Clavikula I-7
Clivus II-6
Clunes III-57
Cochlea III-49
Colliculus
- inferior III-18, III-19, III-25, III-27, III-50
- seminalis II-66, IV-50
- superior III-18, III-19, III-37, III-48, III-50

Collum femoris IV-62
Colon **I-65**, II-38, **II-41**
- ascendens I-60, I-61, I-64, **II-32**, II-34, **II-38**, II-42, II-51
- descendens I-60, I-61, I-64, II-34, **II-38**, II-42, II-51
- flexur II-50
- sigmoideum I-60, I-61, I-62, I-64, II-32, II-37, **II-38**, II-42, II-51, II-60, IV-45
- transversum I-60, I-61, I-62, I-64, II-34, II-37, **II-38**, II-42, II-51

Columna III-19, III-36, III-39
- analis II-43, IV-50
- renalis II-62, II-64

Commissura III-36
Compartimentum
- anterius IV-65
- laterale IV-65
- posterius IV-65

Concha
- nasalis inferior IV-1
- nasalis media III-43, IV-1

Condylus
- lateralis tibiae IV-66
- medialis tibiae IV-61

Confluens sinuum III-22
Connexus intertendinei IV-28
Conus
- arteriosus II-22
- elasticus II-3, II-4, II-5
- medullaris III-51

Cor II-9
Cornu
- frontale III-32, III-33
- inferius cartilaginis thyroideae II-1
- majus ossis hyoidei II-1
- minus ossis hyoidei II-1
- occipitale III-32, III-33
- superius cartilaginis thyroideae II-1
- temporale III-32, III-33

Corpus
- adiposum buccae IV-4
- adiposum fossae ischioanalis III-62
- adiposum infrapatellare I-55
- adiposum orbitae III-43

- adiposum praeepiglotticum II-1, II-3, II-7
- amygdaloideum III-7, III-35, III-39
- callosum III-12, III-35, III-36, III-38, III-39
- fornicis III-39
- geniculatum laterale III-18, III-19, III-25, III-26, III-48
- geniculatum mediale III-18, III-19, III-37, III-50
- mamillare III-11, III-18, III-35, III-39
- mandibulae IV-4
- ossis ischii IV-47, IV-62
- pancreatis II-46
- pineale III-7, III-19, III-37
- spongiosum penis IV-48
- striatum III-7, III-35
- tali IV-74
- uteri II-58, IV-49

Cortex
- cerebelli III-15
- cerebri III-5
- renalis II-62

Costa I-15, I-16
Crena ani III-57
Crista
- galli III-1, III-4
- iliaca I-53, III-57, III-67, III-71, III-74, **IV-60**, IV-60, I-305
- intertrochanterica IV-62
- methode nach Sachtleben III-61
- musculi supinatoris ulnae IV-27
- tuberculi minoris I-46, III-67, IV-21

Crus
- fornicis III-39
- penis III-62

Culmen vermis III-14
Cuneus **III-12**
Curvatura
- major I-64, II-40
- minor I-64, II-40, II-44

Cuspis
- anterior II-27, II-29
- posterior II-27, II-29
- septalis II-27, II-29

Cutis I-34
C-Zellen, Pancreas II-46

# D

Damm III-57
Darm II-52
- Abschnitte II-51
- Beinschaufel **IV-60**, **IV-61**, IV-62
- Drehung II-34
- Rohr II-33, II-34

Declive vermis III-14
Decussatio pyramidum III-18
Deitersscher Kern III-29
Dermatome IV-44
Diaphragma I-14, I-35, **I-60**, I-63, II-9, II-10, II-12, **II-19**, II-32, II-39, II-60, II-63
- pelvis IV-47
- urogenitale IV-47
- Zwerchfell IV-45

Dickdarm **I-64**, I-65, II-37, II-38, II-41
Dienzephalon III-6, III-7
Diploe III-1, III-5
direkte Leistenhernie I-40
Discus articularis I-15, IV-5
distal I-1
Dornfortsätze III-67
dorsal I-1
Dorsalaponeurose
- Fuß IV-66, **IV-70**, IV-70
- Hand **IV-18**, **IV-19**, IV-25, IV-27, IV-28, IV-29, IV-31

Dorsale Rumpfwand III-66
- Venen **II-67**

Dorsum linguae IV-7
Dottersack II-33
Douglasscher Raum **I-62**, II-37
Dreieck, Leimersches II-6
Ductuli alveolares II-16
Ductus
- arteriosus Botalli II-21
- Botalli II-21, II-22
- choledochus I-63, I-66, II-44, II-45, II-46
- cysticus II-45
- deferens I-39, I-68, II-60, II-65, II-66, IV-45

- ejaculatorii II-66
- hepaticus communis II-45
- hepaticus dexter II-45
- hepaticus sinister II-45
- lymphaticus dexter I-25, I-48, II-55, IV-15
- nasolacrimalis IV-2
- omphaloentericus II-33, II-34
- pancreaticus II-45, II-46
- pancreaticus accessorius II-45, II-46
- papillares II-62
- parotideus **IV-4**, **IV-7**
- sublingualis major IV-7
- submandibularis IV-7
- thoracicus I-25, II-10, II-19, **II-55**, IV-15
- venosus I-66, **II-21**, II-44
- venosus Arrantii II-21

Dünndarm **I-60**, I-65, II-41
- schlingen II-37

Duodenalschleife II-34
Duodenum I-60, I-61, I-62, I-32, II-37, **II-38**, II-40, II-41, II-42, II-45, II-46, II-51
Dura
- mater **III-5**, III-53
- mater cranialis III-4, III-5, III-23
- mater spinalis III-53, **III-53**
- sack III-51, III-53

# E

Ebenen I-1
embryonale Magendrehung II-12
Eminentia cristae iliacae III-61
Endhirn III-6
Endokard II-27
- duplikaturen II-29

Endolymphschlauch III-49
Endphalangen IV-69
Ependym III-33
Epicondylus
- lateralis femoris **IV-56**, IV-68, IV-69
- lateralis humeri **IV-17**, IV-25, IV-27, IV-33
- lateralis tibiae IV-66
- medialis femoris IV-61, IV-62, IV-68
- medialis humeri IV-24, IV-26, IV-27, IV-56

Epididymis I-39, II-66
Epiduralraum III-53
Epiglottis II-4, II-7, II-8, II-38, IV-7
Epikard II-22, II-25
Epineurium III-53
Epipharynx II-8, II-38
Epiphyse III-7
Epithel
- grenze II-43
- körperchen I-19
- schicht II-27

Erbscher Punkt II-31
Erbsenbein IV-29
Erregungsbildungssystem **II-30**
Erregungsleitungssystem **II-30**
Excavatio
- rectouterina I-62, II-37
- rectovesicalis II-37
- vesicouterina I-62

Expirationsstellung II-17, II-18
Exspiration I-35

# F

Facies
- articularis superior tibiae IV-57
- costalis scapulae IV-20
- diaphragmatica I-66, II-44
- lateralis fibulae IV-67
- lateralis tibiae IV-66
- medialis fibulae IV-66, IV-69
- mediastinalis II-15
- pelvica ossis sacri III-59, IV-62
- posterior fibulae IV-68, IV-69
- posterior radii IV-25
- posterior tibiae IV-69
- posterior ulnae IV-25, IV-27

Falx cerebri **III-4**, III-5, III-22
Falx inguinalis I-37
Fascia
- abdominalis superficialis I-37, I-39
- axillaris I-41

# anatomie kit III

- brachialis I-41, I-47, IV-39
- cervicalis **I-5**
- cremasterica I-39
- cruris **IV-65**, IV-65, IV-68
- endothoracica I-34
- lata I-50, I-53, IV-60
- nuchae III-71
- obturatoria IV-47, IV-48
- parotidea I-6
- pelvis visceralis IV-49
- spermatica externa I-39
- spermatica interna I-39
- thoracica interna I-34
- thoracolumbalis I-29, III-58, III-67, III-71
- transversalis I-37, I-39

Fasciculus
- cuneatus **III-19**
- gracilis **III-19**
- lateralis plexus brachialis I-23, I-46, IV-41
- medialis plexus brachialis I-23, I-46, IV-41
- posterior plexus brachialis I-23, IV-41

Faszienduplikatur III-62

Felsenbein
- III-4, III-49
- Pyramide III-4

Femur I-53, I-55, I-57, III-57, IV-60
- Rolle IV-56

Fenestra
- cochleae III-49
- vestibuli III-49

Fetalkreislauf **II-21**
Fettkörper II-8
Fibrae
- intercrurales I-51
- obliquae II-40

Fibula **IV-67**, IV-69
- Kopf IV-81

Fila radicularia III-52
Filum terminale III-51
Fimbriae III-36
- ovarica IV-49
- tubae IV-49

Fissura
- horizontalis II-15, III-13
- longitudinalis cerebri III-10, III-35
- mediana anterior III-55
- mediana ventralis III-18
- obliqua II-15
- orbitalis inferior III-42
- orbitalis superior **III-2**, III-26, III-27, III-28, III-42, IV-11
- prima III-13

Flexoren IV-35
Flexura
- coli dextra I-64
- coli sinistra I-64
- duodeni inferior II-38, II-46
- duodeni superior II-38, II-46
- duodenojejunalis I-64, II-38

Flocculus III-13
Folia cerebelli III-15
Folium vermis III-14
Foramen
- epiploicum I-62, I-63, II-37
- infraorbitale III-42, IV-1, IV-12
- infrapiriforme **II-56**, **III-58**, III-62, IV-63
- interventriculare III-32, III-39
- intervertebrale III-52, III-53
- ischiadicum majus **II-56**, II-59, IV-46, **IV-47**, **IV-53**
- ischiadicum minus **II-56**, II-59, **III-58**, III-62, IV-46, **IV-53**
- jugulare I-12, **III-3**, III-29, III-30
- lacerum **III-2**
- Luschkae III-32
- Magendii III-32
- magnum III-3, III-53, III-54, III-79
- mastoideum III-3
- mentale **IV-1**, IV-1, IV-12
- obturatum III-59, IV-62
- ovale II-21, **III-2**, III-27, IV-11, IV-13
- processus transversi I-12, III-54
- rotundum **III-2**, III-27, IV-11
- spinosum **III-2**
- stylomastoideum III-28
- supraorbitale III-42, **IV-1**, IV-12
- suprapiriforme **II-56**, **III-58**, IV-63
- transversarium III-79

- venae cavae II-19
- zygomaticofaciale IV-1

Foramina
- cribrosa **III-2**

Formatio reticularis III-37, III-39
Fornix III-36, III-39
- III-36, III-39
- Bahn III-19
- humeri I-33, IV-20

Fossa
- cranii anterior III-1
- cranii media III-1
- cranii posterior III-1, III-13
- digastrica IV-6
- hypophysialis III-1, III-16
- infraspinata IV-21
- inguinalis lateralis I-68
- inguinalis medialis I-68
- intercondylaris IV-56
- interpeduncularis III-26
- ischioanalis III-62
- poplitea IV-64
- pterygoidea IV-5
- pterygopalatina IV-13
- retromandibularis IV-4
- sacci lacrimalis III-42
- supraclavicularis major I-3
- supraclavicularis minor I-3
- supraspinata IV-21
- supravesicalis I-68
- trochanterica III-59, IV-54, IV-62

Fossa ovalis II-27
Foveolae granulares III-1
Frontalebene I-1
Frontalhirn III-40
Fundus I-64, IV-49
- II-40
- uteri II-58

Funiculus
- cuneatus III-56
- dorsalis **III-56**
- gracilis III-56
- spermaticus I-38, **I-39**, II-66

Funktionelle Rindenfelder III-41
Funktionsschleifen **III-40**
Furchen III-9
Fuß IV-58
- muskeln **IV-72**, **IV-73**, **IV-74**
- rücken **IV-70**, **IV-71**

# G

Galea aponeurotica III-5, IV-3
Gallen
- blase I-61, I-63, I-66, II-42, II-45
- flüssigkeit II-45
- steine II-45
- wege **II-45**

Ganglienzellen, bipolare III-48
Ganglion
- cervicale inferius I-21
- cervicale medium I-21
- cervicale superius I-21
- cervicale superius trunci sympathici IV-13
- ciliare **III-46**, IV-13
- cochleare III-49, III-50
- coeliacum II-54
- geniculi III-28
- inferius II-5
- lumbale I-54
- mesentericum inferius II-54
- mesentericum superius II-54
- oticum IV-10, **IV-13**
- pterygopalatinum **IV-10**, **IV-13**
- sacrale II-54
- spinale III-52, III-53, III-56
- submandibulare IV-10, **IV-13**
- thoracicum II-54
- trigeminale I-21, III-27, III-46, IV-10
- trunci sympathici III-52

Gaster I-60, I-63, I-64, II-37
Gebärmutter II-37
Gefäßnervenscheide I-4, I-5
Gehirn **III-7**, **III-10**, **III-11**, **III-12**
- Faserarten III-38
- Frontalschnitt III-35
- Transversalschnitt III-36

- Venen **III-22**

Gehörknöchelchen III-49
Gelbsucht II-45
Gelenkkapsel IV-56, IV-69
Genu III-36, III-38
Gesäßbacken III-57
Gesichtsfeld III-48
Glandula
- lacrimalis III-43, IV-2
- parathyroidea I-18, I-19
- parotis I-6, **IV-4**, IV-13
- sublingualis IV-6, **IV-7**, IV-13
- submandibularis I-6, **IV-4**, IV-7, IV-13
- suprarenalis II-37
- suprarenalis dextra II-61
- suprarenalis sinistra II-61
- thyroidea I-5, I-10, I-18

Glandula submandibularis I-3
Gleichgewicht III-49
Globus
- pallidus III-7
- pallidus lateralis III-35
- pallidus medialis III-35

Glukagon II-46
Glutäalmuskeln III-57
Gollscher Strang III-19
Granulationes
- arachnoideales III-1, III-10, III-32, III-33

Gratioletsche Sehstrahlung III-48
Graue Substanz III-52, III-55
Grenzstrang II-54
Grenzstrang I-21
Große Kurvatur II-34
Großhirn
- Hemisphären III-7
- Rinde III-8, III-56
- Sichel III-4

Gyri
- breves III-12

Gyrus
- **III-9**
- cinguli III-12, III-39
- dentatus III-39
- fasciolaris III-39
- frontalis inferior III-9, III-41
- frontalis medius III-9, III-10, III-41
- frontalis superior III-9, III-10, III-12
- hippocampi **III-12**, III-39
- longus III-12
- occipitotemporalis lateralis III-12
- occipitotemporalis medialis III-12
- postcentralis III-9, III-10, III-41, III-56
- praecentralis III-9, III-10, III-18, III-40, III-41
- supramarginalis III-41
- temporalis inferior III-9
- temporalis medius III-9
- temporalis superior III-9, III-41

# H

Hals
- aufbau I-5
- dreieck, tiefes laterales **I-14**
- faszien **I-4**
- grenzstrang I-21
- muskeln **I-6**, **I-7**
- Regionen I-3
- venen **I-17**
- wirbel I-12

Hämorrhoiden II-53
Hand IV-28, IV-29, IV-30, IV-38
- Bänder **IV-18**, **IV-19**
- Muskelursprünge IV-36
- wurzelknochen IV-18

Harn
- Blase I-37, I-62, II-37, II-66
- Leiter II-66
- Röhre II-66
- samenröhre II-66

Haube III-7
Hauptbronchus II-13, II-16
Hauptzellen, Magen II-40
Haustren I-65, II-41
Hautäste I-22
Hautnerven III-65
Hautpräparation I-2
Headsche Zonen IV-44
Hemisphaerium cerebelli III-13

Hemisphären III-38
Hepar I-60, II-37
Hernia
- femoralis I-40
- inguinalis directa I-40
- inguinalis indirecta I-40
- umbilicalis I-40
Hernie
- **I-40**, I-68
- Diaphragma II-19
- direkte I-68
- Formen I-40
- indirekte I-68
Herz II-10, II-11, **II-22**, II-32, II-60, IV-45
- Achse II-22
- Auskultationsstellen **II-31**
- Beutel II-25
- Dreieck II-17
- Erregungsbildungssystem **II-30**
- Erregungsleitungssystem **II-30**
- Geräusche II-31
- Innenräume II-26, **II-27**
- Insuffizienz I-17
- Klappen **II-29**
- Kranzarterien **II-23**, II-24, II-29
- Ohr II-22, II-27
- Projektionsstellen II-31
- Silhouette II-31
- Skelett **II-28**
- Töne II-31
- Venen **II-24**, II-24
- Ventilebene **II-28**
Heschlsche Querwindungen III-41, III-50
Hiatus
- ani IV-47
- aorticus II-19
- oesophageus II-19, II-39
- saphenus I-49, I-305
- semilunaris IV-2
- tendineus I-54, I-58, **III-64**, IV-61, IV-62, **IV-63**
- urogenitalis II-58, IV-47
Hilum renale II-61, II-62
Hintere Achselfalte I-41
Hinteres Mediastinum II-10, II-12
Hinterhirn III-6
Hinterhorn III-55, III-56
Hinterstrangbahn **III-56**
Hippocampus III-35, III-36, III-39
Hirn **III-6**, **III-7**
- haut **III-5**
- haut, harte III-5
- haut, weiche III-5
- infarkt III-20
- kerne III-7
- mantel **III-8**
- nerven **III-24**, **III-25**, III-26, III-27, III-28, III-29, III-30, III-31
- nerven, Austrittsstellen III-25
- nerven, Kerne **III-31**
- nerven, Merkspruch **III-24**
- stamm III-7, III-13, **III-18**, **III-19**
- stiele III-7
- wasser III-32
His
- Bündel II-28, II-30
- Winkel II-43
Hochstetter III-61
Hoden II-66
- hüllen **I-39**
Hohlvene II-27
Hörbahn III-50
Hören III-41, III-49
Houston-Falte II-43
Hüfte IV-54
Humerus I-41, I-42, I-47
- Muskeln IV-22, IV-23
- Muskeln, Gefäße, Nerven IV-24
- Muskelsepten, Venen IV-39
- Muskelursprünge IV-33
- Rotatorenmanschette IV-21
Hyoid I-8, I-9, II-7
Hypopharynx II-38
Hypophyse III-11, **III-16**, III-18, III-23, III-47
- Hinterlappen III-16
- Vorderlappen III-16
Hypophysenstiel III-4
Hypothalamus III-7, **III-16**, III-35, III-48

# I

Ikterus II-45
Ileozäkalklappe II-43
Ileum I-60, I-61, I-65, II-38, II-41, II-42, II-51
Impressio renalis II-44
Incisura
- frontalis III-42, III-47
- mastoidea IV-6
- praeoccipitalis III-8
- scapulae IV-38
- supraorbitalis III-42, III-47
- tentorii III-4
- thyroidea superior cartilaginis thyroideae II-1
Incus III-49
indirekte Leistenhernie I-40
Indusium griseum III-39
Infrahyale Muskulatur I-4, I-5, I-6, I-8, **I-9**
Inhibiting-Faktoren III-16
Innenohr III-49
Innerer Liquorraum III-32
Insel **III-12**
Inspiration I-35
Insula III-8, **III-12**, III-35, III-36
Insulin II-46
Insult, apoplektischer III-20
Interkostal
- gefäße I-34
- muskulatur I-35
- nerven I-47
Interlobäre Septen II-16
Interlobuläres Bindegewebe II-16
Internusaponeurose I-29
Intersectiones tendineae I-28
Intersegmentale Septen II-16
Interstitielles Kapillarnetz II-64
Intramuskuläre Injektion **III-61**
Intraperitoneale Organe II-42
Intumescentia
- cervicalis III-51
- lumbosacralis III-51
Isolierschicht, elektrische II-28
Isthmus glandulae thyroideae I-19
IVAN I-49

# J

Jejunum I-60, I-61, II-38, II-42, II-51

# K

Kammermyocard II-30
Kammern II-27
Kardia I-64, II-40, II-43
Karpalknochen IV-19
kaudal I-1
Kaumuskulatur IV-5
Kehldeckel II-8
Kehlkopf **II-1**, **II-2**, **II-3**, **II-4**, **II-5**, II-13
- Eingang II-8
- Gefäße **II-5**
- Knorpel II-1
- Muskeln **II-2**, **II-3**
- Nerven **II-5**
- Skelett **II-1**
Kerckringsche Falten II-41
Klappenebene II-27
Klappensegel II-29
Kleine Bronchien II-16
Kleines Netz II-37
Kleinhirn
- III-6, III-7, III-11, **III-13**, **III-14**, III-40, III-50
- Hälfte III-13
- Kerne **III-15**
- Rinde III-15
- Stiele III-7, III-13
- Zelt III-4
Kniebeuge I-59
Kniegelenk **I-55**
- Bänder IV-56
- Menisci IV-57
Kohlrausche Falte II-42, II-43, IV-50
Kollateralkreisläufe I-36
Kommissurenbahnen III-7
Kommissurenfasern **III-38**
Kopf
- Regionen I-3

- schwarte III-5
Koronararterien II-12, II-28
Koronargefäße II-22
Korpus I-64, II-40
kranial I-1
Kreislauf **II-20**
- Fetal- **II-21**
Kropf I-18
Krummdarm I-60, II-38
Krypten II-41
Kurvatur, große II-34
Kurze Nackenmuskeln III-77

# L

Labium
- laterale III-63
- laterale lineae asperae I-53
Labrum
- glenoidale IV-16
Labyrinth **III-49**
Labyrinthus vestibularis III-49
Lacertus fibrosus I-44, IV-24
Lacuna
- musculorum **I-51**, I-68, II-69, IV-51
- vasorum I-40, **I-51**, I-54, I-59, IV-46
Laimersches Muskeldreieck I-19
Lamina
- anterior vaginae m. recti abdominis I-28, I-29
- cartilaginis cricoideae II-1
- cartilaginis thyroideae II-1
- cribrosa III-47
- cribrosa fasciae axillaris I-41
- cribrosa ossis ethmoidalis III-26
- externa III-1, III-5
- interna III-1, III-5
- lateralis processus pterygoidei IV-5
- parietalis II-25
- posterior vaginae m. recti abdominis I-29
- praetrachealis fasciae cervicalis I-4, **I-5**
- praevertebralis fasciae cervicalis I-4, I-5, I-7
- superficialis fasciae cervicalis I-4, **I-5**
- tecti III-37
Lanz-Punkt I-27
Lappenbronchien II-16
Larreysche Spalte **II-19**
Larynx I-18, **II-4**, II-39, IV-15
- Eingang II-8
lateral I-1
Laterale Achsellücke I-42, IV-21
Lateraler Lumbalspalt II-19
Lateraler Trakt III-74, III-75
Leber I-60, I-61, **I-66**, II-20, II-32, II-33, II-34, II-37, II-42, **II-44**
- Bänder **II-44**
- Pforte I-66, **II-44**
- Rand I-66
- Zirrhose II-53
Leerdarm I-60, II-38
Leimersches Dreieck II-6
Leistenband I-54, I-59, II-32
Leistenhernie I-68
- direkte I-40
- indirekte I-40
Leistenkanal **I-37**, **I-38**
Lemniscus
- lateralis III-50
- medialis III-56
Leptomeninx III-5
Lig.
- acromioclaviculare IV-16
- anococcygeum II-42
- anulare radii IV-17
- arteriosum II-22
- bifurcatum IV-58
- calcaneofibulare IV-58
- capitis femoris IV-55
- capitis fibulae posterius IV-56
- carpi radiatum **IV-19**, IV-30
- collaterale carpi radiale IV-18
- collaterale carpi ulnare IV-18
- collaterale fibulare IV-55, **IV-57**, IV-57
- collaterale laterale I-55
- collaterale laterale radiale IV-17
- collaterale mediale I-55
- collaterale tibiale IV-56, **IV-57**
- collaterale ulnare IV-17

# anatomie kit III

- conoideum IV-16
- coracoacromiale I-33, **IV-16**, IV-20
- coracoclaviculare **IV-16**, IV-24
- coracohumerale IV-16
- coronarium I-66, II-44
- costoclaviculare I-15
- cricothyroideum medianum II-1, II-13
- cruciatum anterius IV-56
- cruciatum posterius IV-56
- cuboideonaviculare dorsale IV-58
- denticulatum III-53
- falciforme I-60, I-63, I-66, I-33, II-44
- gastrophrenicum **I-63**
- gastrosplenicum I-67, II-34, II-40, II-47
- glenohumeralia IV-16
- hepatoduodenale **I-63**, II-44, II-45, II-52
- hepatogastricum **I-63**
- iliofemorale IV-54, IV-55
- iliolumbale IV-53
- inguinale I-37, I-40, I-51, II-59, IV-46, **IV-59**
- interclaviculare I-15
- interfoveolare I-37
- ischiofemorale IV-54
- lacunare I-51
- laterale IV-58
- latum uteri II-58, IV-49
- longitudinale anterius I-4, I-5, IV-53
- mediale IV-58
- miniscofemorale posterius IV-56
- orbiculare IV-54
- orbicularis IV-54
- ovarii proprium II-58, IV-49
- patellae I-55, **IV-57**
- phrenicosplenicum I-67, II-34, II-47
- plantare longum IV-58, IV-73, **IV-74**
- popliteum arcuatum IV-68
- popliteum obliquum IV-61, **IV-68**
- pubofemorale **IV-54**, IV-54, IV-55
- pulmonale II-15
- radiocarpeum dorsale IV-18
- radiocarpeum palmare **IV-19**, IV-30
- reflexum I-37, I-51
- sacrospinale II-56, III-62, IV-53, IV-54
- sacrotuberale II-56, **IV-53**, **IV-54**, IV-60
- sternoclaviculare I-15
- suspensorium ovarii II-58, IV-49
- talocalcaneum laterale IV-58
- talofibulare anterius IV-58
- teres hepatis I-63, I-66, I-68, II-44
- teres uteri I-38, II-58, IV-49
- thyrohyoideum medianum II-1
- tibiofibulare anterius IV-58
- transversum cruris IV-70
- transversum scapulae superius IV-16
- trapezoideum IV-16
- triangularis dextrum II-44
- triangularis sinistrum II-44
- ulnocarpeum palmare **IV-19**, **IV-30**
- umbilicale medianum I-37, I-68
- venae cavae II-44
- venosum I-66, II-44

Ligg.
- anularia II-1, II-13
- intercarpea dorsalia IV-18
- metacarpea dorsalia IV-18
- metacarpea palmaria IV-19
- metacarpea transversa profunda IV-19
- palmaria IV-19
- sacroiliaca IV-53
- sacroiliaca anteriora IV-53
- sternocardiaca II-9, II-10
- supraspinalia III-77

Limbisches System **III-39**, III-40

Linea
- alba I-28, I-29
- arcuata I-27, **I-29**, I-37
- aspera I-52, III-63, IV-59, IV-61, IV-62
- interrochanterica IV-54
- intertrochanterica IV-54
- musculi solei IV-68
- mylohyoidea IV-6
- nuchalis inferior III-77, III-78
- nuchalis superior III-72
- pectinea I-43, IV-59
- pectinea femoris I-52

Lingula II-14
Linksversorgungstyp II-23

Liquor cerebrospinalis III-32
Liquorpunktion III-34
Liquorraum
 - äußerer **III-34**
 - innerer **III-33**
Liquorräume **III-32**
Lithiasis II-65
Lobulus
 - biventer III-14
 - centralis vermis III-14
 - gracilis III-14
 - paracentralis III-12
 - parietalis inferior III-9, III-10
 - parietalis superior III-9, III-10
 - quadrangularis III-14
 - semilunaris inferior III-14
 - semilunaris superior III-14
 - simplex III-14
Lobus
 - dexter I-19
 - frontalis III-8
 - hepatis dexter I-63, I-66, II-44
 - hepatis sinister I-63, I-66, II-44
 - inferior (Lunge) II-14, II-15
 - insularis III-8
 - medius (Lunge) II-14, II-15
 - occipitalis III-8
 - parietalis III-8
 - sinister I-19
 - superior (Lunge) II-14, II-15
 - temporalis III-8
 - thyroideae dexter I-19
 - thyroideae pyramidalis I-19
 - thyroideae sinister I-19
Luft
 - röhre II-13
 - weg II-7
Lumbalspalt
 - lateraler II-19
 - medialer II-19
Lunge **II-14**, **II-15**, II-20, II-32
 - Blutversorung II-16
 - Feinbau II-16
 - Grenzen **II-17**
 - Hilus II-14, **II-15**
 - Recessus **II-18**
Lymphabfluß, Magen-Darm-Trakt II-55
Lymphe
 - Gefäße IV-47, IV-64
Lymphknoten
 - Leistengegend **I-59**
 - Vergrößerung I-25
Lymphsystem **II-55**
Lymphwege
 - Kopf, Hals I-25, IV-15
 - Leistengegend I-51
 - System II-55
 - weibliche Brust **I-48**

# M

M.
- abductor digiti minimi IV-28, **IV-29**, IV-36, IV-43, IV-78
- abductor digiti minimi, Fuß **IV-72**, **IV-78**
- abductor hallucis **IV-72**, IV-78
- abductor pollicis brevis **IV-29**, IV-36, IV-43
- abductor pollicis longus **IV-25**, **IV-26**, IV-35
- adductor brevis I-56, I-57, **I-57**, IV-75, **IV-76**
- adductor hallucis IV-73, IV-78
- adductor longus **I-52**, I-56, I-57, **I-58**, **IV-59**, IV-75, IV-76
- adductor magnus I-54, I-56, I-57, **I-57**, **I-58**, III-63, III-64, **IV-61**, **IV-62**, IV-75, IV-76
- adductor minimus I-57, **I-58**
- adductor pollicis **IV-30**, IV-36, IV-43
- anconeus **IV-25**, IV-35, IV-43
- ani externus IV-47
- articularis cubiti IV-35
- articularis genus IV-76
- aryepiglotticus **II-2**, II-4
- arytaenoideus obliquus **II-2**
- arytaenoideus transversus **II-2**
- biceps brachii I-23, I-33, I-41, **I-44**, I-47, IV-16, IV-20, **IV-24**, IV-32, IV-34, IV-39, IV-41
- biceps femoris **III-63**, **IV-60**, IV-61, IV-64, IV-75, IV-76, IV-77

- brachialis I-23, I-47, IV-23, IV-24, **IV-24**, IV-33, IV-34, **IV-39**, IV-41
- brachioradialis **IV-23**, **IV-25**, IV-26, IV-33, IV-34, IV-35, IV-36, IV-43
- buccinator **IV-3**, **IV-4**, IV-7
- bulbospongiosus IV-47, IV-48, **IV-49**, **IV-50**
- chondroglossus I-10
- ciliaris III-46
- coccygeus **IV-47**, **IV-48**, IV-75
- constrictor pharyngis inferior I-10, I-19, II-5, **II-6**, II-8
- constrictor pharyngis medius I-10, **II-6**
- constrictor pharyngis superior I-10, **II-6**
- coracobrachialis I-23, I-28, I-33, I-41, **I-44**, **IV-20**, IV-24, IV-32, IV-33, IV-39, IV-41
- corrugator supercilii IV-3
- cremaster I-39
- cricoarytaenoideus lateralis **II-3**, II-4
- cricoarytaenoideus posterior **II-2**
- cricothyroideus **II-2**, II-3, II-4, II-5
- deltoideus I-23, I-27, I-28, **I-31**, I-42, I-43, **III-67**, III-68, **IV-21**, IV-22, IV-32, IV-33, IV-40, IV-41
- depressor anguli oris **IV-3**, IV-4
- depressor labii inferioris **IV-3**, IV-4
- depressor septi nasi IV-3
- depressor supercilii IV-3
- digastricus I-6, I-7, **I-9**, II-6, II-8, IV-4, **IV-6**
- epicranius IV-3
- erector spinae III-70, **III-71**, IV-75
- extensor carpi radialis brevis **IV-25**, **IV-26**, IV-34, IV-35
- extensor carpi radialis longus **IV-23**, **IV-25**, **IV-26**, IV-34, IV-35
- extensor carpi ulnaris **IV-25**, IV-35, IV-36
- extensor digiti minimi IV-18, **IV-25**, IV-28, IV-35
- extensor digitorum IV-18, IV-23, **IV-25**, IV-28, IV-35
- extensor digitorum brevis IV-70, IV-78
- extensor digitorum longus IV-65, **IV-66**, IV-67, **IV-70**, IV-77, IV-78
- extensor hallucis brevis IV-70, IV-71, IV-78
- extensor hallucis longus IV-65, **IV-66**, **IV-70**, **IV-71**, IV-77, IV-78
- extensor indicis **IV-27**, IV-28, IV-35
- extensor pollicis brevis **IV-25**, IV-35
- extensor pollicis longus **IV-27**, IV-35
- flexor carpi radialis **IV-26**, IV-34, IV-36, IV-43
- flexor carpi ulnaris IV-24, **IV-25**, **IV-26**, IV-34, IV-35, IV-36, IV-43
- flexor digiti minimi IV-29
- flexor digiti minimi brevis **IV-30**, IV-36, IV-43, **IV-72**, **IV-73**, IV-78
- flexor digitorum brevis **IV-72**, IV-78
- flexor digitorum longus IV-65, **IV-68**, IV-69, IV-72, IV-73, IV-74, IV-77, IV-78
- flexor digitorum profundus **IV-19**, **IV-26**, **IV-30**, IV-35, IV-36, IV-43
- flexor digitorum superficialis **IV-26**, IV-34, IV-36, IV-43
- flexor hallucis brevis **IV-72**, **IV-73**, IV-78
- flexor hallucis longus IV-65, **IV-69**, IV-74, IV-77, IV-78
- flexor pollicis brevis **IV-29**, IV-30, IV-36, IV-43
- flexor pollicis longus **IV-26**, IV-34, IV-43
- flexor profundus IV-29
- gastrocnemius **IV-64**, **IV-66**, IV-67, **IV-68**, IV-76
- gemellus inferior **III-59**, **IV-62**, IV-75
- gemellus superior **III-59**, **IV-62**, IV-75
- genioglossus I-10, IV-6
- geniohyoideus I-10, I-22, IV-6
- glutaeus maximus I-53, III-57, **III-58**, III-63, **IV-60**, IV-61, IV-75, IV-76
- glutaeus medius I-53, III-57, **III-58**, III-63, **IV-60**, **IV-61**, IV-75, IV-76
- glutaeus minimus III-57, **III-58**, **IV-62**, IV-75, IV-76
- gracilis **I-52**, I-56, III-63, **IV-59**, IV-61, **IV-64**, IV-75, IV-77
- hyoglossus I-10, II-8
- iliacus I-51, I-68, **IV-50**, **IV-59**, IV-75
- iliococcygeus IV-47
- iliocostalis III-70, **III-74**
- iliocostalis cervicis III-74, III-77
- iliocostalis lumborum III-74
- iliocostalis thoracis III-74
- iliopsoas I-51, **I-68**, IV-76
- infraspinatus I-14, I-33, I-42, IV-20, **IV-21**, **IV-23**, IV-32, IV-33

# Index VII

- interarytaenoideus II-4
- intercostalis externus I-34
- intercostalis internus I-34, I-35
- intercostalis intimus I-34
- interossei IV-18
- interspinalis **III-72**
- interspinalis cervicis III-78
- intertransversarii III-70, **III-72**
- ischiocavernosus IV-47, **IV-48**, IV-49, **IV-50**, IV-75
- latissimus dorsi I-27, I-29, **I-31**, I-41, I-46, I-53, **III-67**, III-68, III-71, IV-33, IV-60, IV-75
- levator anguli oris IV-3
- levator ani II-42, II-43, II-51, **II-58**, III-62, **IV-47**, IV-48, IV-49, IV-50, IV-75
- levator labii superioris IV-3
- levator palpebrae III-44
- levator palpebrae superior III-44, III-47
- levator prostatae IV-47
- levator scapulae I-7, I-14, I-20, III-69, **III-76**, IV-24, IV-32
- levator veli palatini II-8
- longissimus III-70, **III-74**
- longissimus capitis III-74, III-76, III-77
- longissimus cervicis III-74, III-77
- longissimus thoracis III-74
- longitudinalis inferior I-10, IV-6
- longitudinalis superior I-10, IV-6
- longus colli III-79
- masseter IV-3, **IV-4**, **IV-5**, IV-7, IV-9
- mentalis IV-3
- multifidus III-70
- mylohyoideus I-6, II-8, IV-6
- nasalis IV-3
- obliquus capitis inferior III-77, III-78
- obliquus capitis superior III-77, **III-78**
- obliquus externus abdominis **I-27**, I-28, I-29, **I-30**, I-37, I-39, I-51, I-53, III-68, IV-60, IV-75
- obliquus inferior III-44, III-45
- obliquus internus abdominis **I-28**, I-29, **I-30**, I-37, I-39, III-71, IV-75
- obliquus superior III-44, III-45
- obturatorius externus IV-75, IV-76
- obturatorius internus **II-57**, II-58, **III-59**, III-62, IV-49, IV-50, **IV-62**, IV-75, IV-76
- occipitofrontalis IV-3
- omohyoideus I-4, I-5, I-6, I-7, **I-8**, I-22, IV-32
- opponens digiti minimi **IV-29**, **IV-30**, IV-36, IV-43, IV-73
- opponens pollicis **IV-30**, IV-36, IV-43
- orbicularis oculi IV-3
- orbicularis oris IV-3, **IV-4**
- palatoglossus I-10, II-7
- palatopharyngeus II-7, II-8
- palmaris brevis IV-43
- palmaris longus **IV-26**, **IV-34**, IV-43
- papillaris anterior II-27
- papillaris posterior II-27
- Parkinson III-37
- pectineus **I-52**, I-56, IV-59, IV-75
- pectoralis IV-40
- pectoralis major I-11, **I-27**, I-34, I-41, I-43, II-32, IV-33
- pectoralis minor **I-28**, I-41, **I-43**, IV-32
- peronaeus brevis IV-65, **IV-66**, **IV-67**, **IV-71**, IV-77, IV-78
- peronaeus longus IV-65, **IV-66**, **IV-67**, **IV-73**, IV-77, IV-78
- peronaeus tertius **IV-67**, IV-78
- piriformis II-56, **II-57**, III-58, **III-59**, **IV-62**
- plantaris **IV-65**, IV-68, IV-69
- popliteus **IV-69**, IV-76, IV-77
- procerus IV-3
- pronator quadratus **IV-26**, IV-30, IV-34, IV-43
- pronator teres IV-24, **IV-27**, IV-34, IV-35, IV-43
- psoas I-65, II-41, II-60, II-68, III-71, IV-45, IV-59
- psoas major I-51
- pterygoideus lateralis **IV-5**, IV-8
- pterygoideus medialis IV-5
- pubococcygeus IV-47
- puborectalis IV-47
- pubovaginalis IV-47
- pyramidalis IV-75
- quadratus femoris **III-59**, **IV-62**, IV-75, IV-76
- quadratus lumborum I-29, II-60, **II-68**, III-71, IV-45, **IV-59**, IV-75
- quadratus plantae **IV-73**, IV-78
- quadriceps femoris **I-52**, **I-53**, IV-59, IV-60, IV-77

- rectococcygeus IV-47
- rectus abdominis I-12, **I-28**, **I-30**, II-60, **IV-45**, IV-75
- rectus capitis lateralis III-77
- rectus capitis posterior III-77
- rectus capitis posterior major **III-77**, III-78
- rectus capitis posterior minor **III-77**, III-78
- rectus femoris I-56, IV-60, IV-75
- rectus inferior III-43, III-44, III-45
- rectus lateralis III-44, III-45, IV-13
- rectus medialis III-44, III-45
- rectus medius III-44
- rectus superior III-44, III-45
- rhomboideus I-14, I-32, III-66, IV-24
- rhomboideus major **III-68**, III-76, IV-32
- rhomboideus minor **III-68**, III-76, IV-32
- risorius IV-3
- sartorius **I-52**, I-53, I-56, **IV-59**, IV-60, IV-64, IV-75, IV-77
- scalenus anterior I-7, I-11, I-14, I-16, I-47, III-79
- scalenus medius I-7, I-14, I-16
- scalenus posterior I-7
- scapularis IV-21
- semimembranosus **III-63**, IV-60, IV-61, IV-64, IV-75, IV-77
- semispinalis III-70, **III-73**
- semispinalis capitis III-73, III-77
- semispinalis cervicis III-73, III-77
- semispinalis thoracis III-73, III-77
- semitendinosus **III-63**, **IV-61**, **IV-64**, IV-75, IV-77
- serratus anterior I-14, I-27, I-28, **I-32**, I-41, I-43, I-46, IV-32
- serratus inferior III-71
- serratus posterior III-71
- serratus posterior inferior III-68, **III-69**
- serratus posterior superior **III-69**
- soleus **IV-66**, **IV-67**, IV-68, IV-69, IV-77
- sphincter ani IV-47
- sphincter ani externus II-42, II-43, III-62, IV-48, **IV-50**
- sphincter ani internus II-43
- sphincter ciliaris IV-13
- sphincter Oddii II-45
- sphincter pupillae III-46, IV-13
- sphincter urethrae III-62, IV-47
- spinalis III-70, **III-72**
- spinalis capitis III-72
- spinalis cervicis III-72
- spinalis thoracis III-72
- splenius III-70
- splenius capitis I-7, III-69, **III-75**, III-76, III-77
- splenius cervicis I-14, **III-75**
- sternocleidomastoideus I-3, I-4, I-5, **I-6**, I-7, I-14, I-20, I-43, IV-4
- sternohyoideus I-5, I-6, I-7, **I-8**, I-22
- sternothyroideus I-5, I-6, I-8, **I-9**, I-22
- styloglossus I-10, II-8
- stylohyoideus I-6, I-7, **I-9**, II-6, II-8, IV-4
- stylopharyngeus **II-6**
- subclavius I-14, IV-24
- subscapularis **I-32**, **I-33**, I-33, I-41, I-42, IV-20, IV-24, IV-32, IV-33
- supinator IV-27, IV-34, IV-35, IV-43
- supraspinatus I-14, I-33, I-42, IV-16, IV-20, **IV-21**, **IV-23**, IV-32, IV-33
- temporalis **IV-5**, IV-8
- tensor fasciae latae **I-52**, I-53, **IV-59**, **IV-60**, IV-75
- tensor stapedius III-49
- tensor tympani III-49
- tensor veli palatini II-8
- teres major I-41, I-42, III-68, **III-69**, **IV-21**, **IV-23**, IV-32, IV-33
- teres minor I-33, I-42, **IV-20**, IV-20, **IV-21**, **IV-23**, IV-32, IV-33
- thyroarytaenoideus **II-3**, II-4
- thyroarytaenoideus obliquus **II-3**
- thyroepiglotticus **II-3**
- thyrohyoideus I-8
- thyrohyoideus **I-9**, I-10, I-22, II-8
- tibialis anterior IV-65, **IV-66**, IV-67, IV-77, IV-78
- tibialis posterior IV-65, IV-69, **IV-69**, IV-77, IV-78
- transversus abdominis **I-29**, **I-30**, I-37, I-39, III-71, IV-75
- transversus linguae I-10, IV-6
- transversus perinei profundus III-62, IV-47, **IV-48**, **IV-49**, IV-50, IV-75
- transversus perinei superficialis IV-47, **IV-48**, IV-75

- trapezius I-3, **I-7**, I-14, **I-31**, **III-67**, III-68, III-76, IV-32
- triceps brachii I-23, I-42, I-47, IV-16, IV-21, **IV-24**, IV-32, IV-33, IV-35, IV-39, IV-41, IV-43
- triceps surae IV-65, IV-68, IV-78
- vastus intermedius I-54, I-56, IV-60, IV-76
- vastus lateralis I-56, **IV-60**, IV-76
- vastus medialis I-56, **IV-60**, IV-62, IV-76
- verticalis linguae I-10, IV-6
- vocalis **II-3**, II-4
- zygomaticus IV-9
- zygomaticus major IV-3
- zygomaticus minor IV-3

Magen I-60, I-61, I-62, I-63, **I-64**, II-33, II-34, II-37, II-38, **II-40**, II-42, II-52
- Belegzellen II-40
- Hauptzellen II-40
- Nebenzellen II-40
- Schleimhaut II-40
- Straße II-40

Magen-Darm-Trakt II-40, **II-43**
- Verschlußmechanismen **II-43**

Malleolus medialis IV-81
Malleus III-49
Mammakarzinom I-48
Mandelkern II-7
Mandibula IV-1
Manubrium sterni I-8, I-15
Margo
- anterior fibulae IV-66
- inferior (Milz) I-67, II-47
- lateralis humeri IV-25
- lateralis scapulae III-69
- linguae IV-7
- medialis scapulae III-68
- superior (Milz) I-67, II-47

Marklager III-15
Markpyramide II-62
Markstrahl II-62
Massa lateralis atlantis III-78
Mastdarm II-38
Maxilla III-42, IV-1, IV-4
McBurney-Punkt I-27
Meatus
- acusticus externus III-49, IV-1
- acusticus internus III-49

Meckelsches Divertikel II-33
medial I-1
Mediale Achsellücke I-42, IV-21
Medialer Lumbalspalt II-19
Medialer Trakt III-72, III-73
median I-1
Medianebene I-1
Medianusgabel I-23, IV-41
Mediastinum **II-10**, **II-11**, II-18
- hinteres **II-10**
- mittleres II-10
- oberes **II-10**
- Topographie II-11
- Übersicht II-9
- vorderes **II-10**

Medioclavikularlinie II-17
Medulla
- oblongata II-7, III-6, III-7, III-11, III-13, **III-18**, III-51
- spinalis III-3, III-6, III-11, III-18, **III-51**

Membrana
- atlantooccipitalis III-54, III-79
- interossea IV-25, IV-26, **IV-65**
- interossea antebrachii IV-17
- interossea cruris I-55, IV-66, IV-69
- obturatoria IV-69
- quadrangularis II-4
- thyrohyoidea I-10, I-19, II-1, II-4
- tympanica III-49
- vastoadductoria I-54, I-58, IV-62

Meningen **III-53**
Meniscus IV-57
- lateralis IV-56, **IV-57**, IV-69
- medialis IV-56, **IV-57**, IV-57

Mesenterien II-33
mesenteriokolischer Spalt I-61
Mesenterium I-62
- dorsale II-33
- ventrale II-33

Mesenzephalon
- III-6, III-7, III-13, **III-37**

# anatomie kit III

- Transversalschnitt III-37
Meso I-61
- II-34
- ventrale II-33
Mesocolon transversum I-62
Mesopharynx II-38
Mesosalpinx II-58, IV-49
Mesovarium II-58, IV-49
Metatarsalknochen IV-69
Metenzephalon III-6, III-7
Michaelis-Raute III-57
Milz I-60, I-61, **I-67**, II-32, II-33, II-34, II-42, **II-47**, II-52
- Arterien II-48
- Hilus I-67, II-47
Mimische Muskulatur **IV-3, IV-4**
Mitralklappe II-20, II-26, II-28, **II-29**
- Auskultationsstelle II-31
Mittelhirn III-6
Mittelhirndach III-7
Mittelohr III-49
Mittlere Halsfaszie I-4
Mittleres Mediastinum II-10, II-22
Mm.
- adductores I-57
- constrictores pharyngis II-8
- faciales IV-3
- flexores digitorum profundus IV-43
- gemelli III-59
- glutaei **III-58**
- interossei IV-28, **IV-31**, IV-43
- interossei dorsales IV-28, **IV-31**, IV-36, IV-43, **IV-70, IV-71**, IV-71, IV-74, IV-78
- interossei palmares **IV-31**, IV-36, IV-43
- interossei plantares IV-71, **IV-74**, IV-74, IV-78
- interspinales III-70
- interspinales cervicis III-72, III-77
- interspinales lumborum III-72
- interspinales thoracis III-72
- intertransversarii mediales lumborum III-72
- intertransversarii posteriores cervicis III-72
- levatores pharyngis II-8
- lumbricales IV-18, IV-19, IV-28, **IV-29**, IV-43, IV-72, **IV-73**
- masticatores IV-5
- multifidi **III-73**, III-77
- papillares **II-27**
- pectinati II-27
- peronaei IV-67
- pterygoidei IV-5
- rotatores **III-73**
- rotatores breves III-73
- rotatores longi III-73
Mohrenheimsche Grube I-26, I-36, I-43, IV-40
Monroe III-32
Motorik III-41
Mukosafalten II-41
Mundboden II-7, IV-6
Mundhöhle IV-7
Muskulatur
- infrahyale **I-8, I-9**
Myelenzephalon III-6, III-7
Myokard II-27

## N

N.
- abducens III-2, III-23, III-24, III-25, **III-28**, III-42, III-44, III-46
- accessorius I-4, I-6, I-7, I-14, **I-20**, III-3, III-24, III-25, **III-30**
- alveolaris inferior III-27, **IV-10, IV-11**
- antebrachii posterior IV-39
- auricularis magnus I-4, **I-20, I-22**, III-78
- auriculotemporalis III-27, **IV-4**, IV-8, **IV-9**, IV-11, IV-12, IV-13
- axillaris I-23, I-42, IV-21, IV-22, IV-41, **IV-44**
- buccalis IV-12
- cochlearis III-49, III-50
- cutaneus antebrachii lateralis IV-42, IV-44
- cutaneus antebrachii medialis IV-39, **IV-44**
- cutaneus antebrachii posterior IV-44
- cutaneus brachii IV-39
- cutaneus brachii lateralis I-24
- cutaneus brachii lateralis inferior IV-44
- cutaneus brachii lateralis superior IV-44
- cutaneus brachii medialis I-24, I-47, IV-42, IV-44
- cutaneus brachii posterior IV-44

- cutaneus dorsalis intermedius IV-81
- cutaneus dorsalis lateralis IV-81
- cutaneus dorsalis medialis IV-81
- cutaneus femoris lateralis I-50, I-51, **II-68**, II-69, III-65, **IV-51, IV-52, IV-81**, I-305
- cutaneus femoris posterior II-56, III-58, III-65, **IV-51**, IV-63, **IV-81**, I-305
- cutaneus surae I-305
- cutaneus surae lateralis III-65, **IV-64, IV-81**
- cutaneus surae medialis **IV-64, IV-81**
- dorsalis penis I-39
- dorsalis scapulae I-14, I-24, III-68, III-76, IV-42
- ethmoidalis anterior IV-9
- facialis III-3, III-24, III-25, **III-28**, IV-3, **IV-4**, IV-7, IV-9, IV-10, IV-13
- femoralis I-50, I-51, I-54, **II-68, II-69**, III-65, **IV-51**, IV-52, IV-59, IV-60, **IV-81**, I-305
- fibularis communis II-69, III-63, III-64, III-65, IV-61, **IV-63, IV-64, IV-81**
- fibularis profundus IV-66, **IV-81**
- fibularis superficialis IV-65, **IV-81**
- fibularis tibialis II-69, III-64, IV-64
- frontalis III-2, III-27, III-42, **III-43**, IV-11
- genitofemoralis I-50, I-51, **II-68**, II-69, III-65, **IV-51, IV-52, IV-81**, I-305
- glossopharyngeus I-13, I-21, III-2, III-3, III-24, III-25, **III-29**, IV-4, IV-7, **IV-10**, IV-13
- glutaeus inferior II-56, III-58, **IV-51**, IV-60, IV-63, IV-81
- glutaeus superior II-56, III-58, **IV-51**, IV-59, IV-61, IV-62, IV-63, **IV-81**
- hypogastricus II-54
- hypoglossus I-21, **I-22**, III-3, III-24, III-25, **III-30**, III-51, IV-6, IV-7
- iliohypogastricus I-38, I-50, **II-68**, II-69, III-65, **IV-51, IV-52**, I-305
- ilioinguinalis I-38, I-39, I-50, **II-68**, II-69, **IV-51, IV-52**, I-305
- infraorbitalis III-27, III-42, III-43, **IV-9, IV-11**, IV-12
- infratrochlearis IV-9, **IV-10**, IV-12
- intercostalis I-34
- intercostobrachialis I-24, **I-47**, IV-42
- intermediofacialis IV-13
- ischiadicus II-56, **II-68, II-69**, III-58, III-59, **III-64, IV-52**, IV-61, IV-62, **IV-63**, IV-63, **IV-81**
- lacrimalis III-2, III-27, III-42, III-43, III-46, **IV-10, IV-11**, IV-12
- laryngeus inferior I-21, II-2, **II-5**
- laryngeus recurrens I-18, II-5
- laryngeus sup. I-10
- laryngeus superior I-21, II-1, II-2, **II-5**
- lingualis I-21, III-27, IV-7, **IV-10**, IV-11, IV-13
- mandibularis III-2, III-27, IV-5, **IV-10, IV-11, IV-12**, IV-13
- massetericus IV-11
- masticatorius III-27
- maxillaris III-2, III-23, III-27, **III-43, IV-10, IV-11, IV-12**
- medianus **I-23**, I-46, I-47, IV-24, IV-26, IV-27, IV-29, IV-30, IV-39, **IV-41**, IV-43, **IV-43, IV-44**
- mentalis **IV-9, IV-10**, IV-12
- musculocutaneus **I-23**, I-44, I-46, I-47, IV-24, IV-39, IV-41, **IV-44**
- mylohyoideus IV-6, IV-10
- nasociliaris III-2, III-27, III-42, III-43, **IV-10, IV-11**, IV-12
- obturatorius I-50, I-54, **II-68, II-69**, III-65, IV-47, **IV-51, IV-52**, IV-59, IV-61, **IV-81**, I-305
- occipitalis major III-76, III-78
- occipitalis minor I-4, **I-20, I-22**, III-76, III-78, IV-12
- occipitalis tertius III-78
- oculomotorius III-2, III-23, III-24, III-25, **III-26**, III-37, III-42, III-43, III-44, III-46, III-48
- olfactorius III-24, **III-26**
- ophthalmicus III-2, III-23, III-27, III-42, **III-43**, III-46, IV-10, **IV-11, IV-12**
- opticus III-2, **III-4**, III-11, III-24, **III-26**, III-42, III-44, III-46, III-47, **III-48**, IV-13
- palatinus major IV-10
- pectoralis lateralis I-24, IV-42
- pectoralis medialis I-24, IV-42
- peronaeus IV-51
- peronaeus communis III-64, **IV-81**, I-305
- peronaeus profundus IV-65, IV-66, IV-70, **IV-81**
- peronaeus superficialis IV-67, IV-81, I-305
- petrosus major III-28, IV-10, IV-13
- petrosus minor III-2

- phrenicus I-14, I-16, I-21, I-22, II-9, II-10, II-19, III-78
- phrenicus dexter II-19
- phrenicus sinister II-19
- plantaris lateralis IV-71, IV-72, IV-73, IV-74, **IV-81**
- plantaris medialis IV-72, IV-73, **IV-81**
- pudendus III-62, **III-62**, IV-51
- pudendus internus II-56, II-59, III-58, III-62, III-64, **IV-46**, IV-63
- radialis **I-23**, I-46, I-47, IV-22, **IV-23**, IV-25, IV-27, **IV-33**, IV-39, IV-41, **IV-43, IV-44**
- recurrens II-2, II-5
- saphenus I-50, I-54, II-69, III-65, IV-52, IV-81, I-305
- spinalis III-52
- splanchnicus II-54
- splanchnicus major II-19
- splanchnicus minor II-19, II-54
- subclavius I-14, I-24, IV-42
- subcostalis II-68, IV-51
- suboccipitalis III-77, III-78
- subscapularis I-24, IV-20, IV-21, **IV-42**
- supraorbitalis III-43, III-46, **IV-9, IV-10**, IV-12
- supraorbitalis lateralis III-43, IV-11
- supraorbitalis medialis III-43, IV-11
- suprascapularis I-14, I-24, IV-21, **IV-42**
- supratrochlearis III-43, III-46, **IV-9**, IV-10, IV-11, IV-12
- suralis IV-81, I-305
- thoracicus longus I-14, I-24, I-46, I-47, IV-42
- thoracodorsalis I-24, I-46, III-67, III-69, IV-21, **IV-42**
- tibialis III-64, **IV-51**, IV-61, **IV-63, IV-64**, IV-65, IV-68, IV-69, **IV-81**, I-305
- transversus colli I-20, **I-22**, III-78
- trigeminus III-24, III-25, **III-27**, IV-7, IV-10, IV-11
- trochlearis III-2, III-23, III-24, III-25, **III-27**, III-37, III-42, III-43, III-44, III-46
- ulnaris **I-23**, I-46, I-47, IV-24, IV-26, IV-29, IV-30, IV-31, IV-39, **IV-41, IV-43, IV-44**
- vagus I-4, I-5, I-6, I-8, I-16, I-21, II-5, II-9, II-10, II-50, II-54, II-3, III-24, III-25, **III-30**, IV-7
- vestibulocochlearis III-3, III-24, III-25, **III-29**, III-50
- zygomaticofacialis IV-12
- zygomaticotemporalis IV-12
- zygomaticus III-27, III-42, III-43, IV-9, **IV-10, IV-11**
Nabel I-68
- Arterien II-21
- Hernie I-40
- Schnur II-21
- Vene II-21
Nachhirn III-6
Nacken
- Muskulatur **III-76, III-77, III-78**
- Nerven III-78
Nasenhöhle III-43
Nasennebenhöhlen IV-2
Nasopharynx II-6
Nates III-57
Ncl.
- ambiguus III-29, III-30
- anterior thalami III-17
- caudatus III-7, III-35, III-36
- centromedialis thalami III-17
- cochlearis anterior III-50
- cochlearis dorsalis III-29
- cochlearis posterior III-50
- cochlearis ventralis III-29
- corporis trapezoidei III-50
- dentatus III-15
- dorsalis n. glossopharyngei III-29
- dorsalis thalami III-17
- Edinger-Westphal III-26
- emboliformis III-15
- fastigii III-15
- globosus III-15
- gustatorius III-28
- lateralis anterior thalami III-17
- lateralis posterior thalami III-17
- lemnisci lateralis III-50
- lentiformis III-7, III-35
- medialis thalami III-17
- mesencephalicus n. trigeminalis III-27
- n. abducentis III-28
- n. accessorii III-30
- n. hypoglossi III-30
- n. oculomotorii III-26
- n. trochlearis III-27

- oculomotorius accessorius III-26
- olivaris inferior III-50
- olivaris superior III-50
- paraventricularis III-16
- pontinus n. trigeminalis III-27
- posterior thalami III-17
- ruber III-37
- salivarius inferior III-29
- salivarius superior III-28
- solitarius III-28, III-29, III-30
- spinalis n. trigeminalis III-27
- supraopticus III-16
- vestibularis lateralis III-29
- vestibularis medialis inferior III-29
- vestibularis medialis superior III-29

Ncll.
- anteriores thalami III-39
- cerebellares **III-15**
- cochleares III-50

Nebenhoden I-39, II-66
Nebenniere I-61, I-37, II-42, II-61, **II-63**
Nebenzellen, Magen II-40
Nervus vagus **II-12**
Netz, kleines II-37
Neurohypophyse II-7, III-16
Newtonsche Falte II-43
Niere I-61, II-37, II-42, **II-61, II-63**
- Becken II-62
- Gefäßarchitektur **II-64**
- Hilus II-61
- Kapselarterie II-63
- Kelch II-62
- Längsschnitt **II-62**
- Rinde II-61
- Steine II-65

NII.
- abdominales parietales II-55
- abdominales viscerales II-55
- axillares I-48
- axillares pectorales I-48
- brachiales I-48
- cervicales anteriores I-25, IV-15
- cervicales lat. profundi inferior IV-15
- cervicales lat. profundi superior IV-15
- cervicales laterales I-48
- cervicales laterales profundi inferiores I-25
- cervicales laterales profundi superiores I-25
- iliaci externi I-59, II-55
- infraclaviculares I-25, I-48, IV-15
- inguinales profundi I-59
- inguinales superficiales I-59
- mastoidei I-25, IV-15
- occipitales I-25, IV-15
- parasternales I-48
- pelvici parietales II-55
- pelvici viscerales II-55
- peronei I-59
- popliteales profundi I-59
- popliteales superficiales I-59
- praeauriculares I-25, IV-15
- retromandibulares I-25, IV-15
- Sorgius I-48
- submammarii I-48
- submandibulares I-25, IV-15
- supraclaviculares I-25, I-48, IV-15
- tibiales anteriores I-59
- tibiales posteriores I-59

Nn.
- ciliares breves III-46
- clunium inferiores III-65, I-305
- clunium medii III-65, I-305
- clunium superiores III-65, I-305
- lumbales I-305
- olfactorii III-2
- palatini III-27, IV-11
- phrenici II-10
- sacrales I-305
- splanchnici III-52
- supraclaviculares III-78, IV-44

Nn. supraclaviculares I-4, I-20, **I-22**
Nodulus vermis III-14
Nodus
- atrioventricularis II-30
- sinuatrialis II-30

# O

Oberarm IV-22, IV-39
Oberarmmuskeln I-23, IV-41
Oberbauch **I-60**
obere Extremität
  - Arterien I-45
  - Nerven I-46
Obere Thoraxapertur II-10
Oberes Mediastinum II-10
Oberschenkel I-58
  - Adduktoren **I-57**
  - Gefäße I-54
  - Muskelursprünge I-56
  - Muskulatur I-52, **I-53**
  - Nerven I-54
obliterierter Urachusgang I-37
Ohr **III-49**
  - muschel III-49
Olecranon IV-22
Oliva III-18
Omentum
  - majus I-60, I-62, **I-63**, II-37, II-40
  - minus I-60, I-62, **I-63**, II-33, II-34, II-37, II-44
Operculum III-12
  - frontale III-8
  - parietale III-8
  - temporale III-8
Orbita **III-42, III-43, III-46, III-47**
Os
  - capitatum **IV-18**, IV-29, IV-30
  - coccygis II-58, IV-47
  - cuboideum IV-74
  - cuneiforme IV-73, **IV-74**
  - cuneiforme intermedium IV-69
  - cuneiforme laterale IV-73
  - cuneiforme mediale IV-66, IV-69
  - ethmoidale III-42, IV-1
  - frontale III-42, IV-1
  - hamatum IV-18, IV-30
  - hyoideum I-8, I-19, **II-1**, IV-6
  - lacrimale III-42, IV-1
  - lunatum IV-18
  - metacarpale IV-25, IV-26, IV-30
  - metacarpale pollicis IV-25
  - metatarsale IV-67
  - nasale III-42, IV-1
  - naviculare IV-74
  - occipitale III-5
  - palatinum IV-5
  - parietale IV-1
  - pisiforme IV-18, IV-26
  - pubis I-62, IV-59
  - sacrum II-58, III-58, III-74, IV-47, IV-60
  - scaphoideum IV-18
  - sphenoidale III-42, IV-1
  - temporale **IV-1**, IV-1, IV-5
  - trapezium **IV-18**, IV-29, IV-30
  - trapezoideum IV-18
  - triquetrum IV-18
  - zygomaticum III-42, IV-1
ösophagogastraler Winkel II-43
Ösophagus I-5, I-10, I-19, I-21, I-64, II-6, II-8, II-9, II-10, II-11, II-12, II-19, II-38, **II-39**, II-40
  - Enge II-39
  - Mund II-39
  - Varizen II-53
  - Venen I-36, II-53, IV-80
Ossa
  - carpi IV-19
  - metacarpalia IV-26, IV-31
  - metatarsalia IV-74
Ossicula auditoria III-49
Osteofibröse Röhre **III-71**
Ostium
  - abdominale tubae uterinae IV-49
  - sinus coronarii II-28
  - ureteris IV-50
  - urethrae IV-48
  - urethrae internum IV-50
  - uteri II-58
  - vaginae IV-48
Ovar II-42, II-58, IV-49
Oxytocin III-16

# P

Pacchionische Granulationen III-10
Pachymeninx III-5
Pallium III-8, **III-9**
Pankreas I-61, I-62, II-33, II-34, II-37, II-42, **II-46**, II-52
  - A-Zellen II-46
  - B-Zellen II-46
  - C-Zellen II-46
Papez-Kreis III-39
Papilla
  - duodeni major II-45, II-46
  - duodeni minor II-45, II-46
  - parotidea IV-7
  - renalis II-62
Papillae
  - filiformes IV-7
  - foliatae IV-7
  - fungiformes IV-7
  - vallatae IV-7
Papillarmuskeln II-27, II-29
Paracystium IV-50
Parasympathikus II-50
Parasympathische Ganglien IV-13
Parasympathische Wurzel III-46
Paraumbilikalvenen I-36, IV-80
Paravertebrallinie II-17
Parese IV-43
Paries membranaceus II-13
Parotisloge I-4
Pars
  - abdominalis aortae II-12
  - abdominalis oesophagi II-39, II-40
  - aryepiglottica m. thyroarytenoidei obliqui II-3
  - cardiaca II-60, IV-45
  - centralis III-32, III-33
  - cervicalis oesophagi II-39
  - compacta III-37
  - convoluta II-62
  - costalis II-19
  - descendens IV-54
  - descendens duodeni II-38, II-46
  - horicontalis duodeni II-38, II-46
  - intercartilaginea II-4
  - labialis IV-4
  - marginalis IV-4
  - obliqua m. crocothyroidei II-2
  - postcommunicalis III-20
  - praecommunicalis III-20
  - profunda IV-65
  - prostatica urethrae IV-50
  - pylorica II-40
  - radiata II-62
  - recta m. cricothyroidei II-2, II-3
  - reticularis III-37
  - squamosa IV-5
  - superficialis IV-65
  - superior duodeni II-38, II-46
  - thoracica aortae **II-12**
  - thoracica oesophagi II-39
  - tibiocalcanea IV-58
  - tibionavicularis IV-58
  - tibiotalaris anterior IV-58
  - tibiotalaris posterior IV-58
  - transversa IV-54
Passavantscher Ringwulst II-8
Patella I-55, IV-57
Pecten ossis pubis I-52, IV-59
Pedunculus
  - cerebellaris III-7, III-13, III-27, III-51
  - cerebellaris inferior III-13, III-18, III-19, III-28, III-56
  - cerebellaris medius III-13, III-18, III-19
  - cerebellaris superior III-13, III-15, III-18, III-19, III-56
  - cerebri III-7, III-18, III-19, III-37
Pelvis renalis II-62
Pericardium
  - fibrosum II-25
  - serosum II-25
Perikard II-22, II-25
  - Höhle II-25
  - Sinus **II-25**
  - Umschlagfalte II-25
Perikaryen IV-13
Perineurium III-33, III-53
Periost III-5, III-53
Periproctium IV-50

# anatomie kit III

Peritoneal
- flüssigkeit I-61
- höhle **I-60**, II-37, II-42
- überzug I-67, II-47
- verhältnisse **I-61**, **II-37**

Peritoneum **IV-49**, **IV-50**
- I-37, I-40, **I-60**, I-61, I-67, II-47, II-58
- parietale I-39, I-40, II-33
- viscerale I-39

Peritonitis I-61
Pes anserinus IV-64
Pes anserinus profundus III-63, IV-61
Pfortader **II-53**
Pharynx II-6, II-8, IV-15
- Schlauch II-6, II-8
- Wand II-8

Pia mater
- **III-5**
- cranialis III-5
- spinalis III-53

Platysma I-4, **I-5**, **I-6**, I-43, IV-3, IV-6
Plazenta II-21
Pleura
- blätter II-15
- freie Dreiecke II-17
- grenze II-17
- Grenzen **II-17**
- höhle II-15
- mediastinalis II-10
- parietalis I-34, II-15, II-18
- punktion I-34
- visceralis II-15, II-16

Plexus
- aorticus abdominalis II-54
- aorticus thoracicus II-54
- basilaris III-53
- brachialis **I-7**, I-14, I-21, **I-23**, **I-24**, I-28, I-46, **IV-41**, **IV-42**
- caroticus III-46
- caroticus internus III-3, IV-13
- cervicalis I-20, **I-22**, **III-78**
- cervicalis, Muskeläste I-22
- chorioideus III-32, **III-33**, III-33, III-35
- coeliacus I-54
- haemorrhoidalis II-43
- hypogastricus superior II-54
- intermesentericus II-54
- intraparotideus IV-9
- lumbalis II-68, IV-51, IV-52
- lumbosacralis **II-69**, IV-51, IV-59
- mesentericus inferior II-50
- mesentericus superior II-50
- oesophagealis II-12
- oesophagealis n. vagi II-10
- pampiniformis I-39
- sacralis II-57, II-58, II-59, III-59, III-62, **IV-46**, IV-47, **IV-51**, IV-62
- solaris II-54
- thyroideus impar I-17
- venosi vertebrales III-53
- venosi vertebrales interni III-53
- venosus III-53
- venosus pterygoideus IV-14
- venosus rectalis I-36, IV-80

Plica
- aryepiglottica II-3
- e semilunares I-65
- semilunaris I-65
- umbilicalis lateralis I-37, I-40, I-68
- umbilicalis medialis I-68
- umbilicalis mediana I-37, I-68
- vestibularis **II-3**, II-4
- vocalis II-3, II-4

Plicae
- gastricae II-40
- semilunares II-41
- spirales II-45
- transversales recti II-43
- transversales recti inferiores II-43
- transversales recti mediae II-43
- transversales recti superiores II-43

Polus
- frontalis III-10, III-11
- occipitalis III-10, III-11, III-26, III-41, III-48
- temporalis III-12

Pons III-6, III-7, III-11, III-13, III-18, III-35
Poplitea I-59

Portio vaginalis cervicis IV-49
Portokavale Anastomosen I-36, IV-80
Porus acusticus externus IV-1
Porus acusticus internus **III-3**, III-28, III-29
posterior I-1
Postikus II-2, II-4
Praecuneus III-12
prävertebrale Halsmuskulatur I-4, I-5
Pressorezeptoren I-39
Primärfaszikel des Plexus brachialis I-16
Processus
- accessorius III-72
- condylaris IV-1
- condylaris mandibulae IV-5
- coracoideus I-33, **IV-16**, **IV-20**, IV-24
- coronoideus **IV-1**, IV-5, IV-26
- costales III-71
- lateralis tuberis calcanei IV-72
- mamillaris III-72
- mastoideus II-6, III-74, IV-1
- medialis tuberis calcanei IV-72
- muscularis II-1
- pterygoideus IV-5
- spinosi III-68, III-69, III-71
- spinosus III-53, III-57, III-71
- spinosus axis I-77
- styloideus I-10, IV-1
- styloideus radii IV-25
- transversi III-74, III-76
- uncinatus IV-46
- vocalis II-1
- xiphoideus I-28

profund I-1
Projektionsfasern **III-38**
Projektionsfeld
- der Motorik III-41
- der Sensorik III-41
- des Hörens III-41
- des Sehens III-41

Pronator IV-27
Prosenzephalon III-6, III-7
Prostata I-68, II-66, III-62
Protuberantia
- occipitalis interna III-1, III-4, III-22

proximal I-1
Proximale Phalanx IV-70
Psoasschmerz I-65
Pulmo
- dexter II-14, II-15
- sinister II-14

Pulmonalklappe II-20, **II-29**, II-31
Pulmonalvenen II-16, II-25
Pulsationsdivertikel II-6
Pulvinar III-18, III-19
Punctum nervosum I-20
Pupillen-Licht-Reflex III-48
Purkinje-Fasern II-30
Putamen III-7, III-35, III-36
Pylorus I-64, II-40
Pyramidenbahn III-9, **III-18**, III-38
Pyramis III-18
Pyramis vermis III-14

# R

R.
- anterior n auricularis magni I-20
- atrialis II-23
- buccalis IV-9
- capsularis I-64
- circumflexus II-23
- colicus II-49
- colli IV-9
- colli n. facialis I-6
- communicans albus n. spinalis III-52
- communicans griseus n. spinalis III-52
- coni arteriosi II-23
- cutaneus anterior n. femoralis III-65
- cutaneus anterior n. iliohypogastrici I-50
- cutaneus anterior r. ventralis n. spinalis III-52
- cutaneus lateralis r. ventralis n. spinalis III-52
- cutaneus n. obturatorii III-65
- dexter a. hepaticae propriae II-48
- dorsalis III-52
- dorsalis n. spinalis III-52
- femoralis n. genitofemoralis I-51, II-69, IV-51, IV-52, **I-305**

- frontalis I-13, IV-8, IV-9
- genitalis n. genitofemoralis I-38, I-50, II-69, III-65, **IV-51**, IV-52, **IV-81**, I-305
- inferior n. oculomotorii III-43, III-46
- inferior ossis pubis IV-59
- infrapatellaris IV-81
- infrapatellaris n. sapheni I-50, III-65
- interganglionaris n. spinalis III-52
- internus II-1
- internus n. laryngei superioris I-10
- interventricularis anterior II-23
- interventricularis posterior II-23
- marginalis dexter II-23
- marginalis mandibularis IV-9
- marginalis sinister II-23
- meningeus n. mandibularis III-2
- meningeus n. spinalis III-52
- mylohyoideus IV-8
- nasalis externus IV-9
- nodi atrioventricularis II-23
- nodi sinuatrialis II-23
- orbitalis IV-8
- orbitalis a. meningeae mediae III-2, III-42
- ossis ischii IV-61
- palmaris nervi ulnaris IV-44
- palmaris profundus IV-38
- palmaris superficialis IV-38
- parietalis IV-8, IV-9
- parietalis a. temporalis superficialis I-13
- petrosus IV-8
- posterior n. auricularis magni I-20
- posterior ventriculi sinistri II-23
- sinister a. hepaticae propriae II-48
- superficialis nervi radialis IV-44
- superior n. oculomotorii III-43, III-46
- superior ossis pubis II-58, IV-49
- ventralis n. spinalis III-52
- zygomaticofacialis IV-9
- zygomaticus IV-9

Rachen II-8
Radialisparese IV-43
Radiatio
- acustica III-50
- optica III-26, III-36, III-48

Radius IV-26, IV-27
Radix
- anterior n. spinalis III-52, III-53
- des Mesocolon transversum I-60
- inferior Ansae cervicalis I-22
- mesenterii **I-60**, II-37
- nasociliaris III-46
- posterior n. spinalis III-51, III-52, III-53
- spinalis n. accessorii III-3
- superior Ansae cervicalis I-22
- sympathica III-46

Rami
- atriales II-23
- atrioventriculares II-23
- bronchiales II-16
- bronchiales aortae II-12
- cutanei anteriores IV-81
- cutanei anteriores n. femoralis I-50, I-54
- cutanei n. obturatorii I-50
- interventriculares septales II-23
- linguales n. hypoglossi III-30
- musculares I-22
- musculares plexi cervicalis I-22
- nasales IV-12
- oesophageales II-12
- pericardiaci n. phrenici II-10
- pericardiaci n. vagi II-10
- pterygoidei IV-8
- temporales IV-9

Randarkade II-49
Raphe mylohyoidea IV-6
Rautenhirn III-6
Recessus
- costodiaphragmaticus II-18
- costomediastinalis II-18
- duodenales inferiores I-64
- duodenales superiores I-64
- ileocaecalis inferior I-65, II-41
- ileocaecalis superior I-65, II-41
- paracolici I-61, I-64
- phrenicomediastinalis II-18
- piriformis II-8
- retrocaecalis I-65, II-41

# Index XI

- subhepaticus I-61
- subphrenicus I-61, I-62

Rechtsversorgungstyp II-23

Rectum I-60, I-61, I-62, I-64, II-37, II-38, **II-42**, II-43, II-51, IV-50
- Arterien **II-51**
- Innervation IV-52
- Venen I-36, IV-80

Reflektorischer Atemstillstand II-8
Reflexafferenzen III-46
Regio
- abdominalis lateralis I-26
- analis III-66
- brachii anterior I-26
- buccalis I-3
- cervicalis anterior I-3
- cervicalis lateralis I-3, III-66
- cervicalis posterior III-66
- cubiti anterior I-26
- deltoidea I-26, III-66
- epigastrica I-26, I-66
- femoris anterior I-49, I-50
- femoris posterior **III-63**, **III-64**, **IV-63**, **I-305**
- glutaealis **III-57**, **III-59**, III-66
- hypochondriaca I-26, I-66
- inframammaria I-26
- infrascapularis III-66
- inguinalis I-26
- lumbalis III-66
- mammalis I-26
- mentalis I-3
- nuchalis III-66
- occipitalis I-3, III-66
- olfactoria III-26
- oralis I-3
- pectoralis I-26
- praesternalis I-26
- pubica I-26, I-305
- sacralis III-66
- scapularis III-66
- sternocleidomastoidea I-3
- umbilicalis I-26
- urogenitalis I-305
- vertebralis III-66

Rektusscheide I-12, I-28, **I-29**
Rekurrensparese I-18
Releasing-Faktoren III-16
Ren
- II-37
- dextrum II-61
- sinistrum II-61

Rete
- patellare I-49
- venosum dorsale manus IV-40
- venosum dorsale pedis IV-80

Retina III-48
Retinaculum
- extensorum IV-28
- flexorum **IV-19**, IV-24, IV-29, IV-30
- musculorum extensorum inferius **IV-66**, **IV-70**
- musculorum extensorum superius IV-70
- musculorum flexorum IV-68
- musculorum peronaeorum inferius IV-67
- musculorum peronaeorum superius IV-67
- patellae laterale I-53, I-55, IV-60
- patellae mediale I-55
- patellae transversale I-55

Retroperitonealraum I-61, **II-60**, IV-45
- Muskeln **II-68**
- Nerven **II-68**
- Organe II-42

Rhinencephalon III-7
Rhombenzephalon III-6, III-7
Riechhirn III-7
Rima glottidis II-4
Rindenfelder
- III-9
- funktionelle III-41

Ringknorpel II-4, II-7
Ringmuskelschicht, innere II-40
Riolansche Anastomose II-50
Rippen II-18, II-19
- I-1. I-11, I-16
- Bogen II-32

Röhre, osteofibröse **III-71**
Rollerscher Kern III-29
Rosenmüllerscher Lymphknoten I-50, I-59

Rostrum III-38
Rotatorenmanschette I-42, **IV-20**, **IV-21**
Rückenmark
- **III-51**, **III-54**
- aufsteigende Bahnen **III-56**
- Nerven **III-52**
- Querschnitte **III-55**

Rückenmuskulatur I-31
- **III-67**, **III-68**, III-69
- autochthone **III-70**

Rugae vaginales IV-49
Rumpfwand, dorsale III-66

# S

Saccus lacrimalis IV-2
Sachtleben, Methode n. III-61
Sagittalebene I-1, II-33
Sakraldreieck III-57
Samen
- bläschen I-68, II-66
- leiter II-66

Scala
- tympani III-49
- vestibuli III-49

Scapula I-32, I-33, III-76, IV-32
Scapularlinie II-17
Schädel
- basis **III-1**, **III-2**, **III-3**
- dach **III-1**
- knochen **III-1**, IV-1

Schallwellen III-49
Schambeinast IV-54
Schenkelhernie I-40
Schilddrüse I-18, **I-19**
- Gefäßversorgung **I-18**

Schildknorpel II-4, II-8
Schildring II-7
Schleimhautfalten II-40
Schluck
- akt **II-7**, **II-8**
- reflex II-8
- zentrum II-7

Schlundschnürer **II-6**
Schnecke III-49, III-50
Schulter
- Arterien IV-38
- blattanastomose I-11
- Knochen, Bänder IV-16
- Muskeln IV-23, IV-24

Schürzenbindermuskel I-31
Schwalbescher Kern III-29
Sclera III-43
Segelklappe II-29
Segmentarterien, Niere II-64
Segmentbronchien II-16
Segmentum
- anterius II-14
- apicale II-14
- apicoposterius II-14
- basale anterius II-14
- basale laterale II-14
- basale mediale II-14
- basale posterius II-14
- laterale II-14
- lingulare inferius II-14
- lingulare superius II-14
- mediale II-14
- posterius II-14
- superius II-14

Seh
- bahn **III-48**
- strahlung III-48
- zentrum III-48

Sehen III-41
Seitenhorn III-55
Seitenventrikel III-7
seitliche Rumpfwand
- Gefäße I-47
- Muskeln I-43

Sella turcica III-22
Semilunarklappen II-29
Sensibilität
- epikritische III-56
- protopathische III-56

Sensorik III-41
Septum

- interatriale II-27
- intermusculare IV-25
- intermusculare brachii laterale **IV-22**, IV-33, **IV-39**
- intermusculare brachii mediale IV-24, **IV-39**
- intermusculare cruris anterior IV-65
- intermusculare cruris posterius IV-65
- intermusculare laterale I-47, I-53, IV-22, IV-60
- intermusculare mediale I-47, IV-39
- interventriculare II-26
- linguae IV-6
- musculare mediale IV-22
- nasi IV-1
- pellucidum III-32, III-35, III-36

Sigmoid **II-42**
Sinus **III-22**
- anales II-43
- aortae II-23, II-28, II-29
- caroticus I-13
- cavernosi III-22, **III-23**
- cavernosus IV-14
- coronarius II-24, II-27
- ethmoidalis II-2
- frontalis III-43, III-44, III-47, IV-2
- intercavernosus III-22
- kanten III-4
- knoten II-30
- marginalis III-22
- maxillaris III-43, III-44, IV-2
- obliquus pericardii II-25
- occipitalis III-22, III-53
- petrosus inferior III-3, III-22
- petrosus superior III-22
- rectus III-22
- sagittalis inferior III-22
- sagittalis superior III-5, III-22, IV-14
- sigmoideus III-3, III-22, IV-14
- sphenoidalis IV-2
- transversus III-4, III-22
- transversus pericardii II-25

Sitzbein IV-54
- höcker III-62

Skalenuslücke I-7, I-15, **I-16**, I-47
Somatostatin II-46
Spatium
- subarachnoidale III-5, III-79

Speise
- röhre II-38
- weg II-7

Spielbein III-60
Spina
- iliaca anterior inferior IV-54, IV-60
- iliaca anterior superior I-27, I-53, III-57, III-61, IV-59, IV-60
- iliaca posterior superior III-57
- ischiadica III-59, IV-47, IV-62
- mentalis IV-6
- scapulae I-7, IV-22

Spinal
- kanal III-53
- nerven II-52

Spinngewebshaut III-5
Splen I-60
Splenium III-38, III-39
Splenomegalie II-5
Sprachzentrum III-41
Sprunggelenk IV-58
Stäbchen III-48
Stammganglien III-7
Standbein III-60
Stapes III-49
Sternallinie II-17
Sternoklavikulargelenk I-15
Sternum I-9, I-27, I-36, II-9, II-10, II-19, II-22
Stimmlippenöffner I-18
Stirnhöhle III-43
Stratum
- album III-37
- circulare II-40
- fibrosum IV-19
- griseum III-37
- longitudinale II-40

Striae
- longitudinales laterales III-39
- longitudinales mediales III-39
- olfactoriae laterales III-26
- olfactoriae mediales III-26

Struma I-18

# anatomie kit III

Subarachnoidalraum III-20, III-34, III-53
Subcutis I-34
Subepikardiales Fettgewebe II-22, II-24
Submandibularisloge I-4
Subsegmentale Bronchien II-16
Substantia
- grisea III-37
- nigra III-37

Substanz
- graue III-52, III-55
- weiße III-52, III-55

Sulci
- **III-9**
- arteriales et venosi III-1

Sulcus
- a. vertebralis III-54
- anterolateralis III-18
- bicipitalis medialis I-47, IV-24, **IV-39**, IV-40
- calcarinus III-36, III-48
- centralis III-8, III-9, III-10, III-12
- cinguli III-10, III-12
- circularis III-12
- costae I-34
- dorsolateralis III-19
- frontalis superior III-10
- glutaeus III-57
- intermedius dorsalis III-19, III-55
- intermedius posterior III-18
- interventricularis II-22
- intraparietalis III-10
- lateralis III-8, III-9
- lunatus III-9
- medianus dorsalis III-19
- medianus posterior III-55
- nervi radialis IV-33
- occipitalis transversus III-9
- parietooccipitalis III-8, III-10, III-12, III-21
- postcentralis III-9
- posterolateralis III-18, III-55
- praecentralis III-9
- sinus occipitalis III-1
- sinus sagittalis superioris III-1
- sinus sigmoideus III-1
- sinus transversus III-1
- temporalis inferior III-9
- temporalis superior III-9
- tendinis musculi peronaei longi IV-67, IV-74
- terminalis IV-7
- vertebralis atlantis III-79

superfizial I-1
Supinator IV-27
Sutura
- coronalis III-1
- lambdoidea II-1

Suturae III-4
Sympathikus I-21, II-54
- grenzstrang II-10

Sympathikusgrenzstrang II-10
Symphyse II-37, II-42
System, limbisches **III-39**

## T

Taenia I-65, II-41
- II-41
- libera I-65, II-41
- mesocolica I-65, II-41
- omentalis I-65, II-41, II-43

Taschenklappen II-23, II-29
Tawara-Schenkel II-30
Tectum
- III-37
- mesencephali III-7, III-37

Tegmentum
- III-37
- mesencephali III-7, III-37

Tela
- chorioidea III-36
- submucosa II-40
- subserosa II-40

Telenzephalon II-6, III-7
Tendo
- calcaneus **IV-58**, IV-68, IV-78, I-305
- capitis longi IV-16
- capitis longi musculi bicipitis brachii I-33, IV-20
- musculi bicipitis brachii IV-17
- musculi extensoris carpi radialis brevis IV-28
- musculi extensoris carpi radialis longi IV-28
- musculi extensoris digiti minimi IV-28
- musculi extensoris digitorum IV-19, IV-28
- musculi extensoris digitorum brevis IV-71
- musculi extensoris digitorum longi IV-66, **IV-70**, IV-71
- musculi extensoris hallucis longi IV-66, **IV-70**, IV-71
- musculi extensoris pollicis brevis IV-28
- musculi extensoris pollicis longi IV-28
- musculi flexoris digitorum longi IV-73
- musculi flexoris digitorum profundi IV-19
- musculi flexoris digitorum superficialis IV-19
- musculi flexoris pollicis longi IV-29
- musculi flexoris superficialis IV-29
- musculi peronaei brevis IV-70
- musculi peronaei longi IV-74
- musculi peronei brevis IV-58
- musculi poplitei IV-56
- musculi quadricipitis femoris I-55, I-56, IV-57
- musculi recti femoris **IV-54**, IV-54, **IV-55**
- musculi tibialis anterioris **IV-58**, IV-66, **IV-70**, IV-71
- musculi tibialis posterioris **IV-58**, IV-74

Tentorium
- cerebelli **III-4**
- schlitz III-4

Testis II-66
Thalamus III-7, III-16, **III-17**, III-35, III-36, III-40, III-56
Thorakalganglion II-54
Thorax II-12
- Hälfte II-22
- Strukturen I-21
- Wand **I-34**

Thymus II-9, II-10
- Dreieck II-17

Tibia I-55, IV-56, IV-57, IV-64
Tiefe Muskeln des lateralen Halsdreieckes I-7
Tiefensensibilität III-56
Tonsilla
- cerebelli III-13, III-14
- lingualis II-38, IV-7
- palatina II-38, IV-7
- pharyngea IV-7, IV-15
- pharyngealis II-38
- tubaria II-38, IV-7

Trabeculae carneae II-27
Trachea I-5, I-10, I-19, II-1, II-10, II-11, **II-13**, II-16, II-39
Trachealspangen II-1
Tractus
- corticospinalis lateralis III-18
- iliotibialis **I-53**, III-58, III-63, IV-59, IV-60, IV-61, **IV-67, IV-77**
- olfactorius III-11, III-26
- opticus III-23, III-25, III-26, III-35, III-48
- spinocerebellaris dorsalis III-56
- spinocerebellaris ventralis III-56
- spinothalamicus anterior III-56
- spinothalamicus lateralis III-56

Tränenweg IV-2
Transversalebene I-1
Trendelenburgsches Zeichen **III-60**
Trigeminusdruckpunkte IV-12
Trigonum
- caroticum I-3
- cervicale posterius I-3
- clavipectorale I-26, I-43
- fibrosum dextrum I-28, II-30
- fibrosum sinistrum II-28
- lumbale I-53, III-66, IV-60
- musculare I-3
- sternocostale II-19
- submandibulare I-3
- submentale I-3
- vesicae II-65, IV-50

Trikuspidalklappe II-20, II-26, II-28, **II-29**
- Auskultationsstelle II-31

Trochanter major III-57, III-59, II-61, IV-61, IV-62
Trochlea III-44, III-45
Trommelfell III-49
Trunci
- intestinales II-55
- lumba res II-55

Truncus
- III-35, III-38
- brachiocephalicus I-11, I-45, I-12, II-22, IV-37
- bronchomediastinalis I-48, II-55
- coeliacus **II-48**, II-49, II-51, II-54, II-60, II-63, IV-45
- costocervicalis I-11, **I-12**, I-45, IV-37
- inferior, Plexus brachialis I-23, IV-41
- jugularis I-25, I-55, IV-15
- medius, Plexus brachialis I-23, IV-41
- n. spinalis III-52
- pulmonalis II-9, II-11, II-20, II-21, II-22, II-25, II-26
- subclavius I-25, II-55, IV-15
- superior, Plexus brachialis I-23, IV-41
- sympathicus II-9, II-19, II-54
- thyrocervicalis I-11, **I-12**, I-14, I-18, I-45, IV-37
- vagalis II-10, II-12, II-19
- vagalis anterior I-21, II-12
- vagalis posterior II-12

TTC I-12
Tuba
- auditiva III-49
- uterina II-58

Tuber
- calcanei IV-68
- ischiadicum III-59, IV-61, IV-62
- vermis III-14

Tuber omentale II-46
Tuberculum
- adductorium I-58, IV-61
- cuneatum III-19
- gracile III-19
- infraglenoidale IV-22
- majus IV-21
- minus humeri IV-20, IV-21
- posterius atlantis III-77
- supraglenoidale IV-24
- tractus iliotibialis tibiae I-53, IV-60

Tuberositas
- glutaea III-58, IV-60
- humeri IV-22
- ossis metatarsalis IV-67, IV-71
- ossis navicularis IV-69
- radii I-44, IV-24
- tibiae IV-59, IV-60, IV-61
- ulnae IV-24

Tunica
- albuginea I-39
- mucosa II-40
- muscularis II-40
- serosa II-40
- vaginalis testis I-39

## U

Ulna IV-17, IV-26, **IV-27**
Ulnarisparese IV-43
Umbilikalvene I-66, II-44
Umgehungskreisläufe, Pfortader II-53
Uncus III-12, III-26
Unterarm IV-34, IV-35
- Muskulatur IV-25, IV-26

Unterbauch **I-60**
Unterschenkel
- Muskulatur IV-66, IV-67, IV-68, IV-69

Urachusgang
- obliterierter I-37

Ureter I-54, I-60, II-62, **II-65**, II-66, **IV-45**, IV-49
- dexter II-61
- Engstellen **II-65**
- sinister II-61

Urethra II-66, III-62, IV-50
Urogenitaltrakt **II-66**
Uterus I-62, I-37, II-58, IV-49
- Ostium II-58

Uvula vermis III-14

## V

V.
- anastomotica III-22
- angularis IV-14
- axillaris I-43, I-47, IV-40
- azygos I-36, II-9, II-10, II-19, II-53, II-67, IV-80
- basalis III-22
- basilica I-47, IV-39, **IV-40**
- brachiocephalica I-16, I-17, I-18, II-10, II-12, II-55, II-67
- cardiaca magna II-11, II-24
- cardiaca media II-24

- cardiaca parva II-24
- cava inferior I-36, I-66, II-11, II-19, II-20, II-21, II-26, II-44, II-53, II-60, II-67, **IV-45**, IV-80
- cava superior I-17, I-36, II-9, II-10, II-11, II-20, II-22, II-25, II-26, II-30, II-53, II-67, IV-80
- cephalica I-36, **I-43**, IV-40
- cerebri interna III-22
- cerebri magna III-22
- circumflexa humeri posterior I-42, IV-21
- circumflexa ilium superficialis I-36, I-49, IV-80
- circumflexa scapulae I-42, IV-21
- coronaria dextra II-24
- coronaria sinistra II-24
- cremasterica I-39
- diploica temporalis anterior IV-14
- diploica temporalis posterior IV-14
- dorsalis penis I-39
- emissaria II-5, III-10
- emmisaria mastoidea III-3
- epigastrica inferior I-36, II-60, IV-45
- epigastrica superficialis I-36, I-47, I-49, IV-80
- epigastrica superior I-36, II-19
- facialis III-23, IV-14
- faciei profunda IV-14
- femoralis I-36, I-49, I-51, I-54, IV-59, **IV-80**
- fibularis IV-65
- gastrica I-67, II-47
- glutaea inferior II-56, III-58, IV-63
- glutaea superior II-56, III-58, IV-63
- hemiazygos II-10, II-19, II-67
- hemiazygos accessoria II-9, II-67
- iliaca II-53
- iliaca communis II-60, II-67, II-69, IV-45
- iliaca externa I-54
- iliaca interna I-36, IV-80
- infraorbitalis III-42, III-43
- intercostalis I-34
- intercostalis posterior II-9
- intercostalis superior II-67
- intermedia antebrachii IV-40
- intermedia cephalica IV-40
- intermedia cubiti IV-40
- interventricularis anterior II-24
- interventricularis posterior II-24
- jugularis IV-15
- jugularis anterior I-17
- jugularis externa I-4, I-17, III-76, IV-14
- jugularis interna I-4, I-5, I-6, I-8, I-16, **I-17**, I-18, II-12, II-67, III-22, IV-14
- labialis inferior IV-14
- labialis superior IV-14
- laryngea superior I-10, II-1
- lienalis I-67, II-47, II-52, II-53
- lumbalis II-67
- mesenterica inf. II-52
- mesenterica inferior II-52, II-53
- mesenterica sup. II-52
- mesenterica superior II-46, II-52, II-53
- obliqua atrii sinistri II-24
- ophthalmica inferior III-23, IV-14
- ophthalmica superior III-2, III-22, III-23, III-42, IV-14
- ovarica II-60, II-67, IV-45
- pericardiacophrenica II-9
- poplitea III-64, **IV-63**, **IV-64**, IV-64, **IV-68**, **IV-80**
- portae hepatis I-36, I-63, I-66, I-67, II-20, II-44, II-45, II-47, **II-52**, II-53, IV-80
- pricardiacophrenica II-10
- pudenda externa I-36, I-49
- pudenda interna II-56, III-58, III-62, IV-63
- pulmonalis II-15
- renalis II-60, IV-45
- renalis dextra II-61
- renalis sinistra II-61, II-67
- retromandibularis IV-4, **IV-14**
- sacralis mediana II-67
- saphena accessoria IV-80
- saphena magna I-36, I-49, I-59, IV-80
- saphena parva I-59, **IV-64**, IV-80
- splenica I-67, II-47
- subclavia I-16, I-17, I-25, I-47, II-67, IV-15
- supraorbitalis IV-14
- supratrochlearis IV-14
- temporalis superficialis IV-14
- testicularis I-68, II-60, II-67, IV-45
- thoracica interna I-36, II-9, II-10, II-67
- thoracica lateralis I-36
- thoracoepigastrica I-36, I-47
- thyroidea ima I-18
- thyroidea impar I-18
- thyroidea inferior II-67
- thyroidea media I-17, I-18
- thyroidea superior I-17, I-18
- tibialis anterior IV-65
- tibialis posterior IV-65
- umbilicalis I-68, II-21, II-53
- ventriculi sinistri posterior II-24
- zygomatica III-42

Vagina
- I-62, II-58, IV-49
- carotica I-5, I-6, I-8
- communis musculorum flexorum IV-29
- musculi recti abdominis I-28

Valva
- aortae II-26, II-28
- atrioventricularis II-28
- atrioventricularis dextra II-26, II-27
- atrioventricularis sinistra II-26, II-27
- trunci pulmonalis II-28

Valvula venae cavae inferioris II-28
Valvulae semilunares II-28
Varizen IV-80

Vas
- afferens II-64
- efferens II-64

Vasa
- epigastrica inferiora I-37, I-68
- iliaca IV-45
- iliaca communis II-65
- ovarica II-65, IV-45
- pudenda interna III-62
- testicularia II-65
- testicularis IV-45
- uterina II-65, IV-45

Vasopressin III-16
Vatersche Papille II-45
Velum medullare inferius III-19
Venen der kleinen Magenkurvatur I-36
Venenwinkel I-25

Venter
- I-64, II-37
- anterior m. digastrici I-7, IV-6
- inferior I-8
- posterior m. digastrici I-7, IV-6

Ventilebene II-28
ventral I-1

Ventrale Rumpfwand
- Muskeln I-27, I-28
- Regionen I-26
- Venen I-36

Ventriculus
- II-38
- dexter II-20, II-22, II-26
- laryngis II-4
- lateralis III-32, III-33, **III-33**, III-35, III-36
- quartus III-32, **III-33**
- sinister II-20, II-22, II-26
- tertius III-32, **III-33**, III-36

Ventrikel
- I-2. **III-23**, **III-33**
- 4. **III-19**, **III-33**
- ausstrombahn II-29
- hinterwand II-23
- system III-33

Verdauungskanal **II-38**

Vermis
- III-15
- cerebelli III-13

Vesica
- biliaris I-63, I-66, II-44, II-45
- urinaria I-68, II-37, II-60, II-66, III-62, **IV-45**, **IV-50**

Vesicula
- seminalis I-68, II-66

Vestibulum
- laryngis II-4
- oris IV-7

Vestibulum oris IV-7
Vierhügelplatte III-19
Viszerales Blatt des Peritoneums I-62
Viszeromotorische, sympathische Wurzelzellen III-55
Vordere Achselfalte I-41
Vordere Bauchwand I-68
Vordere Halsfläche I-3
Vorderes Mediastinum II-10

Vorderhirn III-6
Vorderhorn III-55
Vorhöfe II-27
Vorhofmyokard II-30
Vorsteherdrüse II-66

Vv.
- atriales dextrae II-24
- atriales sinistrae II-24
- cardiacae anteriores II-24
- gastricae II-52, II-53
- gastricae breves II-40
- genus superiores laterales IV-64
- genus superiores mediales IV-64
- hepaticae I-66, II-21, II-60, II-67, IV-45
- intercostales posteriores II-67
- jugulares I-25
- labyrinthi III-3
- mammariae I-36
- obturatoriae IV-47
- oesophageales II-52
- ovariae II-58, IV-49
- paraumbilicales I-36, II-53
- parietales III-10
- perforantes IV-80
- profundae IV-80
- pulmonales II-11, II-15, II-16, II-20, II-25
- rectales inferiores II-53
- rectales mediales II-53
- subcutaneae abdominis I-36
- superficiales IV-80
- surales IV-64
- thyroideae inferiores I-17

# W

Waldeyerscher Rachenring IV-7
Weicher Gaumen II-7
Weiße Substanz III-52, III-55
Wernicke-Sprachzentrum III-41, III-50
Willisii **III-20**, III-79
Windungen III-9
Winkel, ösphagogastraler II-43
Wirbelkörpern II-19
Wolff-Parkinson-White-Syndrom II-28
WPW-Syndrom II-28
Wurmfortsatz I-60

# Z

Zapfen III-48
Zervikale Strukturen I-21
Zirrhose II-53
Zisternen III-34
Zunge II-7, IV-7
- Außenmuskulatur I-10
- bein II-8, IV-6
- beinhorn I-9
- Binnenmuskulatur I-10
- Muskulatur **I-10**

Zwerchfell I-60, II-18, II-19
Zwischenhirn III-6, III-17
Zwischensehne I-8
Zwölffingerdarm I-60, II-37, II-38

# anatomie kit III